DENTAL PHARMACOLOGY

1st edition

치과위생사를 위한

치과약리학

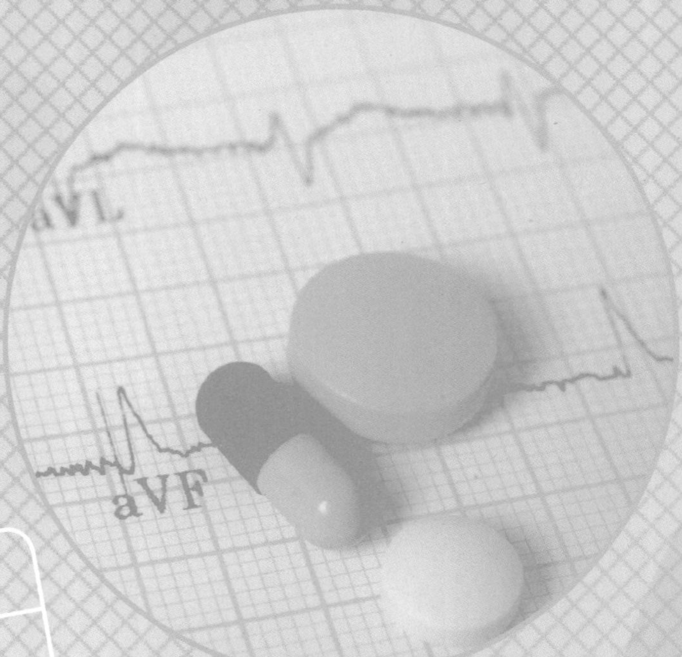

청구문화사

머리말

치과전문의료인인 치과위생사는 치과의사와 더불어 환자 진료에 중대한 역할을 맡고 있음은 주지의 사실이다. 치과 영역에서의 약물치료가 일반의료 영역에서보다 그 범위가 좁기는 하나, 일반의료 영역에서 잘 사용되지 않는 약물들도 치과진료 시 응용되고 있어서, 이들 약물에 대한 약리학적인 이해가 필요하며, 구강 영역을 목표로 투여된 약물이라 할지라도 전신적 작용을 발현하고, 전신 질환을 가진 환자의 치과 진료 시의 주의사항 등을 충분히 이해하고 숙지해야 한다는 점에서, 약리학 전반에 관한 충분한 지식이 요구된다 할 것이다. 이에 본 편저자 일동은 해외 및 국내의 우수한 약리학 교과서의 내용과 체제를 참조하고, 국내의 치과 진료 영역에서 실제 사용되는 약물을 중심으로 하여, 약리학의 기초적 지식뿐만 아니라, 실제 응용되는 약물의 임상적 용도 및 특성에 대해서도 광범위한 지식을 습득할 수 있도록, 한정된 기초 치의학 과목의 강의 시수에 적합한, 치위생과 대학생용 교과서를 집필하게 되었다.

특히 본 개정판에서는, 전체 내용을 약리학의 기본적 원리를 다루는 총론부, 치과 의료 영역에서 다빈도로 사용되는 약물군, 기타 전신 질환의 조절을 위해 사용되는 약물군 등 총 3부로 나누어 치과 의료 영역에서 주로 사용되는 약물군에 대해서는 좀 더 자세한 서술 방식을 취하고, 전신 질환의 조절을 위해 사용되는 약물군에서는 요점 위주의 서술 방식을 취하였으며, 해당 약물군과 치과 의료와의 연관성을 부가 서술하여 치과약리학 교과서로서의 본질적 역할을 충실히 할 수 있도록 하고자 노력하였다.

나름대로 최선을 다해 내용을 다듬었으나, 여전히 부족한 점 및 오류가 있을 것으로 생각되며, 동학 여러분의 기탄없는 질타와 지도편달을 바라는 바이다.

끝으로 이 책의 출판을 위해 물심양면으로 협조해 준 靑丘文化社 관계자 분들께 감사드린다.

2015년 3월

편저자 일동

목 차

▮ 제1부 약리학 총론 ▮

Chapter 01 • 약리학 총론 • 13

제2부 치과 의료 영역에서 다빈도로 사용되는 약물군

Chapter 02 • 통증 조절에 사용되는 약물 • 47

Chapter 03 • 염증 조절에 사용되는 약물 • 87

제3부 기타 전신 질환의 조절을 위해 사용되는 약물군

부록 비타민과 미네랄의 생리 및 약리작용

제1부

약리학 총론

Chapter

01 약리학 총론

Ⅰ. 약리학의 주요 개념

1. 약리학(약물학, Pharmacology)의 정의

약리학이란 약물이 생체에 투여되었을 때 생체에 대한 해당 약물의 작용과 그 기전, 흡수, 분포, 대사, 배설, 독성, 용법, 용량 및 질병의 진단, 치료, 예방을 위한 약물의 응용방법 등을 연구하는 학문이다.

2. 약리학의 학문적 범위

약리학은 약물을 투여함으로써 발생되는 생체현상의 변동을 연구하는 기초 생명과학에 속하나, 한편으로 임상(치)의학의 어떤 분야에서든지 치료수단으로서 약물을 사용하지 않는 분야가 없으므로, 임상(치)의학과 깊은 관계를 가진 과학이라고 할 수 있다.

1) 약리학의 세부 분류

약물에 관한 학문으로 출발한 약리학은 그 학문분야가 다음과 같이 분화, 발전되어왔다.

(1) 약력학(Pharmacodynamics)

생체에 대한 약물의 작용과 그 작용기전을 주로 연구하는 분야

(2) 약동학(=약물동태학, 약물동력학, Pharmacokinetics)

생체에 투여된 약물의 흡수, 분포, 대사, 배설 등을 주로 연구하는 분야

(3) 약물치료학(=약치학, Pharmacotherapeutics, Pharmacotherapy)

질환의 치료를 위한 약물의 응용방법, 즉 약물요법을 연구하는 분야

(4) 약학과 약리학

독성물질의 중독의 진단, 증상, 치료, 예방에 관한 분야인 독성학(toxicology), 약물의 기원(식물, 동물, 광물 등)이나 화학적 성질에 관한 분야인 생약학(pharmacognosy), 약물의 표준화, 조제, 배합 등을 주로 연구하는 분야인 약제학(pharmaceutics) 등도 약물에 관한 학문 분야이나, 이들 분야는 주로 약학 영역에서 연구되는 분야이고, 오늘날의 약리학이라 함은 주로 위에서 언급한 약력학, 약동학, 약물 치료학 등을 의미한다.

(5) 임상약리학(Clinical pharmacology)

약물의 생체에 대한 작용을 약리작용이라 하는데 임상응용의 전단계로서 실험동물을 사용하여 약리작용을 연구해야 한다. 비교약리학이나 분자약리학은 약의 작용 그 자체를 동물을 사용하여 연구하는 실험약리학의 분야별 구분이다. 그러나 동물의 종류가 다르면 그 약리작용에도 차이가 있으므로 동물 실험에서의 성적을 그대로 사람에게 적용할 수는 없기 때문에, 약물의 유효성과 안전성에 대해서 최종적으로 인체를 대상으로 연구하는 분야별 구분이 임상약리학이다.

3. 약물의 명명

1) 화학명(Chemical name)

약물의 화학적 구조에 기반을 두어 지어진 이름으로, 유기화학에서 사용하는 공인된 이름.

ex) l-isopropylamino-3-(l-naphthyloxy)propan-2-ol

2) 일반명(Generic or Nonproprietary name)

화학명보다 단순하며, 약에 관한 규격을 정한 공정서인 약전(pharmacopeia)에

기록되어 있는 이름. 공식명(official name)과 구분하여 사용되기도 하나, 일반적으로 약전에 등재되면 그것이 곧 공식명이자 일반명이 됨.

ex) Propranolol

3) 상품명(Trade or Brand name)

특정 제약회사가 일반명을 가진 특정 약물을 자사의 제품으로 발매하면서 그 약물에 붙인 고유명(첫 문자 대문자로 씀).

ex) Inderal® (이 약의 일반명은 propranolol임.)

Ⅱ. 약력학(Pharmacodynamics)

1. 약물작용의 분류

1) 주작용 및 부작용

(1) 주작용(Principal action)

어떤 약물의 작용을 대표하며, 치료목적에 적합한 작용

(2) 부작용(Side effect)

주작용, 즉 치료목적 이외의 작용을 총칭하는 것으로서, 특히 부작용 중 생체에 바람직하지 못한 결과를 나타내는 작용을 유해작용(adverse action)이라 한다. 유해작용의 예로는, 스티븐스-존슨 증후군(Stevens-Johnson syndrome) 등이 있다.

2) 전신적 작용 및 국소적 작용

(1) 전신적 작용(Systemic action)

생체에 흡수된 약물이 그 생체의 전신에 나타내는 광범위한 작용

(2) 국소적 작용(Local action)

생체에 약물을 적용 시 적용하는 특정 부위에만 국한되어 나타나는 작용을 말한다. 그러나 사용되는 약물에 따라 국소작용 혹은 전신작용을 일으키는 것도 있고 또는 국소작용과 전신작용을 일으키는 약물도 있다.

3) 흥분작용 및 억제작용

(1) 흥분작용(Stimulation)

생체의 특정 생리기능을 항진시키는 약물의 작용

(2) 억제작용(Depression)

생체의 특정 생리기능을 저하 또는 감약하는 약물의 작용

4) 직접적 작용 및 간접적 작용

(1) 직접적 작용(Direct action)

생체의 조직 또는 기관에 대해 직접적으로 나타내는 작용

(2) 간접적 작용(Indirect action)

생체 내에 존재하는 생리활성물질의 유리, 유리의 억제, 파괴 방지, 대사 등을 통해 생체의 기능에 간접적으로 나타내는 작용

5) 선택작용과 일반작용

(1) 선택작용(Selective action)

약물이 특정 조직·기관에 작용을 나타내는 것을 말한다. 이러한 선택작용이 강할수록 임상에서 이용 시 유리하다.

(2) 일반작용(General action)

대부분의 생체 조직과 기관에 대하여 거의 동일한 친화성을 갖고 있어 동일한 작용을 나타내는 것을 말한다.

6) 속효성작용과 지효성작용

(1) 속효성작용(Rapid action)

보통 경구투여 할 때는 20~30분 안에, 주사투여 할 때는 수 분 내에 작용을 나타내는 경우를 말한다. 이런 약물은 주로 지방용해성이 큰 신경계에 작용하는 약물들이다.

(2) 지효성작용(Delayed action)

투약 후 수 시간 혹은 수 일 후에 작용을 나타내는 경우를 말한다. 비타민제나 영양제 등은 대사기능에 관여하여 작용을 나타내므로 이에 해당된다.

2. 약물작용과 관련된 일반적 개념

1) 약물 수용체(Receptor)

약물이 친화성을 가지고 결합하는 생체 내의 특정부위.

(1) 전신에 균등하게 분포되어야 할 약물이 특정 장기에 대해 생체반응을 나타내는 이유는 특정 장기에 그 약물과 특이적으로 결합하는 부위(receptor)가 있기 때문이다.

(2) 즉, 그 장기 세포에 존재하는 특수한 화학구조와 약물의 화학구조의 일부가 결합하는 것이 생체반응 발현의 제1단계가 된다. 굳이 모형으로 표현하면 열쇠와 자물쇠의 관계를 들 수 있을 것이다.

(3) 따라서, 그 세포는 특정한 약물과 결합하게 되는 것이다. 만약 그 약과 유사한 화학적 구조를 가진 물질이 동시에 존재하면, receptor에 대해 2가지 화학물질 사이에 경쟁이 일어난다.

(4) 이때, 어느 한쪽이 receptor와 결합하면, 다른 하나는 결합해야 할 부위가 없어지므로, 그 약물의 생체반응이 발현되지 않게 된다.

(5) 약물과 수용체간의 결합방식으로는 반데르왈스 결합, 수소결합, 이온결합, 공유결합 등이 있다.

(6) 신호전달(signal transduction)의 분자적 기전에 따른 수용체의 세부 분류

- Receptors coupled to ion channel ;
  예) 니코틴성 아세틸콜린 수용체
- G protein-linked receptors ;
  예) 무스카린성 아세틸콜린 수용체, 아드레날린성 수용체, 도파민성 수용체 등
  - ➔ 다시, G protein의 target에 따라
    가. ion channel 활성화 수용체 ; G protein이 직접 ion channel을 활성화.
    나. Second messenger system 이용 수용체 ;
      - ➔ Adenylate cyclase / cAMP system
      - ➔ PLC(phospholipase C) / IP system ; PIP2가 DAG 및 IP3로 분해된 후, 각각 세포질 내에서 PKC 활성화 및 Ca^{2+}의 농도를 높임.
- Enzyme-linked receptors ; receptor tyrosine kinase, serine/threonine kinase, guanylyl cyclase 등.
- DNA-linked receptors ; 수용체-리간드(주로, 호르몬) 복합체가 DNA 상의 특정 염기서열과 결합, 특정 gene의 발현을 조절, 즉 transcription factor의 조절을 유발하는 수용체.

2) 수용체를 경유하지 않은 약물의 작용

모든 약물이 수용체를 경유하여 약리작용을 나타내는 것은 아니며, 약물의 화학적 또는 물리적 특성에 의해 약효를 발현하기도 함.

ex) 제산제(antacid), 알코올, 계면활성제, 흡입마취제

3) 효력과 효능(Potency and efficacy)

효력과 효능의 정의를 언급하기 전에 친화성(affinity)이란 개념을 알아야 하는데, 친화성이란 약물이 그 수용체에 얼마나 잘 결합하는가의 정도를 나타내는 용어이다. 즉, 친화성이 클수록 약물은 그 수용체와 잘 결합하는 것이다. 또한, 내인적 활성(intrinsic activity)이란 약물과 수용체간의 결합 후 발현되는 생리적인 효과의 크기를 의미하는 용어이다.

(1) 효력

어떤 두 약물이 있다고 할 때, 약물의 용량을 기준으로 그 용량에서 나타나는 각 약물 효과의 크기를 표시한 값을 의미한다. 즉, A라는 약물이 B라는 약물보다 적은 용량에서도 B의 효과와 동일한 효과를 나타낸다면, A는 B보다 효력이 크다고 정의할 수 있다. 이것은 그 약물과 수용체간의 친화성의 차이에서 기인한다.

(2) 효능

용량에 관계없이 그 약물이 발현할 수 있는 최고 효과의 크기를 표시한 값을 의미한다. 이것은 위에서 언급한 내인적 활성의 차이에서 기인한다.

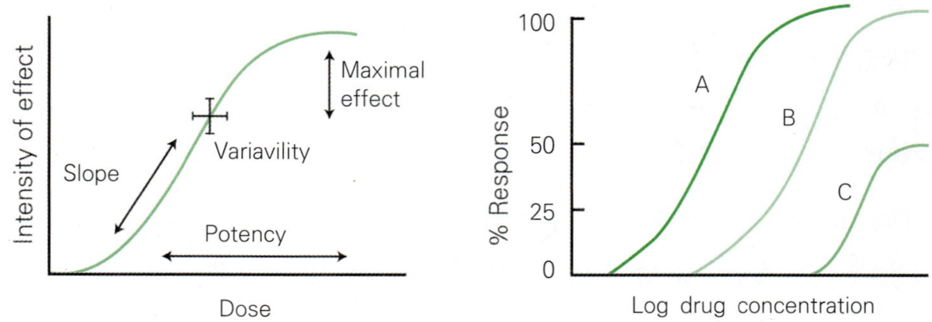

그림 1-1 효력과 최고 효능의 비교

4) 용량-반응 관계(Dose-response relationship)

(1) 투여량

약물이란 용량이 너무 많으면 중독을 일으키며, 너무 적으면 그 작용이 나타나지 않는다. 따라서 적정한 투여량을 결정하는 것이 중요하다.

① 무효량 (ineffective dose, subminimal dose)

최소유효량 미만의 용량 즉, 효력이 나타나지 않는 용량

② 최소 유효량 (minimal effective dose)

약효가 나타나는 최소의 양

③ 유효량 (약용량, 상용량, 치료량, effective dose)

약효가 충분히 있고 또 중독을 일으킬 염려가 없는, 통상적 치료에 사용되는 양

④ 최대 유효량 (극량, maximal effective dose)

위험성 없이 투여할 수 있는 최대용량. 극량 이상의 용량을 투여할 때에는 처방전에 주의표(!)를 표시하도록 되어 있다.

⑤ 중독량 (toxic dose)

약물의 용량을 과도하게 증가시켰을 때, 치료작용보다 독작용이 더 많이 나타나는 경우

⑥ 최소 중독량 (minimal toxic dose)

중독을 일으키는 최소량

⑦ 내량 (tolerated dose)

중독을 일으키더라도 회복할 수 있는 최대량. 즉, 죽음을 면할 수 있는 용량

⑧ 치사량 (lethal dose)

더욱 용량을 증가시키면 사망하게 되는데, 생체를 죽일 수 있는 최소의 양이 최소 치사량이다.

⑨ LD_{50} (median lethal dose, 반수 치사량)

약물을 투여한 실험동물 중 50%의 개체를 죽일 수 있는 용량

⑩ ED_{50} (median effective dose, 반수 유효량)

약물을 투여한 실험동물 중 50%의 개체에서 효과가 발현되는 용량

⑪ 치료계수 (therapeutic index)

LD_{50}을 ED_{50}으로 나눈 값으로 안전역(safety margin)이라고도 한다. 이 계수가 크면, 그만큼 약물의 안전성이 높다는 것을 의미한다.

$$\text{치료계수} = \frac{LD_{50}}{ED_{50}}$$

⑫ certain safety factor

치료계수의 경우, 용량-반응 관계에서 독성 반응과 효과 반응이 평행하지 않을 때는 안전성의 지표로 채택되기 어렵다. 이러한 단점을 보완하기 위해 도입된 지표가 certain safety factor이다.

$$\text{certain safety factor} = \frac{LD_{1}\text{(1\%의 개체에서 효과가 발현되는 용량)}}{ED_{99}\text{(99\%의 개체에서 효과가 발현되는 용량)}}$$

(2) 용량-반응 관계

약리학 연구의 기본으로, 약물의 용량과 그 약리작용의 관계를 도표로 나타낸 것을 의미한다.

① 단계형 용량-반응 관계 (graded dose-response relationship)

측정형 용량-반응 관계(measured dose-response relationship)라고도 하며, 한 개체에 대해 특정약물의 용량을 증가시키면서 투여할 때 나타나는 용량과 반응의 관계를 의미한다.

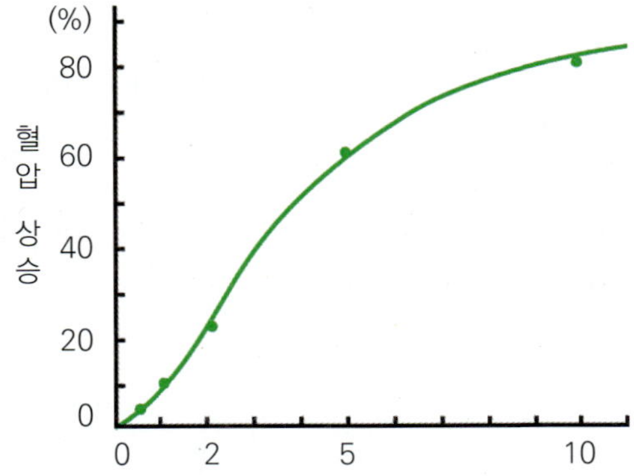

그림 1-2 Epinephrine주사에 의한 측정형 혈압상승반응

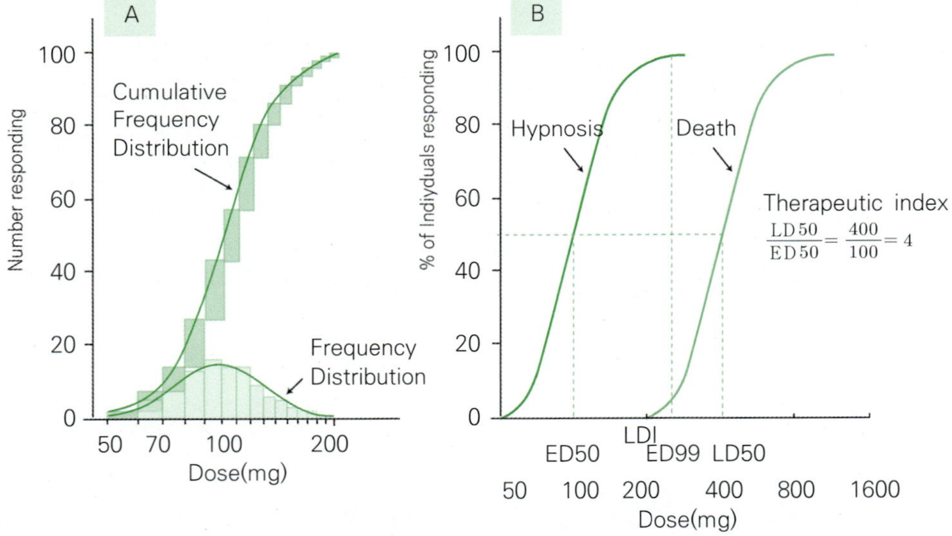

그림 1-3 용량과 효과와의 관계

② 실무형 용량-반응 관계(quantal dose-response relationship)

all-or-none dose-response relationship이라고도 하며, 여러 개체를 대상으로 약물의 투여 시 그 약물에 대한 반응의 빈도(예를 들어, 사망 혹은 생존의 빈도)와 용량 간에 나타나는 관계를 의미한다. 이 경우는 반응이 있든지 혹은 없든지의 양단 간 한쪽만이 나타나므로 실무형 용량-반응 관계라고 칭하는 것이다.

5) 작용약(효능약, 효현제, agonist)과 길항약(봉쇄약, 길항제, antagonist)

(1) 작용약

고유 수용체와 결합하여 고유의 효과를 발현하는 약물. 즉, 친화성과 효능이 있는 약물을 의미한다.

(2) 부분 작용약(Partial agonist)

수용체와 결합하여 효과를 발현하나, 그 효능이 작용약(완전 작용약)보다 낮은 약물

(3) 길항약

수용체와 결합하나, 효능은 발현되지 않으며, 오히려 작용약의 수용체에 대한 작용을 억제하는 약물이다. 즉, 친화성은 있으되 효능을 나타내지 못하는 약물을 의미한다. 수용체와의 결합 양상에 따라, 경쟁적 길항약(가역적 혹은 비가역적)과 비경쟁적 길항약이 있다.

3. 약물의 작용에 영향을 주는 제반 요소들

1) 연령과 몸무게

일반적으로 언급되는 약물의 용량이란 평균 체중 70kg의 성인 남성(18~65세)을 대상으로 산출된 ED_{50}을 의미한다. 따라서, 연령과 몸무게에 따라서 약제의 용량이 달라진다. 특히, 유소아는 간기능의 미숙으로 약물대사 능력이 부족하므로, 몸무게와 연령을 감안, 용량을 조절하여 투여해야 한다.

(1) 소아의 용량을 계산하는 방법

① Young법 = (성인량 × 연령) / (연령 + 12)
② Dilling법 = (성인량 × 연령) / 20
③ Bastedo법 = (성인량 × (연령 + 3)) / 30
④ Clark법 = (성인량 × 몸무게(kg)) / 70
⑤ Augsberge법 = (성인량 × (4 × 연령 + 20)) / 100

소아용량 계산은 이 공식에만 의존해서는 안 되며 그 환자의 모든 임상정보를 고려하여 최종 결정해야 한다. 소아에 대한 용량을 표시할 때, 총량으로 표시하지 않고,

몸무게 1kg당 얼마라고 기재하는 경우가 있는데, 비만아인 경우에는 전체 몸무게에서 지방이 차지하는 비율이 높기 때문에 체중을 기준으로 해서 용량을 정하면 과량투여할 위험이 있다. 일반적으로 소아의 경우 몸무게보다는 연령을 더 중시하며, 체표면적을 기준으로 용량을 산출해야 정확한 용량을 도출할 수 있는 약물도 있다.

(2) 노인의 용량을 계산하는 경우

노인 역시 약물의 대사와 배설기능이 떨어져 있기 때문에 용량을 조절해야 한다. 일반 성인과 같은 양의 약물을 주는 것은 위험한 경우가 있으므로, 그 건강상태를 보아서 성인량의 2/3에서 4/5 정도로 낮출 수 있다.

2) 성별

여성에게 약물 투여 시 성주기(월경), 임신, 수유 등에 대한 고려가 필요한데, 일반적으로 남성보다는 체격, 지방조직 함량의 차이 등으로 인한 약물 감수성에 차이가 있으므로 투여량을 조정해야 한다.

3) 종족

약물에 대한 감수성의 차이는 습관, 풍토, 체구에 의해서도 나타날 수 있다.

4) 질병

간이나 신장의 질환 발생 시 약물의 생체 내 동태가 바뀌게 된다. 즉, 신장질환은 혈액 조성 및 전해질 농도의 변화를 야기하며 약물의 배설에 변화를 일으키고, 간질환은 약물의 대사를 감소시키는 결과를 초래한다. 탈수, 흡수기능 저하, 영양실조 등도 혈액량과 단백질 조성에 변화를 가져옴으로써 약물의 생체 내 거동에 영향을 준다.

5) 약물의 투여시기 및 투여경로

약물의 투여시기도 매우 중요하다. 식후나 식전, 몇 시간 간격으로 투여할 것인가에 따라 효과가 다를 뿐만 아니라 경구투여, 주사, 패치 등의 투여경로에 따라 효과와 약효의 발현시기가 다르다.

6) 위약 효과(속임약 효과, Placebo effect)

어떤 약물의 경우, 그 약물의 원래의 약리작용과는 무관하게, 투여한다는 행위 자체 만으로도 약물의 효과가 나타나는 현상을 의미한다.

7) 특이체질(Idiosyncrasy)

일반적인 사람에서는 작용을 나타내지 않는 소량의 약물에 대해서도 격렬한 반응을 나타내는 현상을 지칭한다.

다시 말해, 어떤 약물에 대한 감수성이 비정상적으로 강한 환자가 가끔 있다는 것이다. 특이체질은 약물유전학의 발달로 약물의 대사 과정상 유전적인 이상 때문에 발생되는 것으로 알려져 있다. Allergy반응이나 anaphylaxis반응의 경우와 흡사하기는 하나, 그 원인은 전혀 다르다.

8) 약물 알레르기(Allergy)와 과민 반응(Anaphylaxis)

(1) 약물 알레르기(Allergy)

면역반응, 즉 항원-항체 반응은 개체를 지킨다는 의미에서 대단히 중요한 것이기는 하지만, 이 항원-항체반응이 생체에 이상을 일으키는 수가 있다. 이것이 allergy이다. 예를 들어, penicillin을 투여함으로써 어떤 개체에 penicillin에 대한 항체가 생겼을 경우(이런 현상을 그 개체가 penicillin에 의하여 감작(sensitization)되었다고 표현함)에는 그 후 다시 penicillin(항원)을 투여하면, 담마진 또는 기타 증상이 나타난다. 즉, 약물의 고유한 작용과는 관계없이 항원-항체 반응 때문에 이런 증상이 일어나는 것이다.

(2) 과민 반응(Anaphylaxis)

약물 알레르기는 경우에 따라 생명에 위험을 줄 수 있는 격렬한 쇼크(shock) 증상을 나타내는데, 이것을 anaphylaxis라고 한다. Allergy나 anaphylaxis를 일으킬 가능성이 있는 약물 중에는 penicillin, sulfa제, 국소마취제, pyrine계 해열진통제, 요오드 등 치과임상과 깊은 관계가 있는 것도 있으나, 누구나 감작되어 그러한 증상을 나타내는 것은 아니다. 약물에 의한 감작을 일으키기 쉬운 체질이 있고, 그런 사람은 여러 가지 약물에 대해 이상반응을 일으킬 가능성이 있다. 즉, allergy를 일으키기 쉬운 체질인 것이다. 이런 환자에게 투약할 때는 사전에 약력(drug history)검토 등을 통하여 투약에 주의를 기울여야 하며, anaphylactic shock은 경구투여 때보다 주사를 통하여 투여할 때 일어나는 경우가 많다.

9) 반응급강하 현상(속성내성, 급성내성, Tachyphylaxis)

한 약물을 일정시간 내에 반복 투여하면 제2회 이후에는 작용이 감소되는 현상으로 그 기전은 정확히 밝혀져 있지 않다.

10) 내성(Tolerance)

약물 투여를 반복하면 점차 그 약효가 감소하여, 동등한 치료효과를 얻기 위해서는 약물투여량을 증가시켜야 하는 현상이다. 또한 교차내성(cross tolerance)이란 작용이나 화학구조가 비슷한 약물 사이에 상호간 생기는 내성을 의미한다.

병원미생물이 항생물질에 대해 나타내는 저항성(resistance)은 엄밀히 말해 내성이라고 표현해서는 안 되며, 내약성(drug fastness)이란 표현을 사용하여야 정확하다.

11) 약물 의존성(Dependence)

(1) 정신적 의존성(Psychic dependence)

Morphine이나 cocaine과 같은 마약, 혹은 향정신성 의약품 등을 반복 사용할 때, 개체는 그 약물에 대해서 강한 정신적 욕구가 생기게 되어, 어떤 수단을 쓰더라도 그 약을 손에 넣으려고 하는 현상을 말한다.

(2) 육체적 의존성(Physical dependence)

정신적 의존성의 결과로 그 약물이 손에 들어오면, 그것을 무제한으로 반복 사용하고자 하는데, 이런 현상을 탐닉(addiction)이라 하며, 이런 상태가 된 후에 그 약물 사용을 중지하면 정신적, 육체적으로 심한 고통, 즉 금단증상(abstinence syndrome)을 나타낸다. 이런 현상을 육체적 의존성이라 표현할 수 있다.

12) 축적(Cumulation)

배설(혹은 분해 및 대사)이 느린 약물을 장기간 계속해서 투여하면, 점차로 체내에 잔류되어 마침내는 대량을 일시에 투여한 것과 같은 상태가 된다. 예를 들어, 강심제인 digoxin 등을 사용했을 때 나타나는 현상이다.

이러한 약물을 투여할 때는 초회용량을 투여한 후, 대사 및 배설속도를 고려하여 유지용량을 조절해야 한다.

13) 약물의 병용(Drug combination)

약물은 단독으로 사용되는 경우도 있으나, 2종 이상을 조합해서 사용하면 단독으로 사용할 때와는 다른 작용을 나타낸다. 이와 같은 현상을 이용하여 약물의 효과를 상승시키고, 부작용을 경감할 목적으로 약물이 병용된다. 약물을 병용하면 다음과 같은 현상을 볼 수 있다.

(1) 협동작용

2종 이상의 약물을 병용할 경우에, 각각의 약물작용이 증강되는 경우를 협동작용이라 한다. 이 때 볼 수 있는 효과의 증강에는 2종류 내지 3종류가 있다.

① 상가작용 (상합작용, additive effect, summation)

두 가지 이상 약물의 병용 시 발현되는 작용이 각 약물 작용의 산술적인 총합과 같은 경우를 의미함.

ex) 1 + 3 = 4 (aspirin + codeine)

② 상협작용 (synergism)

두 가지 이상 약물의 병용 시 발현되는 작용이 각 약물 작용의 산술적인 총합보다 더 큰 작용을 보일 경우를 의미함.

ex) 1 + 3 = 7 (epinephrine + cocaine)

③ 상승작용 (potentiation)

특정 작용(효과)이 전혀 없는 약물 A와 특정 작용이 있는 약물 B를 병용시, B의 작용이 훨씬 강하게 발현되는 경우를 의미함.

ex) 0 + 3 = 5 (morphine + phenothiazine 계통의 약물)

> 참고
> synetgism과 potentiation을 각각 상승작용, 상협작용으로 번역한 교과서도 있음. 또한, 상협작용과 상승작용을 하나의 개념으로 서술(합하여 potentiation 또는 synergism으로)할 수도 있으나, 이 교과서에서처럼 구분하여 서술할 수도 있다.

(2) 길항작용(Antagonism)

병용된 약물의 작용이 서로 상반될 때, 각각의 효과가 상쇄되어 약효가 감, 혹은 소실되는 현상을 말한다.

① 화학적 길항 (chemical antagonism)

병용된 약물이 서로 화학적으로 반응하여 무효가 되는 현상

② 생화학적 길항 (biochemical antagonism)

하나의 약물이 병용되는 다른 약물의 체내 유효농도를 감소시킴으로써, 그 작용을 약화시키는 현상

③ 생리학적 길항 (physiologic antagonism)

2가지 약물이 각각의 수용체는 다를지라도, 그 작용이 서로 상반될 때, 각각의 작용이 상쇄되는 현상(=기능적 길항)

④ 약리학적 길항 (pharmacologic antagonism)

2가지 약물이 공통된 수용체에 대하여 작용함으로 그 작용이 감약되는 현상

(3) 약물 상호작용(Drug interaction)

약물의 병용으로 복수의 약물이 체내에 공존할 때, 각 약물의 작용이 서로 영향을 주어서 생체의 입장에서 유익한, 혹은 유해한 작용이 나타나는 수가 있다. 이를 약물 상호작용이라 정의한다.

① 물리화학적 상호작용

약물조제 시 발생될 수 있는 약 물간의 물리화학적 반응

② 수용체 부위에서의 상호작용

수용체 부위에서의 결합, 반응 시 나타나는 상호작용

③ 약동학적 상호작용

약물 투여 후 흡수, 분포, 대사, 배설 등 각 약동학적 단계에서의 상호작용

Ⅲ. 약동학(약물동력학, 동태학, Pharmacokinetics)

1. 약물의 생체막 투과

약물이 작용부위에 도달하기까지는 여러 세포막을 통과하여야 한다. 일반적으로 세포막은 지용성 물질을 잘 통과시키며, 물과 분자구조가 작은 수용성 물질은 세포막에 존재하는 채널 등을 경유하여 통과된다.

1) 수동 수송(Passive transport)

(1) 단순확산(simple diffusion) 및 여과(filtration) 과정이 여기에 해당된다. 단순확산의 경우, 지용성이 클수록 용이하게 일어나므로 약물분자의 이온화 정도가 낮을수록 확산이 잘 일어나며, 따라서 약물분자의 이온화 정도에 영향을 미치는 약물 주위 액성의 pH 등이 중요한 요인으로 작용한다.

(2) 약물 흡수에 대한 pH의 영향
pKa란 약물의 이온화 상수, 즉 해리지수(dissociation constant)인데, 약물이 용액상태에서 이온화된 분자가 전체의 50%일 때의 그 용액의 pH값이다. 아래의 헨더슨-하셀발히(Hendersson-Hasselbalch)의 식에서 판단할 수 있듯이 약물 자체의 pKa와 반대되는 pH에서는 이온화된 약물이 절대 다수를 차지한다는 점을 알 수 있다. 즉, 산성 약물은 염기성 용액 환경에 가면 이온화도가 증가하며, 따라서 세포막 투과성은 낮아지게 되는 것이다.

헨더슨-하셀발히(Hendersson-Hasselbalch)의 식

- $pH = pKa + \log \frac{[A^-]}{[HA]}$

- $pKa = pH - \log \frac{[A^-]}{[HA]}$

  $= pH + \log \frac{[HA]}{[A^-]}$

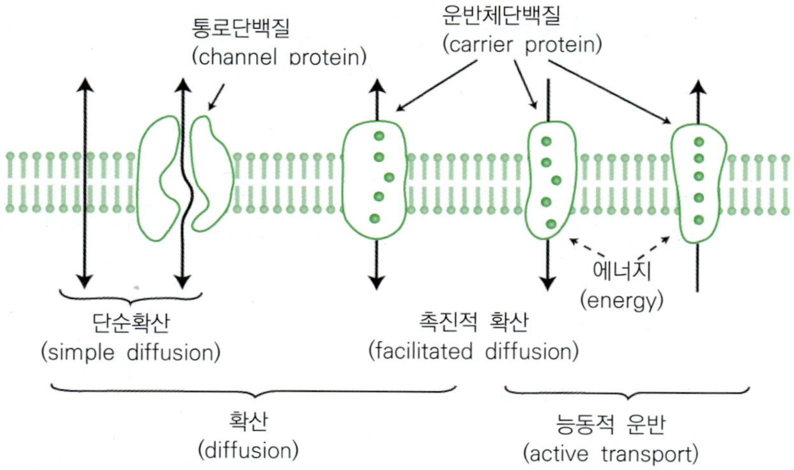

그림 1-4 세포막을 이용한 운반통로와 운반기전

2) 특수 수송(Specialized transport)

농도경사에 역행하여 수송하는 능동수송(active transport), 능동수송과 비슷하나 농도경사를 역행하지 않으며, 특수한 담체(carrier)를 이용하여 수송하는 촉진적 확산(facilitated diffusion), 음세포 작용(pinocytosis) 등이 여기에 해당된다.

2. 약물의 투여 경로와 흡수

약을 환자에게 적용하는 행위를 투여(administration)라고 정의하며, 흡수(absorption)란 약물이 적용된 부위에서 혈액 내로 이동하는 현상을 의미한다. 환부에 직접 약을 적용시키는 경우를 국소투여라고 하며, 환자의 체내에 약물을 흡수시켜 환부에 도달되도록 투여하는 것을 전신투여라고 한다. 전신투여는 임상목적이나 약물의 성상에 따라 다음 몇 가지로 나누어진다.

1) 경구 투여(Oral administration)

내복한 약제는 대부분이 소장 점막에서 흡수되어, 간장을 거쳐 심장에 이르러 체순환으로 들어간다. 경구 투여는 가장 일반적인 투여법이며, 장점으로는 투여가 용이하고 안전하며, 비교적 다량의 약을 투여하는 데 편리하고, anaphylactic shock의 위험이 낮다는 점 등이며, 단점으로는 흡수가 비교적 늦고, 위액이나 장액에 의해 약물이 분해되는 수가 있고, 오심이나 구토를 하는 환자에게는 투여할 수 없으며, 맛이 나쁜 것은 소아에게 투여할 수 없다는 점 등이다.

경구 투여된 약물은 음식물이나 위 공복시간의 지연 등에 의해 흡수속도에 영향을 받으며, 전신순환에 들어가기 전에 상당량의 약물이 간장에서 대사가 이루어져 변화를 받게 되는데, 이를 **초회통과효과**(first pass effect)라고 한다.

2) 직장 내 투여와 설하 투여

직장 내 투여는 소화관에 적용한다는 점에서는 경구투여와 유사하나 불쾌한 맛, 구토를 유발할 수 있는 약물, 소아에게 약물 투여 시 등에 관장제나 좌약의 형태로 투여한다. 설하 투여는 약물을 혀 밑에 적용, 구강 점막을 통해 흡수되도록 하는 방법이다.

3) 비경구 투여(주사)

경구 투여에 비해서 흡수가 빠르고 작용이 신속하지만, 부작용이나 기타의 위험성이 높다. 또 영아에게 근육주사를 놓으면 대퇴사두근 단축증과 같은 중대한 후유증이 남는 수가 있고, 성인이라도 주사, 특히 근육주사에 의한 사고를 일으키는 경우가 있다. 따라서 주사는 꼭 필요할 때만 사용되어야 한다.

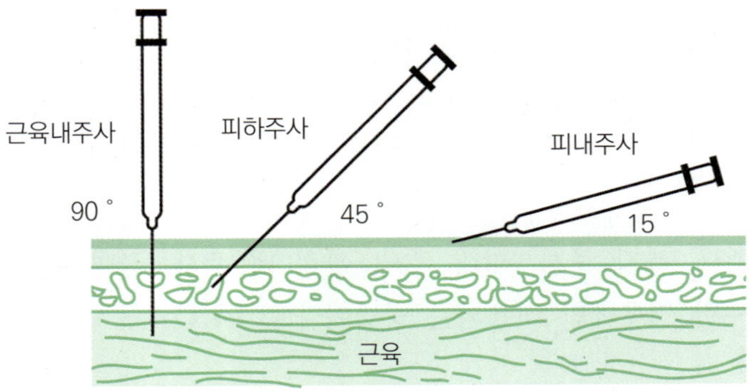

그림 1-5 주사투여 경로에 따른 각도

(1) 피하주사(Subcutaneous injection, S.C.)

진피 하에 주사하는 방법으로, 경구 투여보다 빠르게 또는 확실하게 약제가 흡수된다. 그러나 조직을 자극하는 약물이나 그 외의 약물이라도 투여량이 많은 경우는 부적합하다.

(2) 근육주사(Intramuscular injection, I.M.)

근육조직은 혈관이 풍부하므로 피하주사보다 한층 흡수가 신속하다. 또 피부보다 감각이 둔하므로, 다소 자극성 약물이라도 큰 고통 없이 주사할 수 있다. 유성이나 현탁제 등은 근육 속에 주입하면 서서히 녹아서 흡수되기 때문에 약을 지속적으로 작용하도록 하고 싶을 때 이용할 수 있다. 근육주사인 경우에는 특히 주사 부위의 선정과 주사침의 천자 방향에 주의한다. 신경섬유를 상하게 하여 마비를 일으키는 경우가 있기 때문이다.

(3) 정맥주사(Intravenous injection, I.V.)

직접 정맥 내에 투여하는 주사 방법으로, 속효가 있으며 약물의 변함없이 투여된 전량이 그대로 전신에 도달하기 때문에 혈중농도를 정확히 조절할 수 있다는 점에서는 다른 투여법보다 뛰어나지만, 혈액 자체에 문제를 일으킬 수 있으며, 빠른 속도로 투여되므로 심장, 뇌 등 주요장기에 약물의 고농도 분포로 인한 부작용 등이 나타날 가능성이 있다.

(4) 동맥주사(Intraarterial injection)

특정한 국소에만 약물을 고농도로 작용시킬 목적으로, 그 국소에 분포하는 동맥에 주사한다. X선 조영제, 항암제 등 특수한 경우에만 이용하는 방법이다.

(5) 기타

뇌척수강 내 주사, 복강 주사, 피내 주사, 관절 내 주사, 골내 주사, 심장 내 주사 등이 있으나, 특수한 경우에만 적용되는 방법이다.

4) 흡입

Ether, halothane, nitrous oxide 등 기체 혹은 휘발성 약물의 경우, 특수한 기구를 사용하여 기도를 통해 폐포에서 흡수된다. 흡수가 신속하고 배설도 빠르므로,

환자의 상태를 보면서 전신마취제의 경우, 마취 정도를 조절할 수 있다. 주로 흡입마취제와 천식 치료제가 이 방법으로 사용된다.

5) 피부에의 국소적용

도포제의 형태로 피부에 적용하여 국소 작용을 기대하기도 하나, 때로는 흡수시켜 전신작용을 목표로 이용(패치제의 경우)되기도 한다.

6) 약물의 흡수속도에 영향을 주는 요소들

약물 자체에 관련된 요소로는, 약물의 농도, 분자량, 용해도 및 해리상수 등이 있으며, 그 외에 약물투여 부위의 혈관 분포, 흡수 표면적 및 pH 등이 있다.

3. 약물의 생체 내로의 분포

1) 생체에 투여된 약물은 혈액으로 흡수되어, 전신을 순환하면서 각 기관이나 조직에 분산되는데, 이 과정을 분포(distribution)라 한다. 분포의 정도는 일정하지 않으며, 어떤 특정한 장기에 집중적으로 모이게 되는데, 이것은 약물의 물리화학적 성질, 그 조직에 대한 약물의 친화성, 그 조직의 혈류량 등 몇 가지 요인에 의하여 결정된다.

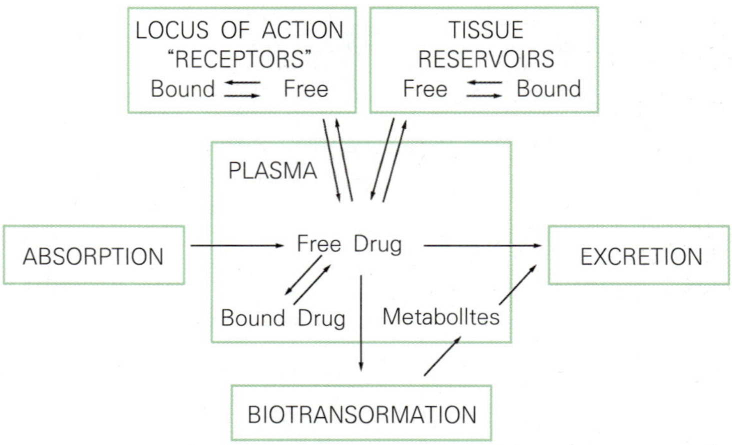

그림 1-6 **약물의 흡수, 분포, 생체내 변화 및 배설과정**

2) 혈액 중에 흡수된 약물은 대개는 그 작용 부위에 가기 위하여서는 다시 지방 세포막인 모세혈관을 통과하지 않으면 안 된다. 그러므로 약물의 지방용해도 및 분자의 크기 등 세포막 통과에 관여되는 물리 화학적 성상은 흡수 과정에서와 마찬가지로 약물의 분포에 영향을 준다.
3) 그러나 약물의 분포는 약물의 물리 화학적 성상 외에도 국소 혈류량 및 약물과 체내 성분과의 결합에 따라 크게 달라질 수 있다. 즉 심장, 간장, 콩팥, 뇌 등 혈류량이 많은 장기에는 흡수 직후 몇 분내에 대부분의 약물이 유입되나 근육, 대부분의 내장 장기, 피부, 지방 조직 등은 혈류량이 적어 약물이 천천히 분포된다.
4) 약물이 혈장 단백과 결합하게 되면 이 복합체는 세포막을 통과하지 못하고 작용 부위까지 도달하지 못한다. 도한 약물이 세포내 성분과 결합하거나 또는 지방에 친화성을 지닌 것은 단순한 확산에 의한 평형이 일어나지 못하고 특수 조직에 고농도로 축적되게 된다.
5) 약물이 체내 성분과 결합하여 어떤 조직에 축적되면 이는 약물의 저장 부위(drug reservoir)로서 역할을 할 수 있다. 저장된 약물은 혈중 농도와 평형을 이루고 있다가 혈중 농도가 낮아지면 계속 소량씩 유리되어 오랫동안 약리 작용을 나타낸다.

4. 약물의 대사(Metabolism)

1) 체내에 흡수된 약물 중에는 변화를 받지 않고 그대로 약리작용을 나타내는 것도 있지만, 대부분의 약물은 체내에서 화학적 변화를 받으며, 이를 **대사**(metabolism 또는 biotransformation)라 정의한다. 간장은 체내에 들어온 독성물질을 대사하여 무독하게 하는 기능(detoxification)이 있다.
약물도 간장에서 주로 효소작용에 의해 일반적으로 활성인 약물이 불활성화되거나 지용성이 높은 약물은 수용성 약물로 대사되어 신장에서 재흡수되지 않고 배설되지만, 그 중에는 대사됨으로써 약효를 나타내는 것(prodrug)도 있다.
2) 대사의 형식에는 제1상 반응인 산화, 환원, 가수분해는 약물의 극성을 높이는 반응이며, 제2상 반응인 포합(conjugation)은 약물 또는 대사산물이 내인성 물질인 glucuronide 등과 결합하는 반응이다.
3) 이러한 약물대사에 관여하는 효소 중 간의 마이크로솜(microsome)효소인 혼합기능 산화효소(mixed function oxidase) cytochrome P_{450}\(CYP로 약칭함)

이 가장 중요한 역할을 맡고 있다. CYP는 다양한 isozyme(동종효소) type이 있는데, 이 isozyme에 따라 대사되는 약물의 종류도 달라진다. 예를 들어, CYP_3A_4는 erythromycin, diltiazem, ketoconazole, verapamil 등의 약물을 대사시키며, 기타 CYP_2C_9, CYP_2E_1 등 다양한 유형이 있다. 이러한 유형에 유전적 개체차(유전적 다형)가 있어서 특정 유형의 효소 활성이 현저히 저하된 사람도 있다. 이런 사람에게는 그 효소를 통해 대사되어야 할 약물의 작용이 다른 사람보다도 강하게 나타나서 위험하게 된다.

4) CYP에 의해 일어나는 반응이 있고, 일부 산화나 포합의 경우에서처럼, 간 마이크로솜 효소를 경유하지 않는 반응도 있다. 약물 대사에 영향을 미치는 요소로는 대사효소 활성의 억제 혹은 촉진, 종족 및 성별, 연령 등이 있다.

5. 약물의 배설(Excretion)

대사를 받은 약물 혹은 본래의 화학구조를 상실하지 않은 약물들이 주로 신장 및 대변, 호흡, 외분비선 등을 통해 체외로 나가는 과정을 **배설**이라 정의한다. 어떤 약물은 담즙 중으로 나와서 다시 장관에서 흡수(장간순환)되는 것도 있다.

6. 임상약동학상의 기초적 변수(Basic parameters)의 정의

1) Plasma concentration(Cp, 혈장농도)

약물의 혈장중 농도로 혈장단백과 약물의 결합률을 고려해야 한다.

2) Bioavailability(F, 생체내 이용률)

투여된 모약물(parent drug)이 체순환(systemic circulation)에 도달하는 양을 말하며, F로 표시한다. 여기에 영향을 미치는 요인으로는 약물의 용해도(lipid-water solubility), 제형과 투여경로, 초회통과 효과, 약물의 염/염기, 염/산 형태(S) 등이 있다.

3) Volume of distribution(Vd, 분포용적)

약물의 혈장농도와 체내 잔존 약물량을 관계 짓는 변수.

(1) 실제로 약물은 혈장과 신체를 구성하는 다른 체액에 불균등하게 분포한다.

그러나, 실제적 목적을 위해 체내에 약물이 일정한 형태로 분포된다고 보는 one-compartment model로 가정시, **체내약물농도 = 혈장농도**라고 상정 가능하다.

(2) 그러므로, Vd는 겉보기 분포용적으로 명명될 수 있으며, Vd의 실제적 가치는 치료에 요구되는 혈장농도에 필요한 loading dose를 계산을 가능하게 한다는 데 있다.

4) Compartment model

약물이 투여된 생체를 하나, 혹은 그 이상의 가상적 구획으로 간주하여 제반 변수를 계산 가능케 하는 모델이다.

5) Half life(반감기, $t_{1/2}$)

약물의 혈장농도 혹은 체내 전체 약물량이 초기량의 1/2로 감소하는데 걸리는 시간을 의미한다.

(1) 반감기는 투여계획 수립을 위해 혈장 약물농도가 정상상태(steady state)에 이르는데 얼마만큼의 시간이 걸리는가 혹은 체내에서 약물이 모두 배설되는데 걸리는 시간을 알고자 하는데 중요하다.

(2) 즉, 정상상태 도달시간과 체내 잔존약물의 전량 배설 도달시간을 알고자 할 때 중요하다.

6) Clearance(Cl : 청소율, 제거율)

(1) 단위 시간당 약물을 완전히 제거할 수 있는 혈액의 양(또는 분포용적)을 의미하며, 정상상태에서 약물투여속도와 배설속도를 같게 만드는 상수이다.

(2) 약물의 clearance를 알고 있으면, 정상상태에서의 평균 혈장농도를 유지하기 위해 요구되는 유지용량을 계산 가능하다. 청소율은 인체에 의해 약물이 제거되는 효율의 한 척도이며 반감기보다 더 정확하다고 볼 수 있다.

Ⅳ. 신약개발 과정에서 임상시험의 의의 및 방법

1. 임상시험의 의의

1) 질병을 극복하고, 건강을 회복하기 위해 새로운 효능을 가진 신약의 필요성은 절실하다. 그러나, 신약 후보물질이 인체의 질병을 조절 혹은 치료하는데 유효한 지, 그리고 안전한 지를 알아보기 위해서 인체를 대상으로 행하는 연구를 임상시험(clinical trials)이라 칭한다.

2) 임상시험은 인체를 대상으로 이루어지는 연구이므로, 철저히 도덕적인 방법으로 시행되어야 하는데
   (1) 임상시험을 시행하려면 적절한 사전 임상시험을 토대로 하고, 임상시험계획서는 심사위원회(IRB)에서 승인을 받아야 한다.
   (2) 임상시험에서는 의사가 피험자(환자)에게 연구의 목적, 방법, 예상되는 이익, 발생 가능한 사고 등의 가능성에 대해서 충분히 설명하고, 피험자의 자유의지에 의한 임상시험 참여동의서를 받아야 한다.
   (3) 피험자가 언제든지 자유롭게 임상시험 참여를 중단할 수 있어야 하며, 그로 인해 피험자가 여하한 불이익도 받지 않아야 한다.
   (4) 모든 연구 데이터와 관련하여 피험자의 여하한 개인정보도 노출되지 않도록 해야 한다.

2. 임상시험의 방법

신약의 개발과정은 다음과 같이 3단계로 분류할 수 있다.

1) 신약 후보물질을 찾아내는 탐색적 연구
2) 동물 생체나 조직에 대한 신약 후보물질의 약리작용을 연구하는 전임상시험(preclinical trials)
3) 상기 과정을 거쳐 얻어진 신약으로 유망한 후보약물의 인체에 대한 약리작용을 검증하는 임상시험(clinical trials)

임상시험은 다음의 4단계를 거쳐 이루어진다.

► **제1상 임상시험 단계 (임상약리 시험 등)**

임상시험용 의약품을 최초로 사람에게 투여하는 것으로 시작된다. 이 단계에서의 임상시험은 일반적으로 치료를 목적으로 하지 않으며, 건강한 지원자나 특정 환자군에서 실시된다. 제1상 임상시험에서 실시되는 연구는 다음 사항 중 1개 또는 몇 개가 복합적으로 실시된다.

① 초기 안전성, 내약성 평가
② 약동학적 평가
③ 약력학적 평가
④ 초기 잠재적 치료효과 평가

► **제2상 임상시험 단계 (치료적 탐색 임상시험 등)**

환자 군에서 치료적 유효성을 탐색하여 가능한 용량과 투여기간 설정을 위한 다양한 정보 수집을 목적으로 하는 임상시험 단계이다. 비교적 철저한 선정기준에 의해 모집된 환자군에서 실시되므로 그 대상군이 비교적 균일하고 엄격한 모니터링이 적용된다. 이 단계의 주된 목적은 제3상 임상시험에서 사용될 의약품의 용량 및 용법을 결정하는 것이다.

► **제3상 임상시험 단계 (치료적 확증 임상시험 등)**

의약품의 안전성과 유효성을 확증하기 위한 임상시험 단계이다. 의약품 품목허가를 위하여 예상 적응증과 대상 환자군에서 제2상 임상시험을 통하여 얻어진 의약품의 안전성과 유효성 정보를 확증하기 위해 실시된다.

► **제4상 임상시험 단계 (다양한 형태의 치료적 이용 임상시험 등)**

의약품 품목허가 후 실시되는 모든 임상시험을 의미한다. 사용 경험을 통한 약물 최적용량 등의 과학적 입증을 위해서 중요하며 객관성을 제시할 수 있어야 한다. 부가적인 약물 상호작용, 용량-반응 또는 이상반응 추적 관찰, 허가사항 범위 이내의 적응증에서 의약품 사용을 뒷받침하기 위해 설계된 연구들이 수행된다.

V. 의약품과 조제

1. 의약품과 관련된 개념

1) 의약품의 정의, 범위, 분류

(1) 의약품이란 생체의 기능·구조에 어떤 변화를 일으키는 화학물질 중에서 질병의 치유, 경감, 처치, 진단 또는 예방에 사용되는 물질을 말한다.

(2) 일반적으로 의약품의 법전이라 할 수 있는 대한약전과 약사법에 근거한 법률적 정의가 있으며, 기타 의약부외품, 화장품, 의료용구, 위생용품 등에 관해서도 법률적 정의가 존재한다.

(3) 의약품의 분류는 제조승인, 독극성 유무, 제형 등의 기준에 따른 분류가 있으며, 특히 치과에서 취급되는 독약 및 극약을 중심으로 설명한다.

① 독약 또는 극약이라 함은 사람 또는 동물에 섭취, 흡입, 외용된 경우 그 극량(최대 유효량)이 치사량에 근접하거나, 축적작용이 강하거나 약리작용이 격렬하여 사람 또는 동물의 구조·기능에 위해를 가할 염려가 있는 약이다. 물론, 보건복지부 장관이 지정하는 의약품이다.

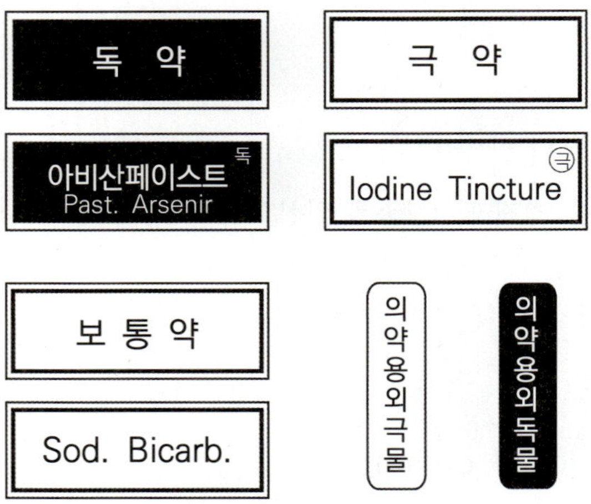

그림 1-7 Label의 표

② 독약으로 지정된 의약품은 그 용기 또는 포장 앞면에 백색 테두리를 한 검은 바탕의 종이에 백색 글자로 그 약명과 "독"이라는 글자를 표기해야 한다. 경구 투여의 경우, 급성독성인 LD_{50}이 30mg이하/kg이 독약의 기준으로서, 극약보다 10배 정도 높다.

③ 극약이란 그 약리작용이 dramatic하여 보건복지부 장관이 지정한 의약품으로, 붉은 띠를 두른 흰 바탕의 종이에 붉은 글자로 약명과 "극"이라는 글자를 표기하여야 한다. 경구투여의 경우 급성독성인 LD_{50}이 300mg이하/kg이 극약의 기준이다.

④ 독약 및 극약은 다른 의약품과 구별하여 진열 또는 저장해야 하며 저장, 진열 장소에는 반드시 자물쇠(시건 장치)를 설치해야 한다.

2. 약물의 제형

1) 고형제(Solid preparation)

산제, 캅셀제, 환제, 과립제, 정제, 구강정, 구중정(troche), 장용피정, 이식정 등이 있다.

2) 반고형제(Semisolid preparation)

연고제, 경고제, 찰제, 좌약, 패치제, 파스타제 등이 있는데, 치약은 일종의 파스타제에 해당된다.

3) 액상제(Liquid preparation)

용제, 유제, 틴크제, 침전제, 침출제, 시럽제, 주정제, 엘릭실제, 분무제, 주사제, 현탁제, 함수제(gargle), 도포제, 관장제 등이 있다.

3. 의약품의 용기

1) 밀폐용기(Well-closed container)

나무 및 기타 재질을 이용한 상자 등으로 약품 저장시 손실, 파손, 오염 등을 막기 위한 용기

2) 기밀용기(Tight container)

나사식 마개로 된 병이나 기밀용기로 제조된 유리병 등으로 액상 또는 고체상 약물에 대한 수분침입, 손실, 오염 등이 방지되도록 제조한 용기

3) 밀봉용기(Hermetic container)

주사제를 담은 앰플이나 바이알 등으로 취급이나 저장중 미생물 등의 침입으로 인한 오염이 불가능하도록 제조된 용기

4) 차광용기(Light-resistant container)

갈색 및 청색 유리병 등으로 광선에 의한 약물의 물리화학적 변질을 막도록 설계된 용기

4. 의약품 취급상의 일반적 주의사항

1) 독극약, 보통약, 마약 등을 구분 진열·보관하고, 소정의 보관조건(온도, 습도, 차광여부 등)을 준수한다. 유효기간 내에 약품을 다 소모할 수 있도록, 제조일자의 우선순위를 유의하여 사용한다.
2) 치과의 경우 산소, 아산화질소(소기) 등이 함입된 고압가스 용기를 다루게 되므로, 고압가스 취급법의 일반적 규정에 의거하여 주의 깊게 취급하여야 한다.

5. 조제와 처방전

1) 처방전의 정의

처방전(prescription)이란 의사가 환자에게 투여하는 약에 대해서 약명, 용량, 조제법, 투여법 등을 약사에게 전달하기 위한 문서이다.

조제는 특정 예외 규정을 제외하고는 약사만이 할 수 있다. 처방전에는 원외 처방전과 원내 처방전의 2가지가 있으며, 후자는 같은 병원 내에서만 통용하는 것이므로, 약속에 의한 약호가 사용되기도 한다.

2) 대체조제

의사가 상품명으로 처방한 경우에도 처방된 의약품이 약국 내에 없을 경우 약사는 필요에 따라 동일성분, 동일함량, 동일제형의 의약품으로 조제할 수 있다. 그러나 대체조제는 식품의약품 안전청장이 고시한 의약품간의 약효 동등성을 바탕으로 허용되므로 약효 동등성이 입증된 제품에 대해서만 가능하다. 약사가 대체조제 하고자 하는 경우에는 환자에게 그 사유 및 내용을 사전 고지하고 충분히 설명해야 하며 환자가 이의를 제기하며 동의를 받아야 한다. 그리고 대체조제시 약사는 그 처방전을 발행한 의사에게 통보할 의무가 있다.

3) 기재사항

환자의 주소, 성명, 생년월일, 성별 및 주민등록번호와 약명, 분량, 용법, 용량, 사용시간, 교부년월일과 의료기관의 명칭, 소재지 및 당해 의료인의 면허자격을 기재하고 서명 날인하여야 한다.

4) 처방의 기재 순서

(1) 주약

그 질환을 치료하기 위해, 주된 약효를 나타내는 약

(2) 보조약

주약의 효과를 조장하거나, 부작용을 경감할 목적으로 사용하는 약

(3) 교정약

처방약품의 맛, 냄새, 색 등을 교정하여, 내복하기 쉽게 하기 위한 약

(4) 부형약

약효를 표시하지 않은 분말이나 액으로써 칭량을 용이하게 하거나, 복용하기 쉽도록 하기 위한 것이다.

이상의 구성요소 중에 주약 이외는 필요할 때만 배합한다.

표 1-1(a) 투약처방에 자주 사용되는 약어

약 어	원어 또는 영어	뜻
ac	ante cibum, before meals	식전
ad lib	ad libitum, freely, as desired	자유로
agit	agita, shake, stir	흔들어서, 저어서
am	ante meridiem, before noon	오전
aq	aqua, water	물
aq dest	aqua distillation, distilled water	증류수
bid	bis in die, twice a day	하루에 두번
c	cum, with	같이, 함께
cap	capsule	교갑
comp	compound	혼합물
dil	dissolve, dilute	용해, 희석
elix	elixur	엘릭시르
h	hora, hour	시간
hs	hora somni, at bedtime	취침시간
IM	intramuscular	근육내
IV	intravenous	정맥내
M or m	mix	혼합해서
no	number	번호, 숫자
npo	nor par os, nothing by mouth	금식
non rep	do not repeat	반복하지 말것
OD	oculus dexter, right eye	우측 눈
OS	oculus sinister, left eye	좌측 눈
OU	oculus uterque, both eyes	양쪽 눈
pc	post uterque, after meals	식후
pm	post meridiem, afternoon	오후
po	par os, by mouth	경구로
prn	pro re nata, when needed	필요시마다
q	quaque, every	매(每), 마다
qh(qlh)	quaque hora, every hour	매 1시간 마다
qid	quatre in die, four times a day	하루에 네번
qn	quaque nocte, every night	매일 밤마다
qod	every other day	격일로
qs	quantum satis, sufficient quantity	충분한 양

표 1-1(b) 투약처방에 자주 사용되는 약어

약 어	원어 또는 영어	뜻
rept	may be repeated	반복해도 됨
Rx	recipe, take	처방
s	sine, without	~없이
sc	subcutaneous	피하
sos	si opus sit, if it is needed	위급시
ss or ss	semissis, one half	반(半)
stat	statim, at once	즉시
sup or supp	suppository	좌약
susp	suspension	현탁액
tid	ter in die, three times a day	하루에 세번
Tr or tinct T	tinetura, tincture	팅크제

제2부

치과 의료 영역에서 다빈도로 사용되는 약물군

Chapter

02 통증 조절에 사용되는 약물

Ⅰ. 신경계의 해부생리 개요

1) 두개강 내와 척주관 내에는 **중추신경계**에 속하는 뇌와 척수가 각각 들어 있는데, 뇌 및 척수에서 나와서 전신에 분포하는 신경을 말초신경이라고 하며 그 전체를 **말초신경계**(peripheral nerbous system)라고 한다.
2) 말초신경에는 흥분을 말초에서 중추로 전달하는 **구심성 섬유**와 반대로 중추에서 말초로 전달하는 **원심성 섬유**가 있다. 구심성 섬유는 감각수용기에서 받은 자극을 중추로 전달하는 작용을 하는 지각(감각)신경이며, 원심성 섬유는 자극에 대한 반응, 즉 중추의 명령을 근육 등의 말초 효과기관에 전달하는 작용을 하는 운동신경이다.
3) 말초신경계는 기능상 다시 체성신경계(somatic nervous system)와 자율신경계(autonomic nervous system)로 나누어진다. **체성신경계**는 신체 각 부위의 수의운동이나, 감각 수용 등의 운동성 기능에 관여하며 운동신경계라고도 한다. **자율신경계**는 호흡, 순환, 영양, 배설, 생식 등의 식물성 기능에 관여하므로 식물신경계라고도 한다.
4) 형태학적으로 말초신경계를 보면 뇌의 뇌간에서 나오는 뇌신경과 척수에서 나오는 척수신경으로 분류할 수 있다. 치아나 구강점막에 분포하는 신경은 주로 뇌신경에 속하는 삼차신경이며, 그 외에 설점막의 미세포에 분포하는 안면신경과 설인신경, 설근과 구협점막에 분포하는 설인신경, 미주신경 등의 뇌신경도 있다.

Ⅱ. 중추신경계 개요

1) **중추신경계**(central nervous system)는 뇌와 척수로 크게 나누어지는데, 대뇌, 간뇌(시상, 시상하부), 중뇌, 교, 소뇌, 연수의 순으로 구분된다.
2) **대뇌**(cerebrum)는 좌우 반구로 나뉘어 있는데, 표층은 피질이며, 심부는 수질로 되어 있다. 피질의 대부분은 신피질(neocortex)이라고 하여 지각과 감각을 의식으로서 받아들이는 동시에, 자유의지에 의한 운동의 발현, 이해, 판단, 의식의 통합, 기억 등 고등기능을 영위하고 있다.
3) 대뇌의 구피질(palaeocortex)과 고피질(paleocortex, 변연피질)은 하등동물에서는 피질의 대부분을 점하고 있으나, 고등동물일수록 신피질의 비율이 커지고, 구피질과 고피질은 변두리로 밀려나게 된다. 그래서 구피질과 고피질을 일괄해서 **대뇌변연계**(limbic system)라고 한다. 대뇌변연계와 **간뇌**(diencephalon)는 그 개체의 생존과 종족 보존을 위하여 필요한 기능(식욕, 성욕, 집단욕 등)을 담당하고 있다. 다시 말해, 정서와 본능의 중추이다. 따라서, 원만한 인격의 소유자란 대뇌 신피질과 변연계와 간뇌의 기능이 균형을 이루고 있는 사람을 의미하는 것이다.
4) **시상**(thalamus)은 말초로부터 오는 자극의 중계점으로서 **시상하부**(hypothalamus)에는 자율신경의 중추가 있고, 체온이나 수면, 각성 등의 조절이 행해지므로 약리학적으로 의의가 깊은 부분이다.
5) **소뇌**(cerebellum)는 운동신경을 지배하고 있으며, 척수는 신경의 통로인 동시에 반사의 중추이다. 중뇌와 교(pons)에는 **뇌간망상체**(brain stem reticular formation)라는 것이 있어서, 수면과 각성을 조절하고 있다. 뇌간망상체가 부활되면 각성하고, 억제되면 졸음이 온다.
6) **연수**(medulla oblongata)에는 생존에 없어서는 안 되는 여러 중추(호흡, 혈관운동 등)가 있고, 약물에 의하여 이들 중추가 마비되면 죽음을 이르게 된다.
7) **척수**는 척수판 중에 있는 원주상의 신경계로서 횡단면은 평평한 원형이며 내부에 H자 모양의 회백질과 그 주위에 백질이 존재한다. H자 모양의 앞부분을 **전근**(anterior roots), 뒷부분을 **후근**(posterior roots)이라고 부른다.
8) 척수에서는 척수신경이 뻗어 나가 있는데, 이 중에는 지각과 운동의 두 신경섬유가 있으며, 지각신경섬유는 후근으로 들어가고 운동신경섬유는 전근으로 나가 말초에 이른다.

9) 척수에서는 **반사**(reflex)현상이 일어난다. 반사는 대뇌피질이 관여하지 않은 상태에서 이루어지는 현상으로서, 지각신경으로부터 운동신경에 이르는 충격이 척수 또는 뇌간의 수준에서 일어나는 것이며, 의지의 작용에 의하지 않고 불수의적으로 일어나는 현상이다.

Ⅲ. 동통(통증)의 생리 및 병리

1. 정의

통증(pain, 동통(疼痛))이란, 조직 손상을 유발했거나 유발 가능한 불쾌한 감각이나 감정으로 정의된다. 인간이 거의 매일 경험하는 현상으로서, 필수적인 방어 기능으로, 급성 및 만성통증으로 대별되며, 항상 외상지각(nociception: 유해한 자극을 감지하여 중추신경계로 신호를 전달하는 과정)과 연관된 것은 아닌 주관적인 느낌으로, 제어할 수 없는 통증은 삶의 질을 낮추며, 약물(진통제: 통증을 효과적으로 제거하거나 경감시켜 주는 약물)로 조절되어야 함.

2. 분류

(1) 유해자극성 동통(Nociceptive pain)

유해자극성 구심성 수용체에 대한 물리적, 화학적, 기계적 자극으로 인해 발생되는 동통

① 체성 유해자극 감수(somatic nociception)

피부, 근육, 뼈 등에 관련되어 나타나는 통증으로 치과영역의 경우, 치주염이나 치아우식에 의한 통증을 말한다.

② 내장성 유해자극 감수(visceral nociception)

심부 내장성 동통으로 협심증에 의한 동통이 대표적인 예이다.

(2) 신경병증성 동통(Neuropathic pain)

말초 혹은 중추신경계내의 비정상적 체성감각 활성화의 결과로 발생하는 통증으로 갑작스럽게 쏘는 듯하거나, 타는 듯한 혹은 죄어드는 듯한 그리고, 전기충격과 비슷한 느낌의 동통을 호소한다. 악안면 영역의 경우, 삼차신경통, 포진 후 신경통 등이 대표적 예이다. 동통은 수일, 수개월 혹은 수년 동안의 경감기를 가지면서 수초에서 수분간 간헐적으로 발생한다.

(3) 만성 동통

조직 치유의 정상적인 기간보다 오래 지속되는 통증으로 이 기간은 실제적으로 1개월 이상일 수 있으나, 통상적으로 급성과 만성통증의 구분은 3개월로 한다.

(4) 급성 동통

유해자극과 직접 관련된 외상성 또는 긴장성 동통, 신체에 발생한 이상 상태를 정상 상태로 회복시키고자 하는 생체의 방어기전으로서 경고 역할을 한다.

(5) 일차성 동통(본태성 동통)

원인이 없으며, 격렬하고 간헐적인 동통으로 전조없이 동통이 시작되고, 치료를 하지 않았는데도 동통이 저절로 없어진다는 특징이 있다. 삼차신경통, 후두신경통, 늑간신경통, 좌골신경통 등이 대표적인 예이다.

(6) 이차성 동통

원인이 있는 통증으로 원인을 치료하면 통증이 소실된다.

(7) 노화에 의한 동통

(8) 신체부위별 동통

(9) 동통의 발생기전(Mechanism of pain)

동통은 열, 전류, 약물 등 물리적·화학적 자극이나 기계적 자극에 의해 일어나는데, 이러한 nociception(유해자극 감지)는 C섬유와 A-delta섬유에 의하고 이러한 섬유의 무수종말들을 nociceptor(유해자극 수용체)라고 한다. 이들 유해자극 수용체의 자극에 의한 자극전달섬유는 척수후각에 들어오게 되고 척수시상계를 통해 상행하여 중추에 도달된다.

Ⅳ. 진통제(Analgesics)

※ 통각의 전도로

1) 통각을 느낄 뿐 아니라, 그 자극을 중추에 전달하는 것이 감각신경이 하는 일이다. 피부에는 통각의 자극을 느끼기 위한 통점이 있고, 점막이나 장막에는 감각신경의 말단이 분포하고 있다. 기계적, 화학적, 온도적(열, 냉)자극이 이러한 부위에 가해지면 감각신경은 이것을 통각으로서 받아들이고, 즉시 중추에 그 충격을 전달하려고 한다.

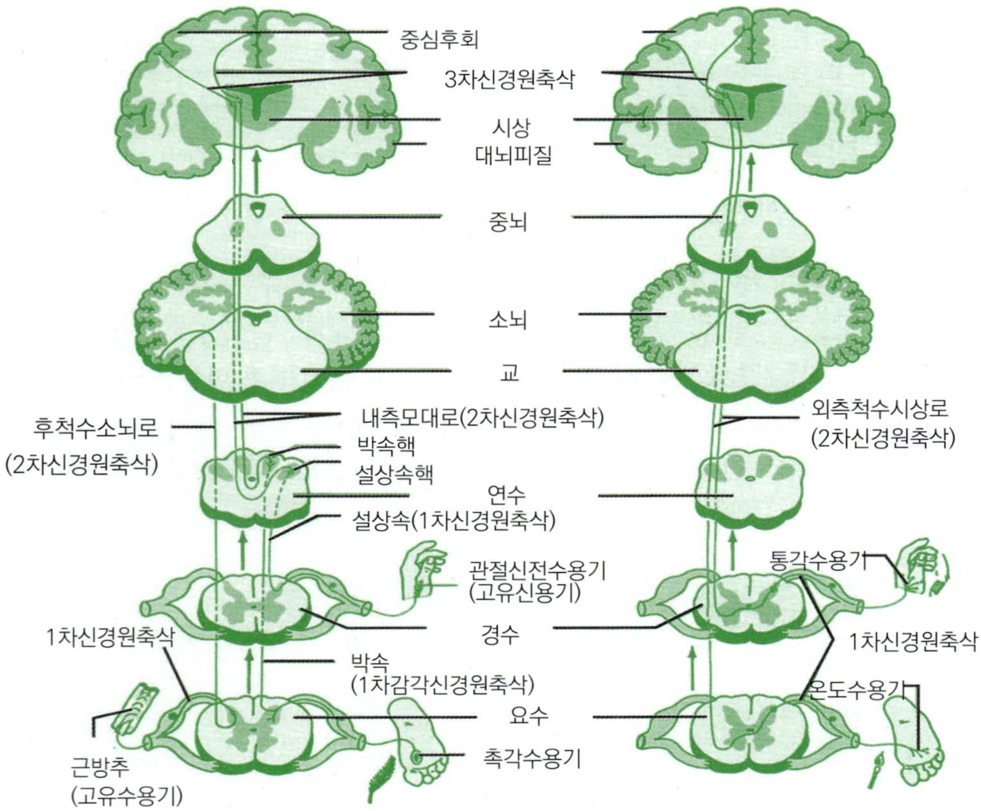

그림 2-1 감각전도로

2) 즉, 구심적인 충격파가 감각신경섬유를 타고 윗쪽으로 진행하여 먼저 시상에 도달한다. 이 단계에서 통각의 자극은 뇌의 중심부에까지 와 있으나, 아직 '아프다' 라는 의식은 없다. 충격파는 여기서 다른 신경세포에 전달되고, 돌기(신경섬유)를 타고 다시 끝(대뇌피질 지각영역)까지 간다. 여기서 비로소 '아프다' 는 느낌이 의식된다.
3) 통각을 없애기 위한(그것이 가능하다면) 가장 좋은 방법은 자극의 전도를 도중에서 차단하는 것인데, 이 목적으로 사용되는 것이 **국소마취제**이다. 또 최종적인 부분, 즉 대뇌피질 지각영역의 기능을 억제하여 통각자극을 받아들이지 않도록 하는 것이 **아편계(마약성) 진통제**이다.
4) **해열진통제**(소염진통제)는 시상(thalamus)에 작용하여 자극이 대뇌피질에 미치지 않도록 전달을 억제하는 것으로 생각되어 왔으나, 현재는 말초에서 통증유발물질에 대해서 길항하는 기전도 고려되고 있다. 해열진통제의 진통작용은 아편계 진통제만큼은 강력하지 않아서 극심한 동통이나 내장의 통각을 억제할 수는 없다.
5) 질환으로 인한 통증을 없애거나 경감시켜주는 것은 치료과정에 있어서 중요하다. 진통제란 중추신경계에 작용하지만 의식에는 영향을 주지 않고, 통각만을 없애거나 감소시키는 작용을 나타내는 약물인데, morphine으로 대표되는 **아편계 진통제**와 aspirin으로 대표되는 **해열진통제**(소염진통제)의 2부류로 대별된다.

1. 아편계 진통제(Opioid(narcotic) analgesics)

- 뇌에는 endorphin, enkephalin, dynorphin 등과 같은 여러 종류의 내인성 아편 유사물질(endogenous opiate-like compounds)이 존재한다.
- 뇌에는 약리학적 작용에 따라 mu, kappa, sigma, delta 등으로 명명된 아편 성분에 대한 특이한 수용체(opioid receptors)가 존재한다.
- 아편계 진통제의 작용기전 : 선택적 결합부위인 고유의 아편 수용체에 작용하여 유해자극에 대한 반응성 감소시키며 동통의 하행성 억제 조절기전 중 중뇌수도 주위의 회백질(peri aqueductal gray, PAG)에서 nucleus raphe magnus로의 억제성 신경전달 과정에서의 신경전달물질로 작용한다.
- 아편계 약물을 분류하면 진통작용과 탐닉현상을 유발하는 순수 작용약(pure agonist)과 진통작용도 없고 탐닉현상도 유발하지 않는 순수 길항약(pure antagonist), 그리고 작용약과 길항약의 두 가지 작용을 동시에 가진 약물(agonist-antagonist)로 대별된다.
- 아편계 진통제에는 천연물인 opium(아편) 및 opium alkaloid와 화학적으로 합성된 합성마약이 있고, 모두 마약법에 의하여 규제를 받고 있다.

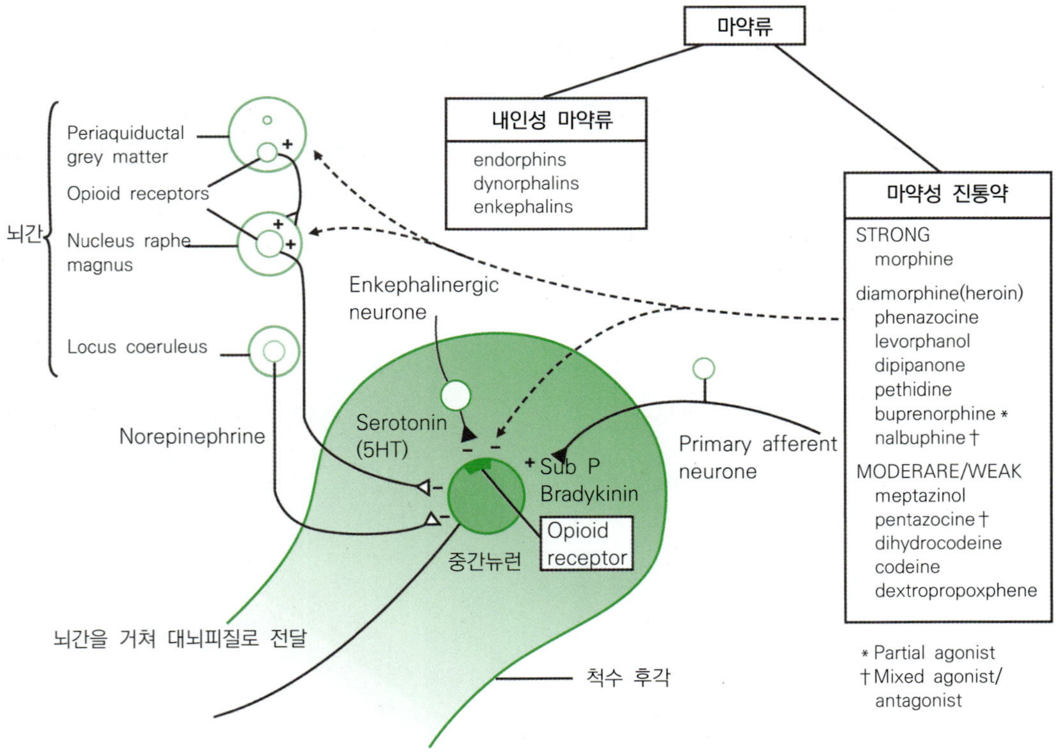

그림 2-2 아편계진통약과 그 작용기전

(1) 진통작용과 탐닉현상을 유발하는 순수 작용약(pure agonist)

① Opium alkaloid

Opium은 앵속(양귀비, Papaver somniperum)의 익지 않은 씨방에 칼자국을 내고, 거기서 나오는 유즙 모양의 액을 채취하여 건조시킨 것이다. Opium 가운데는 다량의 alkaloid가 함유되어 있는데, morphine이 그 중에서 가장 중요한 alkaloid이다.

가. Morphine

a. 약리작용 및 기전 :

- 아편계 수용체의 효능약(agonist)이다. 강력한 아편계 약물에 의한 도취감(euphoria)은 통증에 대한 불안과 긴장을 완화시켜 진통에 기여하며, 탐닉의 원인이 되기도 함.
- 경구, 직장, 정맥, 근육투여가 가능하며, 경구투여시 흡수는 불규칙하고 불완전. 70%가 간에 의한 first-pass effect를 받음.

b. 임상적 용도 :

- 중등도에서 심한 통증을 경감시키기 위하여 사용. 즉, 내장통, 수술 후 통증, 말기암에 의한 통증(drug of choice), 심근경색이나 급성 폐부종에 의한 통증, 수술 전후(peri-operative)의 통증 경감에 사용. 다른 아편계 약물을 비교시 표준품.
- 내성과 의존성을 적절히 조절한다면, 환자의 통증을 덜어주는 우수한 진통제. 약물 투여에 의한 쾌감과 행복감은 고통에 대한 불안과 긴장을 덜어주어 진통효과를 높임.

c. 부작용 및 독성 ;

- 급성 알코올 중독 환자, 급성 호흡억제 환자, 마비성 장폐색(paralytic ileus)의 위험이 있는 환자, 신경학적 검사를 시행하기 전의 두부손상 환자들에게는 투여 금기.
- 아편계 약물은 부작용으로 인하여 그 사용이 제한됨. 호흡 억제 부작용이 가장 심각하며, 아편계 약물의 과량 투여시 사망원인으로 작용. 변비와 오심(구토)은 가장 흔히 나타나는 부작용으로 laxatives나 antiemetics를 병용 투여함.

아편계 진통제의 공통적 부작용

중추에 대한 부작용

- 초기 흥분 증상 뒤에 진정, 권태감 발현, 과량 투여시 혼수증상 발현.
- CO_2에 대한 호흡중추의 감수성을 떨어뜨려, 얕고 느린 호흡이 나타나게 함.
- 내성 및 의존성 형성
- 기침의 억제(진해제로 응용되는 이유)
- chemorecetpor trigger zone(CTZ) 자극, 구토 유발
- 제3뇌신경의 부교감신경을 자극하여 동공축소(miosis)
  (meperidine은 항무스카린 작용을 보유하므로 축동이 유발되지 않음).
- 시상하부의 교감신경 유출을 감소시켜 저혈압 및 심박출량 감소

말초에 대한 부작용

- 변비 유발(장 내벽의 신경절(enteric nervous system)에서 아편계 수용체에 작용, Ach의 작용 증가 → 평활근 경련(장 연동 운동 감소) → 변비 유발)
- Oddi 괄약근 및 담도 평활근 수축, 요관의 평활근 수축, 방광 괄약근 긴장도 증가, 자궁의 긴장도 감소
  → 담낭 경련 유발, 췌장액의 정체(pancreatic stasis)로 혈중 amylase와 lipase 분비 증가, 분만 지연 유발.
- Histamine 분비 증가 → 기관지 경련, 조홍(flush), 동맥혈관 확장
- 교감신경 discharge 감소 → 직접적인 동맥 확장 → 심박출량 감소 및 저혈압

내성, 의존성, 금단 증상

- 투여 후 24~48시간 내에 나타나며, 동일한 효능발현을 위해 점차 많은 용량을 필요로 하게 됨. 축동과 변비를 제외하고는 현저한 내성이 발현됨.
- 정신적, 육체적 의존성 모두 발현되며, μ-수용체가 관여.
- 정신적 의존성은 도취감이 제공하는 positive reinforcement가 원인.
- withdrawal syndrome ;
  → 불안, 발열, 발한, 하품, rhinorrhea, lacrimation, 근육통, 설사, 입모(piloerection ; cold turkey), 동공확장(산동) 등 대단히 불쾌한 자율신경계 증상을 동반한 공격적인 행동이 복합적으로 발현.
  → 환자들은 우울증이 심하고, 좌불안석이며 약물에 대한 갈망이 큼. 약물투여 중단 후 2일쯤에 가장 심하며, 7~10일쯤에 소실.
  → 치료 ; μ-수용체 효능약의 투여로 완화. 길항약 투여로 악화.
    → Methadone은 작용지속 시간이 긴 경구용 아편계 약물로 아편중독의 치료목적으로 사용. 작용지속 시간이 긴 약물이므로 약물 중단시 금단증상도 길게 나타나나 그 정도는 훨씬 약함. 따라서 치료는, methadone으로 대치 후 천천히 감량하는 방법을 씀.
    → α_2-adrenergic agonist인 clonidine은 뇌 청반(Locus Ceruleus)세포의 흥분을 억제, 아편계 약물에 의한 금단증상의 일부 즉, 오심, 구토, 설사 등의 증상에 유효.

d. 투여량이 어느 정도를 넘으면 마취작용이 나타나고, 더욱 양이 많아지면 호흡마비를 일으켜서 사망한다. 일반적 용량은 10~15mg이지만 반복적으로 복용시 5g까지 증가된다.

e. 약물 상호작용 ;
다른 CNS 억제제와 병용시 additive depression. meperidine과 MAOI 병용 시 hyperpyrexic coma 유발. meperidine + SSRI = serotonin 증후군 유발.

나. Codeine
Codeine은 진통작용은 morphine보다 강하지 않으나 진해작용은 더 강하므로, 진해제로 많이 사용되고 있다. 탐닉성을 비롯한 기타의 작용도 morphine보다 약하다.

다. Diacetylmorphine(헤로인) : 탐닉작용과 진통작용이 가장 강력함
Opium tincture(아편팅크, 라우다눔)
Paregoric(4% 아편팅크)
Oxycodone(퍼코단)
Hydrocodone(하이코단)
Oxymorphone

② **합성진통제**

가. Meperidine(=Pethidine, 데메롤)
모르핀의 약리작용과 거의 유사한 종류의 작용을 발현하며, 진통작용의 강도는 모르핀에 비교하면 약간 약하며, 다른 작용도 모르핀보다 약하다. 심한 통증의 경감 및 수술 전·후 진통제로 사용된다.

나. Phenazocine(페나조신)
Methadone(메사돈, 돌로핀)
Levorphanol(레보드로모란)
Fentanyl(서블리메이즈, 펜타닐)

(2) 작용약과 길항약의 두 가지 작용을 동시에 가진 약물(Agonist-an-tagonist) (=부분작용약, 탐닉작용과 진통작용이 약한 합성진통제)

가. Pentazocine(탈윈)

마약 의존자에게 주사하면 금단현상(금단증상)을 나타내는 수가 있다. 탐닉작용이 약하므로 만성질환 시의 통증경감에 주로 사용되며, 각종 질환의 진통 외에 마취전 투약, 마취 보조제로 사용된다.

나. Propoxyphene(다본, 돌렌)

Dextromoramide

Ethoheptazine

Nalbuphine(누바인, 날부핀)

Nalorphine(날린)

Levallorphan

Buprenorphine(부프레넥스)

Butorphanol(스타돌)

(3) 진통작용도 없고, 탐닉작용도 유발하지 않는 순수 길항약(Pure antagonist, narcotic antagonists)

Naloxone(나르칸, 날록손, 프로비날, 록손, 안톡신),

Naltrexone(날트렉손, 레비아), Nalmefene

- 아편계 약물과 경쟁적 길항작용을 보이는 약물. μ-, δ-, κ-수용체에 대한 길항 효과는 비슷함. morphine 유사 약물 뿐 아니라 내인성 아편계 펩타이드의 작용도 억제.
- Naloxone은 단시간(반감기 : 2~4시간), naltrexone은 장시간(반감기 : 10시간) 작용형.
- I.V. 투여 시, 아편계 약물의 과량 투여에 의한 진통과 호흡억제를 빨리 되돌리(reversal)거나, 모체를 통해 opioid에 노출된 신생아의 호흡억제 회복 목적으로 사용.
  - ➔ Naltrexone은 알코올 중독 치료 시 알코올에 대한 갈망을 줄여주는 작용도 있음.
  - ➔ 그러나, 아편계 약물에 육체적 의존성이 생긴 경우 길항약을 투여하면 금단증상이 유발될 수 있으며, 통증에 대한 감수성 증가 및 심독성을 유발할 수 있음.

(4) 기타 약물

Tramadol (트리돌, 트라마돌)

- 약한 μ-수용체 효능약으로, CNS에서 NE, 5-HT의 reuptake를 억제함.
- 주로 active metabolite를 통해서, propoxyphene과 유사한 정도의 약한 진통효능 발현.
- naloxone에 의해 부분적으로 길항되는 것으로 보아 약효가 아편계 수용체를 전적으로 경유하는 것 같지는 않음.
- 부작용 ; 경련, 과민반응 유발. 의존성 및 금단 증후군 발현.
- 임상 응용 ; 주로 만성 neuropathic pain(신경병증성 통증)에 투여.

Tapentadol (누신타)

- 중등도의 μ-수용체 효능약으로, CNS에서 NE의 reuptake를 강하게 억제함.
- 임상 응용은 트라마돌과 유사. 부작용으로 두통, 오심, 구토, 의존성 발현.

Ziconotide (프리알트)

Dextromethorphan (러미라, 덱스트로메토르판)

- 상용량에서 의존성, 내성 형성 및 진통, 호흡억제 작용이 없이 코데인과 거의 유사한 진해작용이 있어 진해제로 사용.

치과 의료와의 연관성

1. 치과 의료에서는, 주로 경구용으로 codeine, hydrocodone, oxycodone, pentazocine 등과 비경구용으로 morphine, meperidine, fentanyl 등을 통증 조절 목적으로 사용한다.
2. 그러나, 치과 진료 과정에서 유발되는 통증은 대부분 염증을 수반하므로, 비스테로이드성 소염진통제를 1차 약물로 사용하고, 아편계 진통제는 부가적인 통증 조절이 필요한 경우에만 사용한다.
3. 치과 진료의 한 부분으로 아편계 진통제를 투여하는 경우, 전신 질환의 치료를 위해 이미 환자가 복용하고 있는 타 약물과의 상호작용 가능성을 고려해야 한다.
4. 임상적으로 특히 주의해야 할 약물상호작용은, 경구 투여 경로보다는 주사제 등으로 아편계 진통제를 투여 시 중추신경억제제 , 정신분열증 치료제, 삼환계 항우울제(TCA) , MAO 억제제 , 국소마취제 , 경구용 항혈액응고제와의 상호작용이다.

2. 비 스테로이드성 소염진통제(Nonsteroidal anti-inflammatory drugs, NSAIDs), 해열진통제

아스피린과 기타의 새로운 해열진통 및 소염 작용을 가진 약물을 NSAIDs라 지칭

- steroidal antiinflammatory drug인 당질 코르티코이드와의 구별을 위해서.
- NSAIDs는 류마티스성 질환과 관련된 염증의 증상 억제, 진통 및 해열 목적으로 사용.

1) 항염증 및 진통작용

(1) NSAIDs는 항염증(소염) 작용 외에 진통작용과 해열작용 발현.

- 시상하부에 작용, 대뇌피질 감각영역에의 통각 전달 방지와 동시에,
- 염증의 국소에 생긴 통증유발물질 등에 길항, 항염증 및 진통효과 발현

(2) 염증 및 동통의 원인 요소(세포의 손상 등)가 세포막의 phospholipid를 자극하면, PLA_2에 의해 arachidonic acid가 유리되고, 이것은 다시 cyclooxygenase(COX, prostaglandin H synthase)에 의해, prostaglandin을 생성함으로써 통증 및 염증을 유발.

- NSAIDs는 이 과정에서 COX의 작용을 억제, 소염 진통작용을 발현.
- 대부분의 NSAIDs는 COX-1, 2의 활성을 비슷한 강도로 억제.
- 현재 COX-2만 특이적으로 억제하는 rofecoxib, celecoxib 등의 약물이 개발되어 있으나 이 약물들은 COX-1 억제제에 비해 혈소판 응집억제 작용은 없음.
- indomethacin, piroxicam, sulindac은 COX-1을 더 강하게 억제.
- ibuprofen, meclofenamate 등은 COX-1,2를 비슷한 강도로 억제.

Cf

항염증 작용의 부가적인 기전

1) PG 이외의 다른 염증 매개인자들인 bradykinin, histamine, serotonin 등이 PG와 상승적으로 작용하는 것을 방해.
2) T 임파구 기능의 조절, 염증과정에서 대식세포에 의해 분비되는 IL-1의 생성 억제, lysosome의 안정화(free radical 생성 억제), chemotaxis의 억제.

Cf

ASA와 기타 NSAIDs와의 차이점

1) Aspirin(ASA) ; COX-1, COX-2의 serine 잔기에 acetylation을 일으킴으로써 비가역적으로 두 효소의 활성을 억제.
2) 기타의 NSAIDs는 COX-1, COX-2의 활성을 가역적으로 억제.
   → ASA는 PG 뿐 아니라 kinin류의 생성도 억제.
   그 결과로 손상된 혈관에 과립백혈구의 부착을 방지, lysosome 안정화, PMNs 및 대식세포의 염증 병소로의 이동 차단.
   → 대부분의 NSAIDs는 lipoxygenase의 작용, 즉 leukotrienes의 합성에는 영향이 없다.
   그러나, indomethacin이나 diclofenac의 경우에는 예외적으로 PG 및 LT의 합성을 억제하는 것으로 알려져 있음.

Cf

모든 NSAIDs가 염증을 억제할 수는 있으나 MTX나 금 제제처럼 관절 질환의 경과를 변화시키지는 못한다.

(3) 진통작용은 말초에서의 PG 생성 억제 및 중추의 대뇌피질 이하 수준에서의 통증자극의 억제에도 기인.
   → 기타, 통증유발물질 중 하나인 bradykinin과 prostaglandin이 공존하면, 국소에서의 통증 역치를 저하시키는데, NSAIDs는 bradykinin과 같은 말초신경을 자극하는 내인성 매개물질의 상승작용을 방지함으로써 진통작용에 관여하고 있는 것으로 추측됨.

2) 해열작용 및 그 기전

(1) 질환이나 기타 이유로 체온이 상승하는 것은, 생성된 prostaglandin 등이 체내의 체온조절기구(thermostat)를 높은 온도의 상태로 조절하기 때문인 것으로 추정.

(2) 해열작용은 과거에 endogenous pyrogen으로 알려진 IL-1 및 IL-6(이 두 물질은 염증과정에서 대식세포에 의해 분비됨)에 의해 유도되는 시상하부에서의 PG 생성 억제 및 이에 연관된 체온 조절 기준점의 재조정과 이에 따른 체열 손실 및 혈관 확장, 체온 강하로 이어지는 기전에 의해 일어남.
   → 요약하면, 비정상적으로 높게 조절된 thermostat를 정상으로 보정함으로써 그 효과를 나타낸다는 것.

3) 임상 용도

(1) 류마티스성 관절염, 청소년성 관절염, 골관절염, 건선과 관련된 관절염(psoriatic arthritis), 강직성 척추염, Reiter's 증후군, 월경 곤란증 등.

(2) 건염(tendonitis) 및 bursitis(활액낭염)에 기인하는 통증 및 염증.

(3) 류마티스성 질환의 진행을 되돌리지는 못하나 인대와 뼈의 파괴속도를 늦추어 주며 관절의 가동성을 높여줌.

- 항염증 효과를 얻기 위해서는 해열/진통 목적으로 투여할 때 보다 용량이 증가되므로 유해작용이 발생될 가능성이 높아짐.
- 수 주 간의 투여 후에야 항염증 효과가 확실히 발현됨.

(4) Aspirin, NSAIDs, acetaminophen 모두 두통, 출산 후 통증, 근골격계 통증을 포함하는 integumental structure와 관련된 경증 및 중등도의 통증을 경감시킴.

➔ 정상 체온에는 영향을 주지 못하며, 내장통보다는 근육 또는 혈관에서 기인한 통증, 관절염, 활액낭염 등으로 인한 통증에 더 유효.

(5) Aspirin의 경우 항혈전 작용을 이용, 협심증 및 심근경색 예방 목적, 관상동맥 우회술 후의 혈전형성 예방 목적으로 투약.

- 아스피린은 혈소판의 COX를 억제.
- ASA 80mg 투여시 출혈시간을 약간 연장.
- 이 용량으로 1주간 계속 투약시 출혈시간은 2배로 연장. 즉, 새 혈소판의 생성 기간이 약 8일 정도라는 점을 의미.
- 수술 1주일 전에는 ASA 복용을 중단해야 출혈과 관련된 문제를 막을 수 있다.

4) 해열진통제(소염진통제)의 종류

① Salicylic acid와 그 유도체

가. Acetyl salicylate(aspirin)

a. 진통(감기로 인한 동통, 치통, 생리통, 신경통, 요통, 근육통 등), 해열, 소염, 항류마티스 작용이 있다.

용량이 많아지면 요산배설 작용도 나타낸다. 프로트롬빈 합성 및 혈소판 응집 억제 및 위궤양 유발 작용도 있다. 진통해열, 관절염 증상 경감, 혈전형성 예방 등의 목적으로 투약된다.

b. 부작용으로서 식욕부진, 토기, 구토, 위출혈 등의 위장장애와 피부발진을 들 수 있다. 또 천식 경향이 있는 환자에게 투여하면 격렬한 천식 발작을 일으키는 수가 있다. 보통 1회 0.5g, 1일 1.0~2.0g을 경구투여하며, 구강외과 영역의 통증에는 1회 1.0~2.0g을 투여한다.

상품명(제약회사)

* Aspirin - 아스피린(바이엘, 신풍), 아스피린 장용정(보령), 로날(롱프랑로라), 이스쎄븐(초당) 등

나. 기타, sodium salicylate, salsalate 등이 있다.

② Aniline(para-aminophenol) 유도체

가. Acetaminophen

진통, 해열작용은 있으나, 항염증, 요산배설, 항류마티스 작용은 나타내지 않는다. 부작용으로는 메트헤모글로빈 혈증, 용혈성 빈혈, 과량 사용 시 간기능장애 등이 유발된다. 특히 니트로글리세린을 투여한 협심증 환자에게는 치명적이 될 수 있다.

상품명(제약회사)

* Acetaminophen - 타이레놀(얀센), 아세트아미노펜(동광), 트라몰(코오롱), 토로펜(유나이트), 타스펜(대우), 타페론(안국), 에나세트(동신) 등

나. 기타, acetanilide, phenacetin 등의 약물은 현재 사용되지 않는다.

③ 프로피온산(propionate) 유도체

가. 약물의 종류 : Ibuprofen, ketoprofen, fenopreofen(상품명:페노프론), fenbufen(상품명:신노팔), naproxen, flubiprofen, pranoprofen(상품명:라노펜) 등

나. 약리작용 및 임상응용 : 해열, 진통, 항염증 작용을 발현하며, 두통, 치통, 근육통, 관절염, 감기로 인한 발열 및 동통 등에 응용된다. 특히, 부작용이 대체로 경미하여 소염제로서 가장 기초적인 약물이다.

상품명(제약회사)

* Ibuprofen - 부르펜(삼일), 나르펜(초당), 오노페인(국제), 이브펜탈(유나이트), 이부프로펜(부광)등
* Naproxen sodium - 낙센에프(종근당), 디스펜(신풍), 폭센(명인), 아나프록스(종근당) 등
* Flubiprofen calcium - 후로벤(삼일), 로나벤(명문), 세부털(반도), 투루벤(구주) 등
* Ketoprofen - 플로페니드(롱프랑), 류마프로펜(신일), 케토푸로펜(일양, 진로)

④ 페닐초산 (phenyl acetate) 유도체

가. 약물의 종류 : Acemethacin(상품명:모스타놀), indomethacin(상품명:인테반), diclofenac, amfenac, aceclofenac, etodolac(상품명:로딘), ketorolac, sulindac, tolmetin 등

나. 약리작용 및 임상응용 : 해열, 진통, 항염증 작용을 발현하며, 두통, 치통, 근육통, 관절염, 기타 발열 및 동통 등에 응용된다. 부작용으로 위장관 출혈, 궤양 등을 들 수 있다.

상품명(제약회사)

* Diclofenac - 카타후람(노비티스), 볼타렌(한독), 디클로페낙 나트륨정(하나)
* Amfenac sodium - 페나족스(영진)
* Aceclofenac - 에어탈(대웅), 세니탈정(하나)
* Fenbufen - 신노팔(사이나미드)

⑤ Fenamate 유도체

가. 약물의 종류 : Mefenamic acid, tolfenamic acid, flufenamic acid, meclofenamic acid 등

나. 약리작용 및 임상응용 : 해열, 진통, 항염증 작용을 발현하며, 두통, 치통, 근육통, 관절염, 기타 발열 및 동통 등에 응용된다. 부작용으로 소화불량, 상복부불쾌감, 출혈성궤양, 설사, 변비 등을 들 수 있다.

상품명(제약회사)

* Mefenamic acid - 폰탈(유한), 폰스텔(신풍), 폰타민(초당), 멜펜(유나티드), 페날(경남), 메가판(대웅) 등

표 2-1 해열소염진통 약물의 제제 및 용량

분 류	경구용량(1회용량, mg × 1일투여회수)
Salicylate 유도체	
Aspirin	300 ~ 1000 × 3 ~ 6
Sodium salicylate	300 ~ 1000 × 3 ~ 6
Diflunisal	250 ~ 500 × 2
Benorylate(BENORAL)	2000 ~ 4000 × 2
Pyrazolon 유도체	
Phenylbutazone(BUTAZOLIDINE)	100 × 3 ~ 4
Oxyphenbutazone(TANDEARIL)	100 × 3 ~ 4
Apazone(RHEUMOX)	400 × 3
Para-aminophen 유도체	
Acetaminophen(TYLENOL)	325 ~ 650 × 3 ~ 6
Indomethacin 및 *Sulindac*	
Indomethacin(INDOCIN)	50 × 2 ~ 3
Sulindac(CLINORIL)	100 ~ 200 × 2
Fenamate 유도체	
Mefenamic acid(PONSTEL)	250 ~ 500 × 3
Flufenamic acid(ARLEF)	125 × 3 ~ 4
Meclofenamate sodium(MECLOMEN)	100 × 3
Tolmetin(TOLECTIN)	25 ~ 50 × 3
Propionic acid 유도체	
Ibuprofen(BRUFEN)	400 × 3 ~ 4
Naproxen(NAPROSYN)	250 × 2 ~ 3
Ketoprofen(ALRHEUMAT)	25 ~ 50 × 3 ~ 4
Fenoprofen(NALFON)	300 ~ 600 × 3 ~ 4
Flurbiprofen(FROBEN)	50 ~ 100 × 3
Fenbufen(CINOPAL)	300 × 2 ~ 3
Benoxaprofen(ORAFLEX)	400 ~ 800 × 1
Phenylacetic acid 유도체	
Diclofenac(VOLTAREN)	25 ~ 50 × 3
Alclfenac(MERVAN)	250 ~ 500 × 3 ~ 4

⑥ 페닐부타존 (phenylbutazone) 유도체

가. 약물의 종류 : Phenylbutazone, oxyphenbutazone, sulfinpyrazone

나. 약리작용 및 임상응용 : 약리작용은 유사하나 독성이 있어 잘 사용하지 않는다.

⑦ Pyrazolone유도체 (소위 피린계 약물)

가. 약물의 종류 : Aminopyrine, antipyrine, isopropylantipyrine, sulpyrine 등

상품명(제약회사)

* Sulpyrine - 노발긴(한독), 모리니딘(동광) 등

나. 약리작용 및 임상응용 : 피라졸론 유도체는 해열진통제 중에서 우수한 것으로 평가되어 해열, 진통, 항류마티스 약물로 사용되었으나, 부작용으로 위장장애, 발진(이른바 피린진), 알레르기성 피부염 및 과립백혈구 감소증(무과립구증, agranulocytosis) 등의 혈액장애를 일으키기 때문에 잘 사용되지 않는다.

⑧ 기타

치과영역에서 piroxicam(상품명:펠덴, 로시덴), clonixin(상품명:크록신, 바로론), nimesulide(상품명:니메솔, 메수리드), rofecoxib(상품명:바이옥스), talniflumate (상품명:소말겐), emorfazone(상품명:에마존) 등의 약물이 사용되고 있다.

그 외의 NSAIDs

- reversible inhibitors of cyclooxygenase
- inhibition of lipoxygenase synthesis
- Selectivity for COX I & COX II

  COX I 에 more active : ASA, indomethacin, piroxicam, sulindac

  COX II : Nabumetone, Nimesulide, Etodolac, Meloxicam

  Both : Ibuprofen & Meclofenamate
- Gastric irritation, nephrotoxicity

⑨ 악안면 통증에 사용되는 여타 약물

Sodium hyaluronate는 관절 활액의 성분으로서 골관절염의 경우 hyaluronic acid가 감소되어 있으므로 이 제제를 턱관절 등에 주사하면 관절 활액의 점도를 증가시키고 내인성 hyaluronic acid의 생성을 자극하여 관련된 통증을 조절할 수 있게 된다. 또한, A형 Botulinum toxin은 사경(기운 목, torticollis), 근육긴장 이상, 눈꺼풀 연축, 기타 근육긴장 장애의 조절을 위해 사용된다. 이 약물은 운동신경

종말에서 acetylcholine의 유리를 비가역적으로 막아서 근육의 수축을 억제하는데, 3 내지 6개월 이내에 기능이 회복된다. 안면 주름 및 긴장성 편두통 등에서 개선 및 조절 효과를 나타낸다.

치과 의료와의 연관성

1. 구강 영역의 진료에서는, 통증 및 염증을 조절하기 위해 진통제나 항염증제를 전신 투여하는 것보다는 국소에 직접 약물을 투여하는 것이 다양한 부작용을 피하면서도 치료 효과를 극대화하는 방법이라 할 수 있다. 즉, 비스테로이드성 소염진통제를 턱관절염 등 국소 염증 부위에 투여하는 경우 심각한 전신 부작용 없이 국소 prostaglandin 합성을 억제하여 통증 및 염증을 조절할 수 있다.
2. 그러나, 구강 내 국소 약물 투여는 불편감이 따르며 약물이 침에 녹아 구강 전체에 퍼져 삼키게 되거나 쉽게 씻겨 내려갈 수 있는 단점도 있다. 이러한 단점은 특수한 투여 제형을 개발할 필요를 제시하고 있으며, 현재 몇몇 제형이 그런 목적으로 사용되고 있다.

V. 국소마취에 사용되는 약물(Local anesthetics)

1. 체성신경계 중 감각신경(지각신경)의 해부생리

1) 인체는 외계의 환경이나 신체 내부의 변화를 자극으로 받아들여 환경 변화에 적응하며, 신체 내부의 상태를 정상으로 유지하게 되어 있다. 자극은 우선 감각수용기에서 받고 수용기가 흥분하면, 이 흥분은 구심성 신경에 의하여 중추로 전달되고, 최종적으로는 대뇌피질에서 감각으로 의식된다.
2) 감각에는 촉각, 압각, 온도감각, 통각 등의 피부감각과 근, 건, 관절, 그 외의 심부의 통각을 전달하는 심부감각 등으로 이루어지는 **체성감각**과, 내장의 감각이나 동통을 전달하는 **내장감각** 외에 시각, 청각, 미각, 후각, 평형감각 등의 **특수감각**이 있다.
3) 여기에서 문제가 되는 것은 통각이지만, 통각의 수용기는 촉각의 Merkel 소체, Meissner 소체나 압각의 Pacini 소체와 같은 특정한 수용기의 구조를 가지지 않고, 신경섬유가 수초로 싸이지 않은 나축삭(자유신경종말, free nerve ending)이 되어 몇 개의 가지로 갈라져서 분포되어 있다.
4) 통각신경의 말단에서 받은 자극은 중추로 전해지는데, 이 동통을 전달하는 기본이 되는 것은 신경세포와 긴 축삭돌기로 된 **neuron**이다. 신경섬유에는 신경초세포의 막이 축삭(돌기)을 소용돌이 모양으로 두른 수초라는 껍질로 싸여 있는 **유수신경섬유**와 수초가 없는 **무수신경섬유**가 있다. 유수신경섬유는 빠르고 예민한 통각을 전달하고 무수신경섬유는 느리고 둔한 동통을 전달한다.
5) 국소마취제는 말초신경계 중 체성신경계에 작용하는 약물로, 이러한 약물이어떻게 마취작용을 나타내는가를 알기 위해서는 우선, 신경섬유가 어떻게 동통을 전달하는가를 알아야 한다.
6) 신경섬유의 축삭은 신경이 흥분되지 않은 안정시의 상태에서는 섬유의 막을 사이에 두고 내측에는 K^+가 많고, 외측에는 Na^+가 많다. 이와 같이 막 내외에 ion의 농도차가 있다는 것은 신경섬유의 막이 끊임없이 막 내외의 K^+, Na^+의 농도를 일정하게 유지하도록 작용하기 때문이며, 막의 energy를 사용하여 Na^+나 K^+를 운반하고 있다는 점, 또한 Na^+나 K^+가 통과하는 통로가 있으며 그것이 Na^+나 K^+의 출입을 조절하고 있다는 점 등을 시사한다.

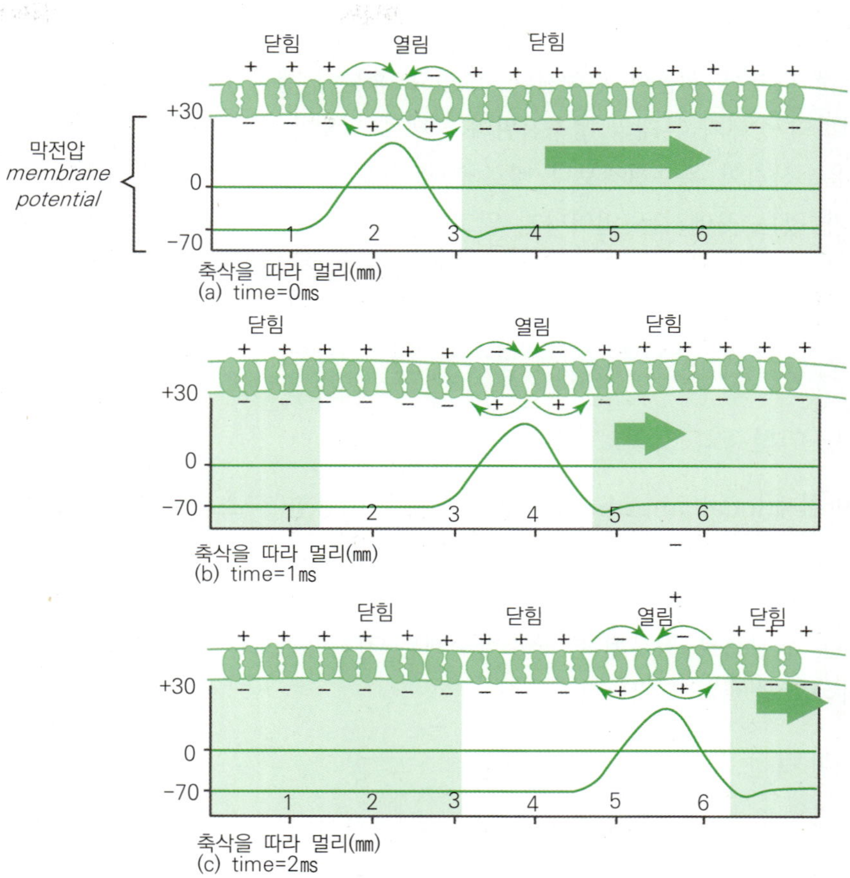

그림 2-3 흥분의 전도

7) 이와 같은 ion의 농도차 때문에, 특히 Na^+가 막의 외측에 많으므로 막 내외에 전위차가 생기고, 내측은 (-)로, 외측은 (+)로 대전된 상태, 즉 분극된 상태로 되어 있다**(정지전위)**.

8) 그러나 신경섬유가 자극을 받으면, 그 부위의 Na^+의 통로(sodium channel)가 열려서 Na^+는 내부로 유입되고, K^+는 반대로 외측으로 나온다. 그 때문에 내외의 ion의 농도차가 없어지며 전위차도 없어지게 된다. 이 상태를 **탈분극**이라고 한다.

9) 그리고 막 양측의 전하는 역전되어 외측이(-), 내측이(+)가 된다. 이와 같은 탈분극 → 과분극이 신경이 흥분하고 있는 상태로서, 이 상태가 신경의 말단으로부터

중추로 마치 연못에 돌을 던졌을 때, 파문이 퍼져 나가는 것과 같이 차례차례로 퍼져 나가서 흥분이 전해진다. 그리고 흥분이 통과한 곳은 Na^+, K^+의 상태 및 전하의 상태가 본래의 정지전위의 상태로 되돌아온다(**재분극**).

10) 유수신경이 무수신경보다 빠르게 흥분을 전하는 것은 Na^+, K^+의 출입이 수초가 있는 곳에서는 일어나지 않고, 수초가 없는 Ranvier의 마디에서만 일어나므로, 흥분이 마디에서 마디로 뛰어넘어 전달되는 도약전도현상 때문이다.

2. 국소마취에 사용되는 약물

(1) 국소마취제의 정의

국소마취제(local anesthetics)란 마취제를 적용한 국소부위의 감각신경의 흥분전달 작용을 억제하여(즉 전도를 차단하여), 그 신경 지배영역의 통각을 소실시키는 약물을 말한다. 이 때 그 작용은 가역적이며, 약물이 그 국소로부터 소실되면 신경조직의 기능은 원상으로 회복된다. 국소마취제는 전신마취제와는 다르게 국소에만 작용하므로 의식은 소실되지 않는다.

(2) 작용기전

국소마취제는 주로 다음과 같은 경로를 통하여 Na^+ 통로(Na^+-channel)를 차단(block)함으로써 신경을 차단함.

① 소수성 경로 (hydrophobic route)

비하전형 약물은 이 경로를 통하여 지질세포막으로 침투되어, Na^+ 통로의 세포막 내에 있는 작용부위와 결합, 차단함.

② 친수성 경로 (hydrophilic route)

- 비하전형 약물이 지질세포막을 통과한 후, 세포 내에서 형성되는 하전형 약물이 친수성 경로를 통하여 작용 부위와 결합함으로써 차단.
- 단, 이 경로는 Na^+ 통로가 열려있어야 작용 부위에 결합 가능(use dependent).
- Na^+통로의 use dependency는 특히 국소마취제의 antiarrhythmic action에 중요.
- 결국, 탈분극이 미흡하여 역치 전위에 도달하지 못하면, 신경은 차단됨.

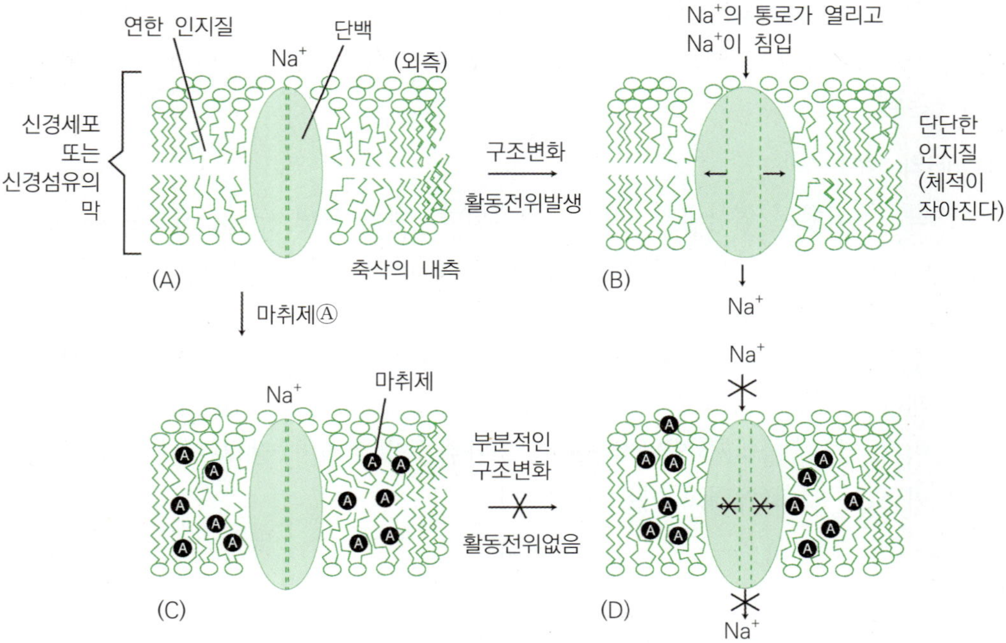

그림 2-4 마취제의 작용기전

(3) 국소마취제의 전신작용

국소마취제는 주로 국소부위에 작용을 나타낸다. 그러나 주사 부위로부터 흡수되어 전신작용을 나타낼 수도 있으며 특히, 심장혈관계나 중추신경계에 작용을 나타낸다.

(4) 국소마취 효과에 영향을 주는 인자

① 신경의 종류

가. 신경섬유는 가느다란 무수신경섬유와 수초가 있는 보다 굵은 유수신경섬유가 있는데, 이들의 신경섬유가 몇 개씩 모여서 속(다발)이 되고 속은 막으로 둘러싸여 굵은 신경간을 형성한다.

나. 국소마취제를 적용했을 경우, 신경은 신경종말의 수용기가 가장 마취되기 쉽고, 다음이 무수신경섬유, 유수신경섬유, 신경간의 순이다. 신경간의 경우, 주위를 둘러싸고 있는 막을 통하여 신경섬유 다발의 가운데로 침투해야 하기 때문에 마취에 시간이 걸린다.

감각 전체로 보면, 국소마취에 의하여 우선 통각이 소실되고, 이어서 냉각, 온각, 촉각의 순으로 소실된다. 운동신경은 지각신경보다 마취가 잘 되지 않는다.

② pH의 영향

가. 국소마취제는 염산염의 형태로 주사된다. 예를 들면, procaine은 procaine HCl로서 주사되지만 신경섬유의 막에 침투하는 경우, 염산이 제거된 유리염기의 상태, 즉 procaine 그 자체의 상태로 침투한다.

나. 주사 부위 조직의 pH가 산성으로 기울어져 있으면 국소마취제의 화학적 상태가 유리염기로 되기 어렵다. 염증이 생긴 조직에서는 pH가 산성으로 기울어져 있고, 따라서 일반적으로 국소마취제의 효과가 잘 나타나지 않는 경향이 있는 것이 이러한 이유 때문이다.

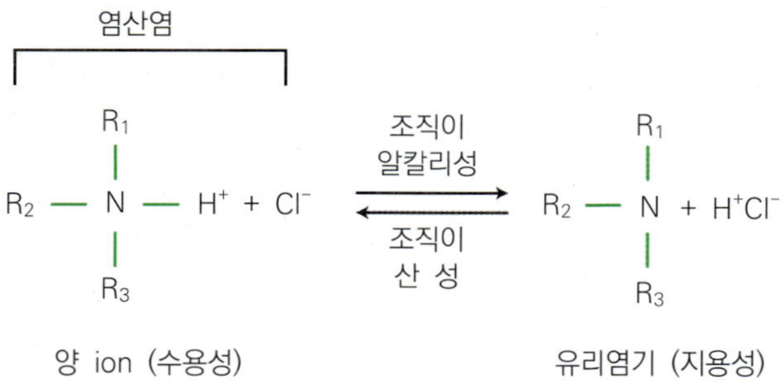

그림 2-5 조직의 변화에 의한 국소마취제의 상태

③ 적용 부위의 혈관의 상태

가. 주사 부위 조직의 혈관분포가 너무 많거나 혈관이 확장되어 있으면, 국소마취제는 전신순환계로 쉽게 흡수되어 마취의 지속 시간이 짧아진다.

나. 국소마취제에 혈관수축제로서 epinephrine을 혼합하면, 주사 부위의 혈관이 수축하여 국소마취제의 전신으로의 흡수가 늦어져서 마취의 지속시간이 현저하게 길어진다. 또 국소마취제가 단시간에 대량으로 흡수되지 않으므로 급성 중독을 방지할 수 있고, 혈관이 수축하면 수술 시의 지혈에도 도움이 된다.

이와 같은 이유로 치과용 국소마취제에는 epinephrine이 배합되어 있다. 그러나 환자에 따라서는 epinephrine 자체의 부작용이 문제가 되는 수가 있다. 이 때문에 epinephrine의 대용약이나 혈관수축제를 함유하지 않은 국소마취제가 사용되어야 할 때가 있다.

(5) 국소마취의 방법

적용부위에 따라서 다음과 같이 나누어진다.

① 침윤마취(infiltration anesthesia)

침윤마취란 신경의 종말부 부근(피하, 점막하, 골막 등의 조직에 주사)에 주사하여 마취를 하는 경우를 말한다.

② 전달마취(conduction anesthesia)

전달마취는 주로 신경간(혹은 신경총, 신경절)을 마취하는 경우를 말한다. 기전은 자극과 흥분의 전도를 차단함으로서 지배영역의 지각을 마비시키는 방법이다.

③ 척수마취(spinal anesthesia)

가. 척수는 외측부터 경막, 거미막(지주막), 연막의 3중의 막으로 싸여서 척추강 내에 들어 있는데, 연막과 거미막 사이의 거미막하강(지주막하강)에는 뇌척수액이 채워져 있다.

나. 여기에 국소마취제를 주입하여 척수에 들어가는 척수신경의 근부에 작용시켜, 그 지배영역을 마비시키는 경우를 척수마취라고 한다. 요추 부위에서 흔히 국소마취제를 주입하게 되는데, 이것을 요추마취라고 한다.

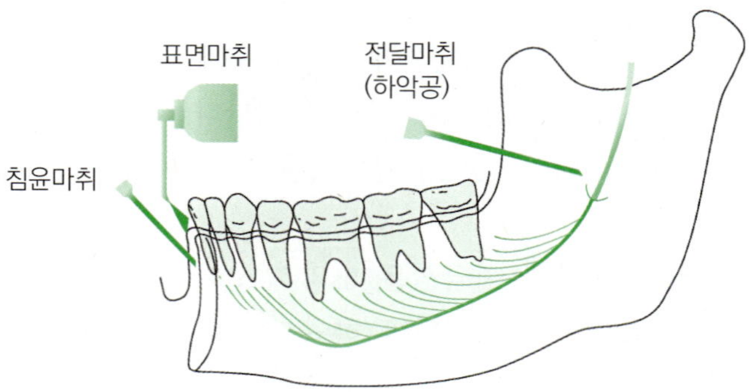

그림 2-6 치과에서의 주요 국소마취부위

④ 표면마취(topical anesthesia, surface anesthesia)

점막, 창상면 등의 표면에 적용하는 경우를 표면마취라 한다. 액, 연고, spray 등의 형태로 사용한다. 치과영역에서는 치석제거 등의 간단한 처치에는 표면마취가 많이 쓰이며 발치, 치아의 절삭, 치수 제거, 전신마취를 필요로 하지 않는 구강외과 수술 등에는 침윤마취나 전달마취를 이용하게 된다.

(6) 국소마취제의 분류

몇 가지 분류법이 있으나, 화학구조에 따라 다음 2가지로 분류할 수 있다.

① Ester형 국소마취제

국소마취제 분자의 구조 중에 에스테르 결합구조를 가지는 것으로서 procaine이 대표적 약물이다. Cocaine, procaine, tetracaine, ethyl aminobenzoate(아미노안식향산에칠) 등이 있다.

② Amide형 국소마취제

국소마취제 분자의 주요 구조 중에 아미드 결합구조를 가진 것이다. Lidocaine, prilocaine, mepivacaine, tolycaine, dibucaine 등이 있다.

(7) 국소마취제의 부작용

① 치과에서도 국소마취제 사용시에 간혹 사고가 일어날 수 있다. 그 대부분은 가벼운 shock 증상, 혹은 일종의 기립성 저혈압 증상이다.

② 환자를 눕히고 머리를 심장보다 낮게 하거나 산소를 흡입시키거나 하면 대개는 회복된다. 심한 중독증상이 나타나는 경우는 국소마취제가 다량으로 흡수된 때인데, 드물게 소량 사용 시에도 anaphylactic shock이 생길 수도 있다.

③ 국소마취제 자체의 중독으로는 중추신경계의 자극(경련 등)과 억제(졸음, 호흡억제, 혈압강하 등), 심장순환계 장애(동계, 맥박이상, 혈압강하 등), methemoglobinemia(cyanosis) 등이 일어난다. 그 외에 약물 allergy, 혈관확장 등의 부작용이 있다(cocaine은 혈관을 수축시키지만 대부분의 국소마취제는 확장시킨다).

④ 국소마취제는 국소에 대한 자극성은 거의 없으나, 국소마취제에 금속 ion이 혼입되거나 약물 삼투압이 변화되거나 하여 주사 부위에 궤양이나 부종이 일어나는 수가 있다.

(7) 주요 국소마취제 각론

① Cocaine HCl

Cocaine은 남미에서 나는 식물인 *Erythroxylon coca*의 잎에 포함되어 있는 알칼로이드로서, 최초로 발견된 국소마취제이다. Cocaine을 주사하면 강력한 국소마취 효과를 얻을 수 있고 표면에 적용하면 표면마취작용을 나타낸다. 그러나 cocaine은 의존성이 있는 약물로서, 법률상 마약으로 지정되어 있고 독성도 강하기 때문에 현재는 거의 사용되지 않는다.

② Procaine HCl

가. Cocaine의 결점을 보완하여 보다 이상적인 국소마취제를 발견하기 위하여 수 많은 국소마취제가 합성되어 왔다. 오늘날 사용되고 있는 국소마취제는 거의 모두 합성품이다. 그 중에서도 가장 많이 사용된 것이 procaine이다.

나. Procaine은 ester형 국소마취제의 대표적 약물이다. 효력은 cocaine보다도 조금 약하나 cocaine과 같은 마약이 아니고 독성도 낮다. 다만, procaine은 혈관을 수축시키지 않고 도리어 확장하도록 작용한다. 이 결점은 epinephrine과 같은 혈관수축제를 배합함으로써 보완된다. 보통 2% procaine HCl에 1/50,000 epinephrine을 혼합한 것이 치과용으로 사용된다.

다. 또 표면마취 효과는 거의 없으므로 표면마취제로서는 적합하지 않다. 약물과민증(procaine allergy)이 부작용으로 나타나는 수가 있다. Procaine은 혈액 중의 cholinesterase에 의하여 분해되어 p-aminobenzoic acid와 diethylaminoethanol로 된다.

③ Lidocaine HCl

가. Lidocaine(xylocaine)은 아미드형 국소마취제의 대표적인 약물로서, 오늘날 가장 많이 쓰이고 있는 약물 중의 하나이다.

나. 효력은 procaine의 약 2배이며, 작용 개시시간도 빠르나 독성도 procaine보다 강하다. 또 혈관을 확장한다. 그러나, epinephrine을 배합함으로써 임상적으로 lidocaine의 독성은 거의 문제가 되지 않고, 지속시간도 충분히 길어진다.

다. 일반적으로 2%의 lidocaine HCl에 1/80,000 epinephrine을 배합한 것이 치과용으로 사용되고 있다. 조직 침투성이 우수하므로 표면마취제로서도 사용된 다. 에스테르형 국소마취제처럼 esterase에 의하여 분해되지 않는다.

④ 기타 국소마취제

가. Lidocaine과 유사한 amide형에 속하는 것에 prilocaine, mepivacaine 등이 있다. 3% Prilocaine HCl(citanest)은 epinephrine의 양을 적게 한 제제 또는 epinephrine과 전혀 다른 형의 혈관 수축제인 felypressin (octapressin)을 배합한 것이 있고, epinephrine의 사용량을 적게 해야 하는 환자에게 사용된다.

나. Mepivacaine HCl(carbocaine)은 lidocaine HCl과 거의 같은 효력을 가지나, 표면마취력은 그만큼 강하지 않다. Epinephrine을 배합한 2% mepivacaine과 epinephrine을 함유하지 않은 3%의 것이 시판되고 있다. Epinephrine을 첨가하지 않은 제품은 epinephrine 금기 환자에게 사용된다.

다. Ethyl aminobenzoate는 물에 용해되지 않아서 주사할 수 없으므로, 오로지 표면마취제로만 쓰인다. Tetracaine이나 dibucaine 등은 마취효력이 강하나 독성도 강하여 치과영역에서는 일부에서 표면마취제로 사용되고 있다.

치과 영역에서 현재 사용되고 있는 주요 국소마취제로는 이상 서술한 바와 같으나 그 외에도 다수의 합성 국소마취제가 있다.

상품명(제약회사)

* Lidocaine – 염산 리도카인주(휴온스), 유한 2% 염산리도카인+에피네프린주(유한양행), 대한 1% 리도카인주(대한약품) 등

치과 의료와의 연관성

1. 국소마취제 용액에 혈관수축제를 첨가 시 마취 지속시간이 길어지고 혈중으로 흡수되는 국소마취제의 농도가 감소되어 전신적인 유해작용 가능성이 낮아진다. 그러나, 반복적으로 침윤마취를 시행하면 지나친 혈관 수축으로 상처 지유의 지연이나 조직 괴사가 발생할 수 있으며, 발치와골염(dry socket)의 유발 확률이 증가할 수 있다.
2. 심혈관계 질환자의 경우, 혈관수축제의 사용을 최소화하여야 한다. 혈관수축제가 전신적으로 흡수되어 유해 작용을 발현할 가능성이 있기 때문이다. 특히, 국소마취제 주사액이 혈관 내로 주입되는 것을 피하기 위해 최대한 주의를 기울이고 1:50,000 epinephrine 투여를 피해야 한다. 일반적으로, 치과 내원 환자에게 1:100,000 epinephrin이 포함된 lidocaine 2 cartridge를 구강 내 주사한 후의 epinephrine 혈중 농도는 일상 생활 중의 혈중 epinephrine 농도와 유사하기 때문에 그 정도의 투여 용량은 심혈관계 질환자에게도 안전할 것으로 간주된다.
3. 치아 수복 과정에서 인상채득 시 잇몸을 수축시키기 위해 epinephrine을 적신 실(치은압배사)을 사용하는 경우, 치아 수복 과정 중 치은이 손상되었을 가능성이 있으므로 epinephrine이 전신으로 다량 흡수될 수 있다. 따라서, 심혈관 질환자에게는 알루미늄염 또는 아연염이나 수렴제가 포함된 압배사를 사용하는 것이 좋다.
4. 소아의 경우, 혈관수축제를 첨가하지 않으면 과량의 국소마취제가 전신적으로 투여되는 결과를 맞을 수 있다. 국소마취제는 그 안전역이 좁기 때문에 혈관수축제를 첨가한 국소마취제를 투여하는 것이 바람직하다.

Ⅵ. 전신마취에 사용되는 약물(General anesthetics)

1. 전신마취제의 정의 및 마취의 경과

1) 정의

전신마취란, 외과 수술 시에 환자의 통증을 덜어주며 자극에 대한 반응을 줄여 수술을 용이하게 하기 위한 과정으로, 가역적인 의식소실과 감각소실 상태(진통작용 포함)를 유발한다. 현대의 마취는 균형마취(balanced anaesthesia)로서, 균형마취란 마취제와 여타 약물들을 균형있게 병용하여 진통, 수면, 근육 이완, 반사 소실 등의 상태를 동시에 유지하는 마취 조작을 의미한다. 단독 사용으로 이러한 효과를 모두 나타낼 수 있는 약물은 없으므로 외과수술을 위한 효율적인 전신마취를 위해, 마취 전 투약, 마취 유도, 마취 유지의 각 단계 별로 적절한 약물들을 병용 투여하여 원하는 효과를 얻고 있다.

2) 마취의 경과

마취제의 효과는 화학적으로 aliphatic anesthetics(지방족 마취제)인 경우 대뇌, 중뇌, 간뇌, 소뇌, 척수의 순서로 나타나며, 연수가 마비되는 것은 마지막이다.

① 제1기 (stage of analgesia, 진통기)

통각은 없어지지만, 의식은 완전히 없어지지 않는다. 어지러움과 졸음을 느낀다.

② 제2기 (stage of delirium, 발양기)

의식이 없어지고 자제심이 소실된다. 동공확대, 맥박 및 호흡 불규칙, 대뇌의 운동억제중추가 마비되어서 반사기능은 오히려 증진되므로 외관상으로는 흥분상태인 것처럼 보여, 발양기(發陽期)라 한다.

③ 제3기 (stage of surgical anesthesia, 외과적 마취기(수술기))

다시 4단계로 세분될 수 있으며, 의식은 완전히 없어지고, 사지나 복벽의 근육(골격근)은 이완되고, 수술에 방해가 되는 여러 가지 반사도 마취가 깊어짐에 따라서 조금씩 소실된다. 수술에 적합한 시기이나 그대로 마취제의 흡수가 계속되면, 위험한 증상을 나타내게 된다.

④ 제4기 (stage of medullary paralysis, 연수 마비기)

호흡마비와 혈압강하가 나타난다. 마취제의 흡입을 중지하고 인공호흡을 하지 않으면 사망한다.

3) 흡입마취제(Inhalation anaesthetics)

(1) Halothane이나 그 밖의 흡입마취제는 특수한 장치에 의해 흡입되어 폐포를 거쳐 혈액 중으로 들어가고, 혈류를 매개로 전신을 돌아 중추신경계에 이른다.
마취제는 환자의 전신상태를 계속 관찰하면서 목적하는 단계에서 마취의 깊이를 유지하는 동시에, 위험한 징후가 있으면 곧 흡입을 중지시켜야 한다. 배설은 신속하여 흡입할 때와 반대방향의 경로를 밟는다.

(2) 흡입마취제는 기체이거나 휘발성 액체로, 정맥마취제로 마취 유도 후 마취의 유지에 주로 적용하며, 흡입마취제의 정확한 작용기전은 아직 명확하지 않으나, 작용기전에 관한 3대 가설로는, Lipid theory, Hydrate theory, Protein theory 등의 있다. 그러나 흡입마취제는 화학 구조상 공통점이 거의 없는 일군의 화합물로서 특정 수용체를 통하여 마취작용을 나타낸다기 보다는, 약물 분자의 물리·화학적 작용에 기인하는 것으로 추정된다.

(3) 전신마취제의 효력은 MAC(minimal alveolar concentration, 최소 폐포내 농도)로 표시되며, 이 값의 정의는 1기압 하에 마취제에 노출된 사람 또는 동물의 50%에서 외과적 자극(절개)에 대해 반응을 보이지 않을 때의 폐포내 농도(%)이다. 따라서 마취제의 효력은 MAC 값에 반비례하는 것이다.

(4) 흡입마취제에 의한 마취의 깊이는 동맥혈 내의 마취제 분압과 직접적 상관 관계를 나타내는데, 이는 동맥혈 내의 마취제 분압이 중추신경계에서의 마취제 농도를 결정하기 때문.

(5) 혈액 내 마취제의 농도를 결정하는 요인들 ;
흡입기체 중 마취제의 농도(alveolar concentration), 혈액 내 마취제의 용해도(blood : gas partition coefficient), 심박출량(폐 혈류량), 폐포 환기.

(1) 아산화질소(소기, N_2O)

① 무취이며 불연성, 자극성이 없는 기체이다. 마취작용은 강력하지 않으나 안전도가 높기 때문에 외과 소수술, 구강외과 수술 등을 할 때에 사용된다. 무통을 목적으로 할 때에는 50~80%의 농도로 한다. 아산화질소는 산소와 혼합하여

흡입시키지 않으면 안되지만, 혼합비는 치료 목적이나 환자의 상태에 따라서 치과의사가 결정한다.

② 아산화질소의 농도를 20~30%로 하면 환자의 불안이나 공포심이 소실되고 진정상태에 들어가므로, 이것과 국소마취와 병용함으로서 신경질적인 환자의 정신적 부담을 가볍게 할 수가 있다. 이것을 **진정요법**이라고 한다. 또 아산화질소의 전신마취작용을 보다 확실하게 하기 위해서 정맥마취제와의 병용도 행해지고 있다.

③ 기타, 기체형 흡입마취제로는 cyclopropane, ethylene 등이 있다.

(2) Halothane

장점으로는 불연성, ether 보다 마취작용이 강력, 기도점막을 자극하지 않는다는 점 등을 들 수 있으며, 단점으로는 epinephrine을 병용하면 부정맥을 일으키며, 비록 드물지만(7,000명~35,000명 중에 1명 정도의 비율로) 치명적인 간장애를 유발할 수 있다는 점이다. 이로 인해 현재는 사용 빈도가 아주 낮아졌다. 기타 부작용으로 호흡억제, 이상 고열, 깊은 마취상태에서는 혈압이 저하하는 현상 등이 있다.

(3) Enflurane

마취작용이 강력하며 할로탄과 methoxyflurane보다 부작용이 적고 근이완 효과도 우수하여, 현재 가장 많이 사용되는 마취제이다. 전신마취나 제왕절개시의 보조마취에 사용된다. 기타, 이와 화학구조가 유사한 약물로는 isoflurane, methoxyflurane 등이 있다.

(4) Ether(Diethylether)

Ether는 치료계수가 크고 근이완도 비교적 잘 유발되나, 외과적 마취기에 들어가기까지 시간이 걸리고(발양기, 효력발현 유도기, 회복기가 길다), 각성 후에 구토증세가 나타나며, 기도점막을 자극하여 기도점액의 심한 분비를 유발한다는 점 등이 단점이다. 고전적인 약물로 임상에서 잘 사용되지 않는다.

(5) 기타

Chloroform, ethylchloride 등은 간독성 때문에 임상에서 잘 사용되지 않는다.

2) 정맥주사 마취제(Intravenous anesthetics)

(1) 흡입마취제와 같은 특수한 장치가 필요하지 않고 정맥 주사만으로 환자는 급속히 수면상태로 들어가므로, 충분한 주의만 한다면 단시간에 수술에 이용할 수 있다. 그러나 흡입마취에 비해 마취의 심도 조절이 어려우므로, 아산화질소 마취에 병용하는 등 보조적 용도로 많이 사용된다.

(2) 정맥 마취제로는 주로 초단시간형 barbiturate 유도체인 thiopental sodium, thiamylal, methohexital 등이 흔히 사용된다.

(3) Ketamine은 비 barbituriate계 마취제인데, 투여후 마취뿐 아니라 주위 환경과 전혀 다른 기분을 느끼게 하므로 해리성 마취제라고도 불리우며, droperidol, magnesium sulfate, fentanyl citrate 등도 정주 마취제로 사용된다.

(4) 기타, Propofol(디프리반), Etomidate(아미데이트), Dexmedetomidine(프리세덱스) 등의 약물이 있다.

Ⅶ. 신경-근 접합부에 작용하는 약물 (운동신경에 작용하는 약물, 근이완제)

근이완제(muscle ralaxants)는 체성신경계에 작용하는 약물만 있는 것이 아니라 중추신경에 작용하는 약물도 있다. 그러나 운동신경과 근육의 접합부인 신경-근 접합부에서 자율신경의 부교감신경 섬유와 마찬가지로, 아세틸콜린에 의하여 신경신호가 전달되므로 신경-근 접합부를 차단하는 약물은 해당 근육의 이완을 유발할 수 있는 것이다. 마취에서 신경근 차단제(근이완제)의 사용 이유는, 개복수술 등 일부 수술에서는 골격근의 완전한 이완이 필수적이기 때문이다. 전신마취제 중 일부는 신경근 억제작용을 갖고 있으나, 보통 신경근 접합부를 특수하게 차단하는 약물(suxamethonium, rocuronium, vercuronium, atracurium)을 병용한다.

1) 신경-근 접합부 차단제(Neuromuscular blocking agents)

(1) 아세틸콜린과 경쟁적으로 작용하는 약물

① Tubocurarine : 원래 Strychnos 속 식물에서 추출된 성분으로 큐라레는 남미의 원주민에 의하여 화살독으로 사용되었던 식물이다. 근세포 표면의 신경과 접하는 곳(운동 종판, motor end-plate)에 있는 acetylcholine 수용체에 결합하여 acetylcholine의 흥분전달을 차단하는 약물(경쟁적 길항약)이다. 전신마취시의 골격근 이완 목적으로 응용된다.

② 이 계열의 약믈로, gallamine, atracurium, doxacurium, pancuronium, rocuronium, vecuronium 등의 약물이 있다.

(2) 계속적으로 탈분극을 일으켜 근육을 이완 · 마비시키는 약물

Succinylcholine, decamethonium 등이 있다.

2) 중추성 근이완제(Centrally-acting muscle relaxants)

(1) 약리작용 및 임상응용

이 약물군은 척수에 존재하는 interneuron에 작용하여 polysynaptic pathway를 억제함으로써 근육을 이완시키는 약물이다. 이들 약물은 고위 중추에도 작용하므로 항불안약으로도 사용된다.

(2) 약물의 종류

Chlorphenesine, methocarbamol, baclofen, pridinol, carisoprodol, dantrolene, orphenadrine, cyclobenzaprine, tizanidine 등의 약물이 있다.

Ⅷ. 통증(동통) 조절에서 약물 투여의 임상적 측면

1. 진통제 투여의 원칙

1) 동통을 호소하는 환자에게 진통제를 투여할 경우, 진통제는 정규적으로 투여되어야 하며, 동통 경감이 확실해 지면 투여계획을 '필요시 투여'로 변경한다.
2) 소아 환자의 경우에도 진통제는 적절하고도 충분한 용량으로 투여되어야 한다.
3) 동통에 대한 적절한 평가, 예방조치, 적극적 치료가 초기에 동통을 조절할 수 있는 최선의 방법이다.

2. 동통의 평가와 측정

1) 동통은 주관적 현상이므로 환자 자신의 동통 호소는 동통의 존재 및 강도에 대한 신뢰할 만한 증거이다.
2) 동통 강도의 측정은 환자가 느끼는 동통 강도를 스스로 표시하도록 하는 방법을 사용한다.

- Adjective pain intensity scale
- Numerical pain intensity scale
- Visual analogue scale

3. 동통과 진통제에 대한 잘못된 이해

1) 동통을 가지고 있는 환자는 항상 관찰 가능한 증상을 나타낸다.
   ☞ 반드시 그런 것은 아니다.
2) 병리학적 소견, 임상검사 결과, 수술의 유형 등에 의해서만 동통의 존재 및 강도를 확인한다.
   ☞ 의학적 검사 결과, 동통의 원인이 확인되지 않아도 환자는 동통을 느낄 수 있다.
3) 환자는 가능하면 동통을 오랫동안 참고 있어야 하며, 정 견디기 어려울 경우, 진통제를 사용해야 한다.
   ☞ 동통은 즉시 조절되지 않으면 더 심해질 수 있다.

4. 진통제 투여 계획

1) 진통제의 선택 기준

(1) 동통의 원인 및 강도

(2) 과거 및 최근에 동통 발생시 가장 효과적으로 동통을 조절해 주었던 진통제의 확인

이 기준은 절대적인 것은 아니나 중요한 참고사항이며, 환자의 복약지시 순응도(compliance)를 높이는 요인이 된다.

2) 국소마취제

진통제 뿐 아니라 국소마취제는 구강외과 영역의 수술시 동통을 조절하는 중요한 수단이 된다.

3) 아편계 진통제

중등도에서 격심한 동통 및 비 아편계 진통제만으로는 반응하지 않는 동통에 투여한다. 부작용이 나타나지 않는 범위까지 용량을 증가시킬 수 있다.

4) 비 아편계 진통제

경미한 동통에서부터 중등도 동통을 조절하기 위해 투여될 수 있다. 처치 혹은 수술 전에 투여시 수술 후 동통을 예방하는데 가장 유효하다.

cf

NSAIDs의 공통적인 부작용

- 발진, 두드러기, 소양증, Stevens-Johnson syndrome 등의 hypersensitivity
- 위궤양, 위출혈, 위천공, 위부 불쾌감, 오심, 구토, 식욕부진 등의 소화기 장애
- 용혈성 빈혈, 혈소판 감소성 자반증, 과립구 감소증, 골수형성 장애 등 혈액 및 조혈기 장애
- 졸음, 어지러움, 두통 등 중추신경계 장애
- 천식 유발 등의 호흡기 장애, 시야혼탁, 시각의 가역적 상실 등 감각기 장애
- 기타, 황달, 핍뇨(감뇨증), 부종, shock, 고혈압 악화, 이뇨제 효과 감소 등의 장애

cf

NSAIDs의 투약 시 환자에 대한 복약지도

- 음식 혹은 제산제와 동시에 복용해야 하는 약물이 있다(indomethacin, piroxicam 등).
- 위장 장애가 적은 약물은 식전 30분 혹은 식후 2시간에 복용하는 것이 흡수의 속도가 빠르고, 흡수율도 높다.
- 복약시 알코올함유 음료 및 타 NSAIDs와의 중복투약은 금해야 한다.
- Mefenamic acid 복용 후 설사 발생시 함부로 지사제를 복용하지 않아야 하며, 괴사성 대장염일 수도 있으므로 반드시 내과의사와 상의토록 한다.
- 치과의사는 진료전 현재 NSAIDs의 복용여부 및 복용약물의 종류를 확인해야 한다.

cf

NSAIDs의 주요 약물상호작용

- 위산분비 억제제인 cimetidine은 NSAIDs인 piroxicam의 작용을 증가시킨다.
- NSAIDs는 고혈압 치료제인 베타 차단제 및 이뇨제의 항고혈압 효과를 감소시킨다.
- NSAIDs는 항암 및 면역억제제인 methotrexate, 우울증 치료제인 lithium, 항경련제인 phenytoin의 배설을 저하시키고 혈중농도를 높인다.
- NSAIDs인 ibuprofen, indomethacin은 강심배당체인 digoxin의 혈중농도를 상승시켜 심각한 부작용을 유발할 수 있으므로, 울혈성 심부전 환자에게 NSAIDs 투여시 digoxin의 투여량을 조정해야 한다.

Chapter

03 염증 조절에 사용되는 약물

Ⅰ. 염증(Inflammation)

1. 염증의 정의

1) **염증**은 세균감염, 발치나 타박 등의 기계적인 자극, 부식제에 의한 손상 등의 화학적 자극, 혹은 열자극 등 여러 가지 장애자극에 대한 국소혈관이나 결합조직의 **방어반응**이다. 염증에는 외인성 자극에 의한 것 외에, allergy성 염증이나 통풍과 같은 내인성 염증도 있다.
2) 치과 영역의 염증은 세균감염에 의해 일어나는 염증이 대부분이며, 이 밖에 기계적인 외압에 의한 치아나 구강점막의 손상, 발치 등에 의한 염증, 자극성이 강한 치과용 약물이 구강점막에 접촉되어 일어나는 염증 등, 외인성 자극에 대한 방어반응으로서의 염증이 거의 대부분이다. 이러한 염증은 **정상 반응성 염증**이라고 정의할 수 있다.
3) 그러나, allergy성 구내염과 같이 항원자극에 의해 체내에 항체가 생성되고, 이 때문에 항원항체 반응이 변형된 형으로 나타나는 것도 있다. 이 allergy성 염증은 **이상 반응성 염증**이라고 정의할 수 있다.

2. 염증의 경과

염증은 그 형에 따라서 강약이 있으나, 원인과는 별로 관계가 없으며, 기본적으로 다음 3기로 구별된다.

제1기 : 장애가 일어난 국소혈관에 변화가 일어나서 그 부위의 세정맥이나 모세혈관의 투과성이 항진되고, 부종이 일어난다. 또 말초혈관이 확장된다.

제2기 : 다형핵 백혈구가 염증조직 중에 유주하고, 혈구가 혈관벽에 점착하여 혈전이 생기며, fibrin이 세정맥이나 모세혈관의 세공을 폐쇄하여 국소적인 순환장애가 발생한다.

제3기 : 단핵구가 침윤되고, 다시 조직구, 거대세포 등으로 치환되어 이물질의 탐식작용과 국소를 청소한다. 그리고 모세혈관의 신생과 섬유모세포의 왕성한 증식이 일어나며 육아조직 형성이 활발해져서 치료된다. 이 3기의 결과가 나쁠 때는 육아종 등으로 이행한다.

3. 염증의 화학적 매개물질(Chemical mediators)

자극의 종류에 관계없이 염증의 형태가 거의 같은 것은, 조직 중에 염증을 매개하는 물질이 존재하고 있어서 염증 발현에 중요한 역할을 하고 있기 때문인 것으로 알려져 있다. 이와 같은 염증의 화학적 매개물질이 염증조직에서 발견되고 되고 있으며, 그 중에서 특히 중요시되고 있는 것으로는 **histamine**, **bradykinin**, **lysosome** 내의 물질, **prostaglandin** 등을 들 수 있다.

1) Histamine

Histamine은 조직 중의 비만세포의 과립 속에 저장되어 있다가 여러 가지 자극이나 항원·항체반응에 의해 유리되어 혈관을 확장하고, 투과성을 항진시켜 염증반응을 일으킨다. 염증 초기에 염증을 일으키는 역할을 하는 것으로 인식되어 왔고, 또 약진 등의 allergy성 염증이나 anaphylactic shock 등의 몇 가지 allergy성 질환에도 중요한 역할을 하는 것으로 알려져 있다.

2) Bradykinin

Bradykinin은 혈장단백의 α_2-globulin에서 생성되는 chemical mediator로서 염증 초기에 histamine보다 약간 늦게 활성화되나, 미량으로도 통증 발현을 매개한다. 염증반응을 일으키는 동시에 염증시의 통증과 관계가 있는 것으로 알려져 있다.

cf

Eicosanoids(에이코사노이드)의 정의

- 세포막의 인지질에서 유래하는 arachidonic acid로부터 생성되고, 인체의 거의 모든 조직에 강력한 효과를 일으키는, 탄소수 20개의 autacoid(oxygenated unsaturated 20-carbon fatty acids).
- Prostaglandins, thromboxanes, leukotrienes, hydroperoxyeicosatetraenoic acids(HPETEs), hydroxyeicosatetraenoic acids(HETEs) 등의 물질이 있음.

3) Prostaglandin

Prostaglandin은 세포막에 존재하는 인지질에서 생성되는 물질로서 bradykinin의 염증 유발성이나 통증을 증강하는 작용이 있다. 현재 chemical mediator, 혹은 염증조절인자로서 가장 주목되는 물질 중 하나이다.

4) Lysosome

Lysosome은 세포 내의 소기관이다. 그 속에 각종 가수분해효소나 염증 유발성 단백이 들어있고 염증 시에는 lysosome막의 침투성이 항진되므로, 이들 lysosome 내의 물질이 방출되어 염증유발인자로 작용한다.

4. 감염증과 염증

1) 세균 등 병원성 미생물의 감염에 의해서 염증이 일어나는데, 세균의 염증유발작용은 세균이 방출하는 **외독소**와 균체가 붕괴될 때 방출되는 **내독소**, 그리고 세균의 신진대사에 의하여 생성되는 물질 등에 의한 화학적 작용으로 일어난다.
2) 이와 같이 생체는 미생물의 침입에 대하여 염증반응을 일으켜 혈전형성, 백혈구에 의한 탐식 등으로 국소적인 방어를 형성함으로서 감염이 전신으로 확대되는 것을 방지하고 있다. 따라서 이러한 생체의 방어반응으로서 일어나고 있는 정상적 염증에 함부로 항염증제를 투여하여 억제하는 것은 바람직하지 못하다.
3) 그러나, **비감염성 염증**이나 **감염성 염증**에서 염증반응이 과도하거나 필요 이상으로 장기화되어 도리어 생체에 해가 되는 경우도 적지 않다. 이와 같이 지나친 생체의 염증반응을 억제할 목적으로 항염증제가 투여된다. 감염성 염증인 경우에 항염증제를 단독으로 투여하면, 세균이 병소에 존재하는데도 불구하고 증상만이 감소되거나 소실되어, 치료된 것처럼 보이는 수가 있으므로 위험하다. 따라서 항생물질 등 항균성 약물과 병용할 필요가 있다.

5. 항원항체반응과 염증

1) 외부로부터 세균 등의 병원체가 침입해 오면 생체는 그 병원체를 죽이거나 혹은 그 작용을 저지하기 위하여 병원체 또는 독소에 대한 항체를 생산한다. 항원항체반응이 변형된 반응능력을 나타내어 병적인 과정을 취하는 경우가 있는데 이것을 **allergy**라고 한다.
2) 세균의 단백, 기타 이종단백 및 여러 가지 약물이 항원이 되어서 allergy가 나타난다. 약물인 경우, 약물 그 자체가 항원이 되는 경우는 드물고, 약물이 체내의 단백과 결합하여 완전항원으로 되기 때문에 항원항체 반응을 나타낸다.
3) Allergy 반응은 먼저 항원이 체내에 침입하면 그 항원에 대항 항체가 생성되고, 그 후에 동일한 항원이 다시 침입하면, 항원항체반응을 일으켜서 allergy성 질환이 나타난다.
4) 그 가운데는 항원이 B 림프구와 결합하여, 항체인 immunoglobulin이 생성되어서 일어나는 **즉시형 과민반응**인 담마진과 같은 allergy성 염증반응이나 anaphylactic shock등이 있다.
   또 항원이 감작 T림프구에 작용하여 lymphokine이 생성되어 접촉성 피부염 등의 **지연형 allergy**를 일으키는 경우 등이 있다.

6. 알레르기의 기전

1) I 형(즉시형 과민반응)

항체는 주로 IgE(reagin)로 비만세포와 친화성이 있으며 항원과 결합하면 히스타민 등이 분비되고 이로 인하여 평활근의 수축, 모세혈관의 투과성 항진을 일으켜 격한 증상(anaphylaxis)을 나타낸다. 기관지 천식이나 담마진 등을 일으킨다.

2) Ⅱ형(세포독소형)

세포의 항원에 항체가 결합하고 여기에 보체가 가세하여 세포상해성을 지니게 된다. 항체는 주로 IgG이나 IgM이며 혈소판 감소증이나 자가면역성 용혈성 빈혈등을 일으킨다.

표 3-1 과민증의 분류

형	즉 시 형			지 연 형
	Ⅰ형	Ⅱ형	Ⅲ형	Ⅳ형
반 응	Anaphylaxis 반응	세포상해반응	면역복합체	세포성면역반응
반응의 주역	IgE	IgG IgM	IgG IgM	감작 T임파구
보체의 필요성	무	유	유	무
질환의 예	· Anaphylactic shock · 담마진(두드러기) · 기관지 천식 · 화분증 · 식품 allergy	· 부적합한 수혈 및 임신 부작용 · 용혈성 빈혈 · 혈소판 감소증	· 혈청병 · 전신성 홍반성 낭창 · 사구체신염 · 과민성폐렴	· 감염 allergy · 접촉피부과민증

3) Ⅲ형(면역복합성)

항원항체 결합물, 즉 면역복합체의 조직상해이다. 항체는 주로 IgG이며, Arthus 현상이나 소위 immune complex disease 등을 일으킨다.

4) Ⅳ형(지연형 과민반응)

세포면역형으로 T림프구가 중요한 작용을 한다. T림프구, 즉 killer T세포가 항원과 결합하여 표적세포에 상해를 일으킨다. 접촉성 피부염이 대표적 예이다.

Ⅱ. 항염증제의 분류

1. Steroid계 항염증제(부신피질 호르몬)

1) 당질 코르티코이드

(1) 천연 코르티코이드(Natural glucocorticoids)

Hydrocortisone, cortisone 등

(2) 합성 코르티코이드(Synthetic glucocorticoids)

Prednisolone, triamcinolone, dexamethasone, betamethasone 등

2) 염류 코르티코이드(Mineralcorticoids)

Aldosterone, desoxycorticosterone, fludrocortisone 등

2. 비 steroid계 항염증제

1) 좁은 의미의 비 steroid계 항염증제(진통 소염제)

(1) 산성 항염증제

Aspirin, ibuprofen, mefenamic acid, flubiprofen 등

(2) 염기성 항염증제

Benzydamine(상품명:벤나인정, 탄툼 가글), thiaramide, mepirizole, tinoridine 등

2) 소염 효소제

Bromelain, lysozyme chloride, semi-alkaline protease, pronase, streptokinase 등

3) 기타

항 histamine제, 항 plasmin제 등

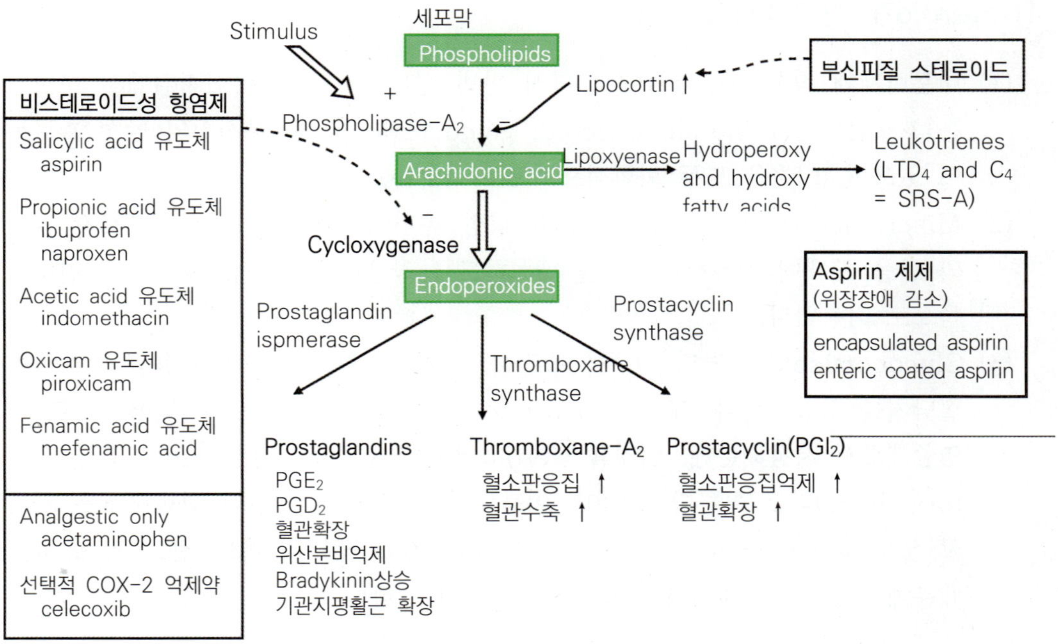

그림 3-1 비스테로이드성 항염제와 그 작용기전

III. 주요 항염증제

1. Steroid계 항염증제

1) Steroid계 항염증제의 종류

(1) 내분비계에 작용하는 약물에서 다시 한번 설명하겠지만, 부신피질에서 분비되는 호르몬에는 mineralocorticoid, glucocorticoid 및 부신성의 남성 호르몬이 있으며, 이들은 모두 화학적으로 **steroid hormone**이다.

(2) **Mineralocorticoid**는 Na^+와 K^+의 평형 유지에 관여하는 호르몬으로서 Na^+와 물을 체내에 저류하고, K^+를 배설하도록 작용하여 염증을 오히려 촉진하는 쪽으로 작용한다.

(3) **Glucocorticoid**는 당의 신생을 촉진하고, 말초조직에서 당의 이용을 억제하여 혈당치를 상승시킨다. 또 glucocorticoid는 염증을 억제하도록 작용하므로 항염증제로서 사용되는데, 이것을 steroid계 항염증제(steroidal antiinflammatory drugs)라고 부른다. 그러나 이들 호르몬은 매우 유사한 화학구조를 가지고 있어 glucocorticoid도 mineralocorticoid 작용을 어느 정도 갖고 있기 때문에 이것이 큰 부작용 중의 하나가 되기도 한다.

2) Steroid계 항염증제의 항염증작용과 작용기전

(1) Steroid계 항염증제는 염증의 제1기부터 제3기까지 전반에 걸쳐 강력하게 억제한다. 즉, 모세혈관의 투과성 항진, 혈관확장 억제, 백혈구 유주, 섬유모세포(fibroblast)의 증식이나 collagen, mucopolysaccharide의 합성 등을 억제한다.

(2) 이러한 항염증작용 외에 임상 응용 상 중요한 항 allergy작용, 항 류마티스 작용, 항 shock작용이나 항체생성을 억제하는 작용 등이 있다. 어떤 작용기전에 의하여 항염증작용을 나타내는가에 대해서는 아직 완전하게는 밝혀져 있지 않다.

(3) 부신피질 호르몬이 염증에 관여하는 세포 내로 들어가 세포질의 수용체와 결합하고, 핵 내로 운반되어 DNA에 작용하여, mRNA를 합성함으로써 특이적인 단백이 합성되고(lipocortin), 그 결과 prostaglandin 합성이 저해되는 것으로 알려져 있다(PLA_2 매개성 arachidonic acid의 유리를 억제).

(4) 또, 상당히 강력한 lysosome막 안정화 작용이 있어 이것도 항염증 작용에 관여하고 있는 것으로 추측되고 있다. 그 외에 histamine의 유리를 억제하는 작용이나, catecholamine(epinephrine 등)의 혈관수축 작용, 투과성 항진 억제작용을 증강하는 작용 등이 관찰되고 있는데 이들 작용도 항염증 작용에 관여하는 것으로 생각된다.

3) Steroid계 항염증제의 임상응용과 부작용

(1) **천연 부신피질 호르몬**으로서 현재 널리 쓰이고 있는 hydrocortisone은 강력한 항염증작용과 항 allergy작용, 면역억제 작용 등을 나타내므로, 임상적으로 항염증제, 항 allergy제, 면역억제제, 류마티스성 관절염, allergy성 질환, nephrosis, 피부질환, shock 등의 치료나 부신피질 기능부전, 혈액질환 환자의 수술 시, 조직 이식 시 등 이용되는 용도가 넓다.

(2) 그러나, 부작용도 다양해서 감염증 유발 악화, 소화성 궤양, 당뇨병, 정신이상, 혈압상승, 골다공증 등의 중대한 부작용이 있고, 장기간 연용하다가 투여를 갑자기 중단하면 급성 부신기능부전증을 일으켜 무력감, shock 등의 증후군이 나타나므로 서서히 감량하면서 투여를 끝내도록 해야 한다. 또 특징적인 부작용으로서 moon face(보름달 얼굴)를 들 수 있다.

(3) 천연 부신피질 호르몬이 가지고 있는 이러한 부작용을 경감하고, 효력을 증강하기 위하여 여러 가지 부신피질 호르몬 제제가 합성(**합성 부신피질 호르몬**)되었는데, 그 중에서도 prednisone, prednisolone, triamcinolone, dexamethasone 등의 합성 부신피질 호르몬이 사용되고 있다. 그러나 이들의 작용은 강력하지만 부작용도 높은 비율로 나타나며 부작용이 전혀 없는 안전한 부신피질 호르몬제는 아직 없다.

(4) 부신피질 호르몬(당질 코르티코이드) 제제들은 치과 의료 영역에서에서 주로, 구강에 발생하는 궤양(ulcer), 치수과민 반응, 악관절의 통증, 수술 후 합병증, 급성 감작반응과 다른 알레르기 반응 등을 조절하기 위해 사용된다. 주로 ointment나 paste로 구내염이나 치은염 등에 국소 적용되며, 감염성 염증이나 결핵 등의 전신적인 감염증이 있을 때에는 감염증을 악화시키므로 부신피질 호르몬제의 단독 사용은 금기이다. 따라서 적당한 살균제나 항생물질을 배합하는 것이 필수적이다.

(5) 부신피질 호르몬 단독의 국소용 제제로는 dexamethasone, triamcinolone 제제 등이 있다. 이 외에도 hydrocortisone과 살균제인 chlorhexidine이나 benzalkonium chloride를 배합한 제제, 또 항생물질인 tertacycline계를 hydrocortisone에 배합한 제제 등이 시판되고 있다. 국소적용에서도 광범위한 구강점막에 반복 적용하면 전신적인 부작용을 일으킬 우려가 있다.

(6) 치과에서 부신피질 호르몬제가 전신적으로 적용되는 경우는, 항염증제로서 보다는 shock 치료나, 부신피질 기능부전 환자 및 혈액질환 환자의 구강외과 수술 시, 조직의 이식 시 등이며, 또 구내염, 설염 등에서 국소 처치로 효과가 없는 염증 치료에도 전신적 투여가 이루어지는 경우도 있다.

상품명(제약회사)

* Dexamethasone - 덱사소론(태평양), 델타후로렌(국제), 덱사코티실(영진), 오라덱손(오가논), 쥬바덱손(삼성), 덱사메타손(동아, 한올, 코오롱, 안국, 고려은단, 부광)
* Betamethasone - 세레덱사민(유한), 베토민(청계), 베라손(삼공), 세레스타민(쉐링), 베타메타손(코오롱, 근화, 수도, 아남)

2. 비 Steroid계 항염증제

1) 좁은 의미의 비 steroid계 항염증제(진통소염제, 해열성 진통제)

(1) 약리작용과 항염증작용기전

① 비 steroid계 항염증제(nonsteroidal antiinflammatory drugs, NSAIDs)는 항염증(소염) 작용 외에 진통작용과 해열작용 발현.

- 시상하부에 작용, 대뇌피질 감각영역에의 통각 전달 방지와 동시에,
- 염증의 국소에 생긴 통증유발물질 등에 길항, 항염증 및 진통효과 발현

비 steroid계 항염증제가 나타내는 진통작용은 강한 동통에는 효력이 없지만, 염증 때의 동통은 상당히 억제되는 쪽으로 발현된다.

② 염증 및 동통의 원인 요소(세포의 손상 등)가 세포막의 phospholipid를 자극하면, PLA_2에 의해 arachidonic acid가 유리되고, 이것은 다시 cyclooxygenase(COX, prostaglandin H synthase)에 의해, prostaglandin을 생성함으로써 통증 및 염증을 유발.

- NSAIDs는 이 과정에서 COX의 작용을 억제, 소염 진통작용을 발현.
- 대부분의 NSAIDs는 COX-1, 2의 활성을 비슷한 강도로 억제.
- 현재 COX-2만 특이적으로 억제하는 rofecoxib, celecoxib 등의 약물이 개발되어 있으나 이 약물들은 COX-1 억제제에 비해 혈소판 응집억제 작용은 없음.
- indomethacin, piroxicam, sulindac은 COX-1을 더 강하게 억제.
- ibuprofen, meclofenamate 등은 COX-1,2를 비슷한 강도로 억제.

cf

항염증 작용의 부가적인 기전

1) PG 이외의 다른 염증 매개인자들인 bradykinin, histamine, serotonin 등이 PG와 상승적으로 작용하는 것을 방해.
2) T 임파구 기능의 조절, 염증과정에서 대식세포에 의해 분비되는 IL-1의 생성 억제, lysosome의 안정화(free radical 생성 억제), chemotaxis의 억제.

③ 흔히 사용되는 mefenamic acid 등은 화학적으로 산성을 띠고 있으나, 최근에 개발된 **염기성 항염증제**라고 불리우는 약물군은 prostaglandin합성 저해, 단백질 안정화, 세포막 안정화작용 등을 나타내지 않는 것이 많아서, 단독 기전으로는 이들 비 steroid계 항염증제의 작용기전을 충분히 설명할 수 없다.

(2) 임상응용과 부작용

① 좁은 의미의 비 steroid계 항염증제는 현재 치과영역에서는 발치 후, 수술 후, 외상 후의 염증, 치통, 치수염, 치근막염, 치주염, 기타 구강외과 영역에서의 급성 염증성 질환, 악관절증 등의 치료에 널리 사용되고 있다.

② 약물에 따라서 적응증이 조금씩 다르다. 분류에서 보인 바와 같이, **산성 항염증제**와 **염기성 항염증제**로 나누어지는데, 산성 항염증제는 aspirin이나 mefenamic acid와 같이 급성 염증시의 진통에 쓰이는 것도 있지만, 주로 류마티즘이나 만성 염증에 적합한 것이 많다. 특히 indomethacin 등은 제3기의 육아형성을 억제하는 작용이 상당히 강하여, 치과 영역에서는 급성 염증에 사용되기보다는 악관절증과 같은 만성 염증성 질환에 적합하다.

③ 한편, 염기성 항염증제는 급성의 정상 반응성 염증과 그 동통에 적합하며, 염증의 제3기를 억제하는 작용이 약하므로 치과영역의 급성 염증을 억제하는데 적합하다. 비교적 강한 염증성 동통에는 중추와 말초(염증 국소)의 양쪽에 작용하는 mefenamic acid 등이 적합하다.

④ 이러한 약물군의 부작용으로는, 소화기장애와 과민증이 주가 되며, 그 외에 약물에 의한 간장애, 신장애, 혈액장애 등이 나타난다. Indomethacin은 효과가 강한 대신에 부작용(심한 위장장애 등)의 종류도 많다. 일반적으로 염기성 항염증제가 부작용이 적은 편으로 알려져 있다.

2) 소염 효소제(효소 제제)

(1) 항염증작용 및 작용기전

① 단백 분해효소를 전신적으로 투여해도, 항염작용이 나타난다. 그 작용기전으로 제시되는 가설 중 하나는, 염증이 일어나면 세정맥이나 모세혈관의 투과성이 항진되어 염증국소에 혈액성분이 삼출되는데, 염증국소에서 fibrinogen이 fibrin이 되고, 이것이 세정맥이나 모세혈관의 세공, 림프선 등에 침착하여 삼출액이 재흡수되는 것을 방해하는데, 단백 분해효소는 fibrin을 용해하여 염증국소의 순환을 개선하므로, 부종이나 종창이 쇠퇴하여 항염증작용이 나타난다는 설이다.

② 그러나 이들 단백 분해효소의 효소작용이 거의 활성을 잃어도 상당히 강한 항염증작용이 나타나는 것으로 보아 항염증작용은 이와 같이 직접적인 효소작용에 의한 것 뿐만 아니라 소염효소제 그 자체가 효소작용과는 별도로 항염증작용을 나타내거나 전신투여에 의하여 2차적으로 항염증작용을 나타내는 물질이 생겨서 이것이 작용한다는 가설도 있다. 다당류 분해효소인 lyso- zyme에도 항염증작용이 있어 치주질환에 대한 효과가 인정되고 있다. 작용기전은 충분히 밝혀져 있지 않다. 또 출혈억제 작용이 있어 지혈제로도 이용되고 있다.

(2) 임상응용 및 부작용

① 단백 분해효소제는 일반적으로 수술 후나 외상 후의 종창을 수반하는 염증에 효과가 있으며 잘 치유되지 않는 종창에 사용된다.
그러나 체내에서의 작용기전이 자세히 밝혀져 있지 않고 용량-반응의 관계도 충분히 밝혀져 있지 않으므로 함부로 사용해서는 안 된다.

② 항생물질과 병용하면 병소에의 이행을 촉진하는 것이 실험적으로 인정되고 있으나 임상적으로는 병용효과가 충분히 증명되어 있지 않다. 이들 효소제제는 일반적으로 그 자체가 단백질이므로 allergy성의 약진이나 ana- phylactic shock를 일으키는 경우가 있다. 또 소화기장애나 출혈경향을 일으키는 수도 있다.

(3) 약물의 종류

치과 영역에서 사용되고 있는 소염효소제로는 식물, 동물, 세균 등의 성분, 혹은 그 대사산물에 그 기원을 두고 있는 bromelain, lysozyme, pronase, semi-alkaline protease, streptokinase-streptodornase, Hippocastani ext.(서양칠엽수 종자엑스), aescin 등이 있다.

상품명(제약회사)

* Semi-alkaline protease - 아푸로제(동아제약), 로피프로제(테평양), 세파제(상아), 세아프로제(동구, 광일)
* Pronase - 엠피나제(영진), 론타젠(대우), 미모제(한화), 폰타제(고려), 엔타제(초당), 세미타제(광일)
* Bromelain - 기모타부(제일), 키모랄에스(청계), 케모타제(한국유나이트), 베로나제(코오롱), 데리나(경남)
* Streptokinase-streptodornase - 바리다제(한국와이어스), 뮤코라제(한미)
* Lysozyme - 리소짐(건풍, 수도, 신일), 노이짐(한일), 염화리소짐(고려은단, 반도, 순천당, 부광)
* Aescin - 치오시나정(건일), 리파릴정(부광)
* 서양칠엽수 종자엑스 - 히포캐스탄(순천당), 카스탄(반도), 히포카스탄(신일), 히스탄(태창)

3. 기타 약물

1) 항 Histamine제

(1) Histamine은 autacoids의 일종인데, 오타코이드란 그 물질이 생성된 세포 혹은 조직의 주위에 국소적으로 작용하는 물질이다. 각 조직의 국소에서 정상 또는 병적인 상태에서 생성되고, 극히 미량으로도 강력한 생물학적 작용을 발현하며, 조직에 있는 효소에 의해 대사된다. 그 종류로는, histamine, serotonin(5-hydroxytryptamine), angiotensin, kinins, eicosanoids, 혈소판 활성화인자(PAF) 등이 있다.

(2) 히스타민은, 세포 표면의 histamine 수용체(이 경우, 주로 H_1수용체를 의미하고 H_2수용체는 위벽 등에 존재하며 위산분비에 관여함)에 결합하여 혈관 확장, 투과성 항진, 내장평활근 수축 등의 작용을 하는데, 항 histamine제(anti-histamines)도 histamine의 수용체에 결합하는 성질이 있으므로 histamine은 수용체에 결합할 수 없게 되어 결과적으로 histamine의 작용은 억제된다. 즉, 상경적 길항작용에 의하여 항 histamine 작용을 나타낸다.

(3) 체액성 항체(면역 globulin)가 관계하는 allergy 반응 때에는 histamine이 유리되므로 항 histamine제는 수용체에서 histamine에 길항하여 치료적으로 작용하는 것이다. 이와 같이 항 histamine은 histamine이 직접 관여하는 질환이나 allergy성 염증에 효과를 나타내나 일반적 염증에는 효과가 없다.

(4) Allergy성 구내염이나 투약으로 인한 과민반응 치료에 쓰이는 외에, 항 histamine제가 가지는 중추신경계 억제작용이 수술전의 진정이나 마취 강화에 이용된다. 그 외에 항 histamine제가 가지는 진토(antiemetic)작용 등이 오심·구토의 억제 등에 응용된다. 또 상당히 강한 국소마취작용이 있는 약물도 있어서, 일반적인 국소마취제를 사용할 수 없는 환자에게 국소마취제 대용으로도 연구되고 있다.

(5) 항 histamine제의 가장 큰 부작용은 중추신경계 억제작용에서 오는 졸음이며, 그 외에 구강건조증, 소화기장애, 간장애, 혈액장애 등이 나타나는 일이 있다. 또 과민증 치료에 쓰이는 약물임에도 불구하고, 항 histamine제 자체에 의해 과민증이 나타나는 경우(paradoxical effect)도 있다.

표 3-2 각종 항 histamine약과 용량

구조별 약물명(상품명)	용량 및 용법
Alkylamine 유도체	
Chlorpheniramine(Orotin)	2~4mg씩 1일 2~3회 oral
Brompheniramine(Colmin)	4mg씩 1일 3~4회 oral
Pheniraine(Avil)	25mg씩 1일 2~3회 oral, IM, Ⅳ
Dextrochlorpheniramine(Celestamin)	2mg씩 1일 4회 oral
Triprolidine(Actipid)	2.5mg씩 1일 3회 oral
Ethanolamine 유도체	
Diphenhydramine(Benadryl)	25~50mg씩 1일 3회 oral
Dimenhydrinate(Dramamine)	50mg씩 1일 3회 oral
Piprinhydrinate(Plakon)	3mg 1일 3회 oral, IM, Ⅳ
Carbinoxamine(Coritussal)	4mg씩 1일 3회 oral
Clemastin(Tavegyl)	2mg씩 1일 2회 Ⅳ, IM
Doxylamine(Orciphen)	10~20mg씩 1일 2회 oral
Phenothiazine 유도체	
Promethazine(Phenergan)	25mg씩 1일 3회 oral
Mequitazine(Mectazine)	5mg씩 1일 3회 oral
Trimeprazine(Pelack)	1.5mg씩 1일 3회 oral
Piperazine 유도체	
Meclizine(Bonine)	25~50mg씩 1일 3회 oral
Buclizine(Rongifene)	50mg씩 1일 3회 oral
Cyproheptadine(Periactin)	4mg씩 1일 2~3회 oral, IM, Ⅳ
Hydroxyzine(Ucerax)	10~20mg씩 1일 3회 oral
Homochlocyclizine(Homoclomine)	10~20mg씩 1일 3회 oral
비교적 신약	
Terfenadine(Rumidin)	60mg씩 1일 2회 oral
Astemizol(Histafen)	10mg씩 1일 1회 oral
Loratadine(Clarityne)	10mg씩 1일 1회 oral

2) 항 plasmin제

항 plasmin제에는 항염증작용도 있어, 투약으로 인한 과민반응이나 구내염 치료에 쓰인다. Epsilon-aminocaproic acid(상품명:이푸시롱), tranexamic acid(상품명:도란사민) 등의 약물이 있다.

3) Azulene

Azulene(guaiazulene)에는 항염증작용이 있어, 수용성 azulene이 구내염, 구강내 수술창의 소염, 치료촉진을 목적으로 양치액 형태로 쓰인다.

4) 기타

옥수수의 불검화정량추출물이나 비타민 E, C 및 리소짐 등의 성분을 혼합한 제제(상품명:이가탄) 등도 치과 영역에서 함염증 목적으로 응용되나, 뚜렷한 약리학적 기전이 밝혀져 있지는 않다.

상품명(제약회사)

* 옥수수의 불검화정량추출물 - 인사돌(동국), 덴타돌(코오롱), 로가돌(경남), 이포텐(종근당) 등

4. 류마티스성 관절염 조절 약물 (disease-modifying antirheumatic drugs(DMARDs))

Aurothioglucose(솔가놀), Gold sodium thiomalate(aurothiomalate, 마오크리신), Auranofin(리다우라, 오라노핀)등은 금(gold) 제제로서, 류마티스성 관절염의 통증 및 염증 상태를 조절하기 위해 사용되며, 기타, Penicillamine(디펜, 큐프리민, 페니실라민), Methotrexate(류마트랙스, 엠티엑스, 엠텍세이트), Chloroquine 및 hydroxychloroquine, Chlorambucil, Cyclophosphamide, Cyclosporin, Azathioprine, Sulfasalazine, Infliximab, Ethanercept, Leflunomide, glucocorticoids 등의 약물이 사용된다. Immunoadsorption apheresis(면역흡착성분 채집술)을 이용하여 혈장으로부터 IgG 및 그것을 함유하는 immune complex를 흡착, 제거하는 방법을 사용할 수도 있다.

Chapter

04 감염 조절에 사용되는 약물

Ⅰ. 화학요법 약물

1. 화학요법과 관련된 기본적 개념

감염성 질환의 치료는 선택적 독성의 원리에 그 근거를 두고 있다. 즉, 두 생물간의 생화학적, 물리적 차이점을 이용, 숙주(인체)에는 영향을 주지 않고 감염 미생물만 파괴시키는 것이다.

1) 화학요법 관련 용어의 정의

항균성 화학요법 (Antimicrobial chemotherapy)

병원성 미생물에는 강한 친화성을 나타내어 죽이거나 또는 발육을 저지하지만 사람 등의 숙주 조직에 대한 친화성은 극히 약하여 그 기능에 거의 영향을 주지 않는 화학 물질로 감염증을 치료하는 방법.

항균제 (Antimicrobials)와 항생제 (Antibiotics)의 정의

- 항생제(Antibiotics) ; 특정 생물 혹은 미생물에서 만들어지는 물질로서, 다른 미생물을 사멸시키거나 또는 발육을 저지하는 물질.
- sulfonamide와 같은 합성 항균성 화합물은 항생제의 범주에 포함되지 않고, 이러한 합성 화합물과 항생제를 총괄한 개념으로 항균제(antimicrobials)라는 용어 사용.
- 항균성 화학요법제라는 큰 범주 안에 포함됨.

항균범위 (Antibacterial spectrum)

항균성 화학요법제의 항균작용 범위를 의미하며, 이는 항균제가 모든 미생물에 대해서 유효한 것이 아니라 특정 미생물 군에 대해서 선택적으로 효력을 나타내기 때문이다. 광범위 항균제란 그람양성 및 음성균 등 광범위 균을 억제할 수 있는 항균제이다.

정균작용 (Bacteriostatic activity) : 세균의 증식 및 성장을 억제하는 작용

살균작용 (Bactericidal activity) : 세균을 살멸시키는 작용

항생물질의 상협작용과 길항작용 (Antibiotic synergism and antagonism)

① 두 항생제를 병용할 때 단독으로 사용하는 것보다 살균작용이 증가하면 상협(협동)작용, 살균효과가 억제되면 항생물질 간의 길항작용이라 정의한다.

② 일반적으로, 살균성 항생제는 살균성 항생제끼리, 정균성 항생제는 정균성 항생제끼리 병용해야 협동작용이 나타나며, 살균성과 정균성 항생제를 병용시 길항작용으로 약효가 감소된다.

감수성 (Susceptibility) : 미생물이 어떤 약제에 대하여 반응을 나타내는 성질

내약성 (Resistance, drug fastness) : 내성 혹은 저항성으로 표현됨.

어떤 세균이 일정한 약제에 대해서 감수성이 매우 낮고 저항성이 강한 성질을 의미하는 용어로, 미생물이 약물에 대해 유전적 변화와 적응을 나타내기 때문에 생김.

① 항생물질이 처음 발견되었을 때에는 막강한 효력을 나타내지만 이것을 반복하여 사용하게 되면 점차 효과가 저하한다. 이와 같은 내성(resistance, drug fastness)의 정도는 항균제나 미생물에 따라서 다양한데, 그 중에서도 페니실린에 대한 포도상구균의 내성이 가장 대표적이며, 이러한 내성을 획득한 균을 **내성균**이라 한다.

② 내성을 방지하기 위해서는 그 미생물에 대해서 감수성이 있는 항생제의 충분한 양을 충분한 기간 투여할 필요가 있다.

③ 미생물이 약물에 저항하는 주요 기전은 다음과 같다.

가. 약물을 파괴하는 효소를 생산

나. 약물이 미생물 체내로 침투하는 것을 억제

다. 약물과 경쟁적 길항을 일으키는 대사물질 합성

라. 새로운 효소와 대사경로를 생성

③ 미생물이 어떤 특정 약물에 대해 내성이 생길 경우 그 약물과 화학구조와 작용기전이 흡사한 다른 약물에 대해서도 공통적인 내성을 나타내는데 이를 **교차내성**(cross tolerance)이라고 한다.

균교대증 (superinfection)

항균성 화학요법제의 장기 투여 시 인체의 소화관 내에 존재하는 다양한 종류의 미생물 중, 약물에 감수성이 있는 미생물(세균 등)은 소실되든가 또는 수가 현저하게 감소하게 되며, 결과적으로 정상 세균총의 균형이 깨어져 정상 세균총 대신 병원성을 나타내는 다른 균총으로 치환되는 현상을 의미함.

2) 항균성 화학요법제의 작용기전

(1) 상경적 길항작용(Competitive antagonism)

병원성 미생물의 대사에 있어서 folic acid는 필수물질인데, 사람과는 다르게, 세균은 스스로 엽산을 합성해서 대사에 이용한다. 이 엽산을 구성하고 있는 물질 중 하나가 p-aminobenzoic acid(PABA)이다. 따라서, PABA 역시 미생물에 있어서 필수물질이라 할 수 있으며, 이때에 PABA와 구조가 비슷한 sulfonamide가 투여되면 PABA 위치에 sulfonamide가 들어가 결과적으로 정상적인 엽산이 합성되지 못하게 되므로 세균은 필수 영양소의 결핍으로 더 이상의 성장과 증식이 중단된다.

(2) 세균 세포벽 합성억제(Inhibition of bacterial cell wall synthesis)

미생물의 세포는 세포벽을 가지고 있고 내부는 높은 삼투압을 나타내며 견고한 세포벽으로 인해 그 모양이 유지된다. 만약 세포벽이 파괴되거나 손상을 받으면 미생물은 팽창되어 용해된다.

(3) 세포막의 장애작용(Action on cell membrane)

세포 원형질막은 선택적 투과성을 지니고 있는데 일부 항생제는 이 세포막의 투과성(permeability)을 변화시킨다.

(4) 단백질 합성억제(Inhibition of protein synthesis)

세균의 단백질 합성을 억제한다.

(5) 핵산 합성억제(Inhibition of nucleic acid synthesis)

세균의 증식 및 성장에 필수적인 DNA, RNA 등의 핵산 합성을 억제한다.

3) 항균요법의 적정화

(1) 적절한 항균제의 선택

① 최적 선택약이란 일반적으로 병원성 미생물에 대해 가장 활성이 높거나 비슷한 활성을 가진 같은 부류의 여러 약물 중 가장 독성이 낮은 약물을 의미한다.

② 항균제는 단일 미생물에 대한 감염 예방 목적으로 사용되거나 불특정 다수의 미생물을 대상으로 투여되기도 한다. 항균제의 선택은 미생물의 약물에 대한 감수성 및 중복감염의 가능성에 근거하여 이루어진다. 또한 항균제의 작용기전 및 감염을 조절함에 있어 숙주 방어기전의 효율성에도 크게 의존되어 있다.

(2) 숙주 측의 인자(결정 요소)

숙주 측 인자란 약물반응의 기왕력, 감염부위, 신장, 간 및 면역계의 상태, 연령, 임신 및 수유 여부, 대사의 이상, 약동학적 요소, 유전적 요소 등이다.

(3) 세균 측 인자

내인성 내약성(저항성) 혹은 획득된 내약성이다. 이 획득된 내약성이란 미생물의 자발적이고도 무작위적인 염색체 상의 돌연변이 및 세균끼리 항균제에 대한 내약성을 발현하는 유전자를 서로 주고받는 현상(transformation, transduction, conjugation, transposition) 등으로 인해 생긴다.

(4) 항생제의 병용요법

단독으로 약물을 사용하는 경우도 있으나 두 가지 이상의 항생물질을 같이 사용하여 약효범위를 확대시키거나 약물의 유해작용을 경감시키려는 경우가 많으나 실제로 효과가 증대되는 경우는 생각보다 드물다. 따라서 병용요법은 각 항생물질의 작용기전을 먼저 검토한 후, 약물상호작용에 대한 확인을 거쳐 시행해야 한다.

ex

상승작용 : 페니실린 혹은 세팜계 + 아미노글리코사이드
상가작용 : 아미노글리코사이드 + 비스테로이드성 진통소염제
길항작용 : 클로람페니콜 + 에리스로마이신

(5) 유효혈중농도

항생제는 살균성항생제(bacteriocidal antibiotics)와 정균성항생제(bacteriostatic antibiotics)가 있다.

미생물의 증식을 억제하는 정균성 약물은 혈중농도를 끊임없이 항균작용을 나타내는 이상의 농도로 유지할 필요가 있으므로 항생제는 일정 시간마다 계속적으로 투여한다. 그러나 미생물을 완전히 사멸시켜 살균작용을 나타내는 항생제인 경우에는 반드시 일정 농도를 유지할 필요는 없고 세균 증식기에 살균농도가 유지되도록 집중투여하면 된다. 세균은 일정시간마다 휴지기와 증식기를 되풀이하므로 일정시간 간격으로(보통 6시간 간격으로) 투여하면 효과가 더욱 좋다.

(6) 항균제의 일반적 부작용

① 과민증(발진, 가려움증, 두드러기 등), 성문부종, 안면부종, 광과민증, 스티븐스-존슨 증후군(S-J 증후군, 피부점막안 증후군), 리엘 증후군(중독성 표피 괴사증)

② 소화기 장애(구역질, 구토, 설사, 구내염, 설염, 위부 불쾌감)

③ 위막성 대장염

④ 균교대증(구내염, 캔디다증 등)

⑤ 혈액질환(과립구 감소증, 혈소판 감소증, 빈혈) : β-lactam계, chloramphenicol계, sulfonamide류 항생물질이 조혈기 장애를 유발할 수 있다.

⑥ 비타민 결핍증 : 항생제 투여에 의하여 비타민 생성능을 가진 장내세균이 소실된다. 그러므로 비타민 K 결핍증(출혈성 경향)과 비타민 B군 결핍증(설염, 구내염, 식욕부진, 신경염)을 나타낼 수 있다.

⑦ 중추신경계 장애(두통, 어지러움, 혈소판 감소증, 불면, 악몽)

⑧ 경구피임제의 효과 감소 유발

⑨ 쇼크의 가능성(주사제로 사용할 경우)

2. 항세균제(Antibacterial agent)

(1) β-Lactam계 항생물질

① Penicillin계

가. 약리작용 및 기전

- 세균의 세포벽 합성을 억제하는 항생제는 현재 약 60여 종이 있음.

- Pc는 6-aminopenicilanic acid의 유도체로 beta-lactam ring을 포함하는데, 이 ring은 항균 효과에 필수적임.
- 병원균의 세포벽 합성을 억제하는데,
  a. penicillin- binding proteins(PBPs, 세균 세포벽 합성에 관여)에 부착, 단백 불활성화.
  b. 세균의 transpeptidase를 억제, 세균 세포벽 합성에 필수적인 peptido-glycan polymer의 교차결합을 봉쇄.
  c. 세균 세포벽 용해를 일으키는 autolytic enzyme의 활성화 등의 기전을 경유.
- 페니실린에 대한 내약성(내성)
  a. 항생제 불활성화 효소(β-lactamase(penicillinase)by Staphylococcus & G(-)균) 생산,
  b. 표적 수용체(세균의 몸에 존재하는 페니실린에 대한 수용체)의 구조변화 혹은 소실(녹농균 등은 세포벽 외막의 porin 구조를 변경, pc이 PBP에 접근 못하도록 만듦).
  c. 항생제에 대한 세포막 투과성 변화
- 내성에 대한 대책 ;
  불활성화 효소에 대한 억제제 병용, 타 항생제와의 병용투여, 기존 항생제의 화학구조 변경, 항생제 사용방법의 적정화 등.

나. 약동학

- polar compounds로서, 경구로 잘 흡수되고 투여 후 체액에 신속히 분포. 감염 발생 시 뇌척수액 및 안구조직과 관련된 체액에도 상당량 분포. 대사는 많이 일어나지 않음.
- 위산에 의해 파괴되며(경구 BA는 변이가 심함), 신속히 신장으로 배설(사구체 여과 및 세뇨관 분비)되고, 일부는 담즙으로 배설. probenecid와 병용시 신장으로의 배설을 막아서 페니실린의 체내 농도를 높일 수 있음.

다. 임상 응용 및 부작용

- bactericidal. 두꺼운 세포벽을 가진 G(+) 세균에 특히 유효.
- 전체 환자의 10%에서 과민반응(allergy)이 나타나는데 이 반응은 투여 후 2분으로부터 3일 이내에 걸쳐서 시작될 수 있는데 반응은, urticaria, pruritus, 열, 관절부종, 용혈성 빈혈, 신염, anaphylaxis 등.

- pencillin salt 과량 투여시 Na+, K+ 에 의해 심혈관 혹은 신 질환자에게 독성 유발. 투여 시 주사 부위의 자극 및 동통 유발, 위장 장애, 균교대증 등.

라. 약물 각론

<협역, 페니실린 분해효소 감수성 약물 Narrow spectrum, penicillinase-susceptible agents>

- G(+)구균·간균, G(-)구균, 방선균, 스피로헤타(매독균), 렙토스피라 등에 살균작용을 나타내는 benzyl penicillin(penicillin G). 임질에는 무효하나 매독(Syphilis)에는 유효. 다양한 내성균의 출현으로 현재는 거의 사용되지 않음.

> Benzyl penicillin(페니실린 G), Benzathine penicillin G(벤자실린, 바이실린, 퍼마펜), Procain penicillin G, Phenoxymethyl penicillin(페니실린 브이, 브이실린, 펜브이), Phenoxymethyl penicillin potassium(브이실린 케이, 브이칼)

<초협역, 페니실린 분해효소 저항성 약물 Very narrow spectrum, penicillinase-resistant agents>

- penicillinase에 잘 분해되지 않는 methicillin, oxacillin, cloxacillin 등(반합성 penicillin)
- 포도상구균 감염에 사용. 그러나 MRSA는 이 그룹의 다른 약물에도 여전히 내성 발현. 현재는 cephalosporins로 거의 대치됨.

> Dicloxacillin(베라실린, 디클록사실린)
> Methicillin sodium(스타프실린, 디모실린, 아자펜, 셀베닌, 메치실린)
> Oxacillin sodium(프로스타필린, 리지스토펜, 박토실, 옥사실린)
> Cloxacillin sodium(오르베닌, 클록사펜, 테고펜, 클록사실린)
> Nafcillin sodium(유니펜, 나프실, 나프실린)

<광역, 페니실린 분해효소 감수성 약물 Wider spectrum, penicillinase-susceptible agents>

- Ampicillin 및 ampicillin의 경구흡수를 좋게 하기 위해 에스테르화 하여 지용성을 증가시킨 제제로서, 생체 내에서 다시 ampicillin으로 가수분해되어 효과를 나타내는 prodrug인 bacampicillin, metampicillin, talampicillin이 있으며, 가장 많이 사용되는 제제는 amoxicillin.
- 중증 감염증(Enterococci or Listeria 감염시)에 aminoglycoside계 항균제

와 병용 투여가능하며, 위산에 안정. G(+) 및 G(-)균에 모두 효과가 있으나 penicillinase 생성균에는 효과가 낮으므로 penicillinase 억제제인 sulbactam, tazobactam, clavulanic acid와 혼합제제(Augmentin or Unasyn)로 많이 사용됨.

Cf

Penicillinase 억제제(beta-lactamase inhibitor)
β-lactamase를 비가역적으로 억제하는 물질로, plasmid-encoded beta-lactamase에는 활성이 뚜렷하나, inducible chromosomal beta-lactamases formed by enterobacter and pseudomomnas에는 억제 효과가 뚜렷하지 못함.

Ampicillin(펜브렉스, 앰실린, 폴리실린)
흡수율이 낮음. 오심, 설사 등을 유발하는데 위장관 직접 자극 혹은 장내 효모의 과잉성장에 기인함. 일부 담즙으로 배설. 위막성 대장염 유발 가능. macropapular skin rash 유발.

Bacampicillin(펜그로브, 캄피실린, 바캄피실린, 바캄실린)
Talampicillin(탈암핀, 타프시린, 탈피실린)
Methampicillin(메탐피신, 탐시린, 메피실린)
Sulbenicillin disodium(케다실린, 술베니실린)

Amoxicillin(에이실린, 아모넥스, 곰실린, 키목신, 아목사펜, 아목시실린) 흡수율 높음.
Augmentin(오구멘틴, 목시클) Amoxycillin + clavulanic acid. 경구 및 비경구 투여.
Unasyn(유나신) Ampicillin + sulbactam. 비경구 투여.

Carbenicillin(지오펜, 파이오펜, 카르베니실린) 녹농균(Pseudomonas)에 유효.
Ticarcillin(티카르, 티멘틴, 티카르실린) 녹농균(Pseudomonas) 포함 다수 G(-)에 유효
Piperacillin sodium(페라실린, 아코펙스, 피프라실) Penicillinase에 취약.

상품명(제약회사)

* Amoxicillin - 에이실린 캅셀(보령), 아모넥스 캅셀(영진), 곰실린 캅셀(대웅), 키목신 캅셀(유한), 아목사펜 캅셀(종근당), 아목씨실린 캅셀(동아, 신풍, 일동, 중외제약)
* Bacampicillin HCl - 펜그로브정(유한), 캄피실린정(국제), 베키실정(화이자), 바캄피실린정(동광, 영진약품), 베캄핀정(근화), 바캄핀정(삼성), 바캄실린정(종근당)
* Talampicillin HCl - 탈암핀 캅셀(동아), 타프시린 캅셀(신풍), 탈피실린 캅셀(영진약품)
* Ampicillin trihydrate - 상품명 : 펜브렉스(영진), 앰실린 캅셀(종근당) 등
* Metampicillin - 메탐피신정(현대), 탐시린 캅셀(제일), 메피실린 캅셀(대웅)

② Cephalosporin 계열 (Cephem계)

가. 약리작용 및 기전

- 7-aminocephalosporanic acid와 beta-lactam ring으로 이루어져 있음.
- 세균의 세포벽 합성 억제제로서 화학구조나 작용이 penicillin과 거의 동일 (bactericidal).
- β-lactamase에는 penicillinase와 cephalosporinase가 있는데, cephalosporin은 Staphylococci에 의해 생산되는 penicillinase에 대해서는 별로 영향을 받지 않으나, cephalosporinase에 대해서는 저항성이 약하며, 각 약물마다 저항성에 차이가 있다.
- 내성 발현 기전 ;
  a. 세균에 대한 약물의 투과성을 감소시킴,
  b. 세균의 몸에 존재하는 약물 수용체 혹은 약물결합 단백(PBPs)의 소실,
  c. 세균에 의한 약물 분해도의 증가,
  d. 세균 세포벽 분해에 관여하는 autolytic enzyme의 활성화를 불가능하게 함.

나. 약동학

- 경구투여 가능. 대부분 주사로 투여. 흡수 후 체액으로 광범위하게 분포된다. 대부분의 약물이 신장을 통해 배설되나 특정 약물은 간대사를 거친 후 담즙으로 배설. 1,2세대 cepha. 대부분은 CSF로 이행하지 못함(염증 상태에서도).
- Pc와 유사하게 probenecid에 의해 신장배설이 지연되어 체내 잔존 약물농도 상승.

다. 임상응용 및 부작용

- 장내 구균(enterococci)이나 MRSA(메치실린 저항성 포도상구균)에는 무효.
- 신장 독성이 있으므로, aminoglycoside계 항생물질이나 이뇨제와의 병용으로 신장 장애 유발. 발작 등의 중추신경계 부작용, 혈액응고 장애(hypoprothrombinemia), 일부 약물에서는 disulfiram-like rxn(디설피람양 반응) 유발. G(+) 세균 혹은 진균의 superinfection 유발 가능.
- 페니실린에서와 유사한 알레르기(피부발진, anaphylaxis) 등의 부작용 유발. Pc의 경우 보다 발생 확률은 낮음. Pc와의 교차 과민반응은 5-10% 정도. Cepha.끼리의 교차 과민반응 발현.
- 세균에 대한 항균력을 기준으로 1~4세대로 구분되어 있다.

라. 약물 각론

〈제1세대 Cepha.〉

β-lactamase에 불안정. 내성균 다량. G(+)cocci에 높은 항균력 발현, G(-)균에는 미약한 효과 발현. Pc나 sulfa제에 저항성인 요로감염 치료 등에 사용. 경구 혹은 비경구 투여. 수술 전의 감염 예방 목적(in selected conditions)으로도 사용.

> Cefazolin(세파메진, 세파졸린), Cefalothin Sodium(케플린. 세팔로친)
> Cephaloridine(키플로리딘, 세포란), Cephradine(브로드세프, 베로세프, 세프라딘, 안스포)
> Cephapirin sodium(세파디, 세파피린), Cephalexin(팔렉신, 세파렉신, 케플렉스, 케포랄)
> Cefadroxil monohydrate(듀리세프, 하나세프, 세프록실, 하프록실, 세파드록실)
> Cefatrizine(세파트린, 세파트리진)

〈제2세대 Cepha.〉

- β-lactamase에 대해 안정성이 높으며, 1세대보다 G(+)균에는 약하고, G(-)균에 대해서는 더 강함. 즉, 1세대보다 폐렴구균, 용혈성연쇄상구균, 인플루엔자에 대한 항균력이 증가하였고, 항균 범위가 넓은 제제(G(-)균에 대한 항균성 증가, 혐기성 균에 유효)이나 결점을 모두 개선하지 못하였으며, 각 약물마다 그 항균력, 특성이 다양.
- 요로 감염, 골, 연조직 감염 등에 사용되며 수술 전 감염 예방 목적으로도 투여.

> Cefoxitin sodium(메폭신, 세폭시틴), Cefaclor(시클러, 세파클러)
> Cefuroxime(알포린, 세푸록심), Cefamandole nafate(만돌, 세파만돌)
> Cefonicid(세포니시드), Cefmetazole(제파졸, 세프메타졸), Ceforanide(프리세프, 세포라니드)
> Cefotetan(세포테탄)

〈제3세대 Cepha.〉

- 타 cepha.에 내성을 보이는 G(-)rods에 대한 항균력이 강하고 광범위한 제제들이나 G(+)구균에 대한 항균력은 1세대보다 오히려 미약. 일부 약물을 제외하고는 BBB 통과. 혐기성 미생물에도 중등도의 항균력 발현.

- cefoperazone과 ceftriaxone만이 담즙으로 배설, 여타 제제는 신장으로 배설되므로 신부전 환자에게 투여시 감량 요망.
- 주로 중증의 병원내 감염성 G(-)균 감염에 단독 혹은 aminoglycoside와 병용.

Cefotaxime(클라포란, 세포탁심), Cefotiam(세라돌란, 세포티암)
Cefoperazone sodium(세포비드, 세포페라존)
Moxalactam disodium(시오마린, 목살락탐)
Ceftizoxime(세프티족심, 에포세린), Ceftaxidime(포르툼, 세프탁시딤)
Cefixime(슈프락스, 세픽심)
Ceftriaxone(세프트리악손, 로세핀)

<제4세대 Cepha.>

- 3세대 제제의 내성균에 유효, 즉, 제3세대와 비슷하나, 그런 약물에 저항성을 나타내는 호기성 G(-)균에 유효. β-lactamase에 대한 저항성 강함.
- Cefipime ; 1세대의 항 G(+)활성 + 3세대의 광범위 항G(-) 활성 보유.

상품명(제약회사)

* Cephradine - 브로드세프 캅셀(일성), 베로세프 캅셀(동아), 트리세프 캅셀(국제), 프라리세프 캅셀(엘지), 멀티세프 캅셀(코오롱), 세프라딘 캅셀(근화)
* Cefadroxil - 듀리세프정(보령), 세파신정(산성), 세포실정(유나이트)
* Cephalexin - 케파신 캅셀(유한), 케포렉스(그락소), 울트라렉신(보령), 셀(코오롱), 세파렉신(동구, 일동, 한일제약)
* Cefaclor - 시클러 캅셀(대웅), 시크렌 캅셀(동광), 클러진 캅셀(대도), 케모신(국제), 미클라(삼일), 크린세프(신풍), 센클라(한화), 크로세프(한미), 새파클러(근화, 영진, 동국, 종근당)

③ 기타의 beta-lactam 제제

PBPs에 부착, 세균 세포벽 합성에 관여하는 효소인 transpeptidase 억제.

Aztreonam(아작탐, 아즈트레오남)

- monobactam계 항균제. beta-lactamase를 생성하는 G(-)간균에 유효하며, 혐기성 균이나 G(+)균에는 효과가 약함.
- I.V.. 신장으로 배설. 신부전시 반감기 증가. 위장 장애, 현훈, 두통, 피부발

진, 드물지만 간독성 유발. aminoglycoside, β-lactam 항생제와 병용시 상승 또는 상가작용.

- 항균 범위는 aminoglycoside계 항균제와 비슷. Pc나 Cepha.항균제와의 교차반응에 의한 과민반응(cross-allergenicity)은 일어나지 않음.

Imipenem/Cilastatin sodium(티에남, 이미페넴, 프리맥신)

- carbapenem계인 imipenem 과 cilastatin 복합제제. cilastatin은 imipenem을 불활성화(이 불활성화 산물은 신독성 유발)시키는 생체 내 효소인 renal dehydropeptidase I을 억제하는 물질.
- beta-lactamase에 저항성이 있으며 타 항균제와의 교차내성이 없음. 타 항균제에 내성을 나타내는 미생물에 의한 감염에 사용. penicillinase를 생성하는 S. aureus, G(+) cooci, G(-) rods, 혐기성 균 등에 의한 감염증에 유효하며, enterobacter에 의한 감염에 탁효.
- 주사로 투여. 신장기능 장애시 감량. Pc에 대해 partial cross-allergenicity 유발 가능. 위장 장애, 피부발진, 고농도에서 CNS 독성(경련, 혼수, encephalopathy 등) 유발.

Meropenem

renal dehydropeptidase I에 의해 대사되지 않으며, 경련 등 부작용이 적음.

④ 기타 세포벽 합성 억제제

Vancomycin(반코신, 반코마이신)

- Tricycilc glycopeptide 항균제. 세균 세포벽 peptidoglycan의 말단에 결합, chain의 연장 및 cross-linking을 방해(transglycosylation 억제), 세포벽의 정상적 합성을 억제.
- 내성은 약물 부착부위의 modification을 통해 발현됨. bactericidal. 경구투여 시 흡수가 안되며, 천천히 I.V.해야 한다(세균성 enterocolitis의 경우에는 경구투여).
- 거의 모든 조직에 분포. 주로 신장으로 배설. 타 항균제와 교차내성을 보이지 않음. β-lactamase에 저항성이 있는 G(+)구균, 즉 MRSA감염에 의한 패혈증, 심내막염(중증 감염증) 등에 사용. Pc나 Cepha에 과민반응을 보이는 환자 등에 투여.
- 최근에는 vanco.에도 내성을 보이는 enterococci 출현. 일부 MRSA도 중등

도 내성을 발현하는 경우도 있음.

- Aminoglycoside계 항균제와 병용시 상승작용이 있으나 신독성 및 이독성 유발. 부작용은 오한, 발열, phlebitis, rapid IV infusion시 diffuse flushing 유발(red man syndrome).

Fosfomycin(포스포신)

- cytosolic enolpyruvate transferase의 억제제(antimetabolite)로 peptidoglycan chain 형성의 필수물질인 N-acetylmuramic acid의 생성을 저해함으로써 세균 세포벽 합성을 억제함.
- 내성은 세균 세포내 약물 축적의 감소를 통해 발현. 신장으로 배설. 소변 중 농도는 요도 존재균의 MIC를 넘음.
- 단회 투여 시는 fluoroquinolone과의 병용에 의한 7일 투여법 보다 덜 유효함. 반복 투여시는 내성이 신속히 발현되고, 설사 유발. 특정 감염증 시 beta-lactam이나 fluoroquinolone과 상승작용 발현.

Teicoplanin(타고시드)

Glycopeptide 항균제로 항균 범위 및 작용면에서 Vanco.와 유사한 세균 세포벽 합성 억제제. 포도상 구균 및 연쇄상 구균에 의해 발병된 골수염, 심내막염 및 항균물질성 대장염 치료에 사용. 피부발진 및 과민반응 유발 가능. 이독성(ototoxicity)은 드묾.

Cycloserine(사이클로세린, 세로마이신)

경구투여. 신부전시 약물이 체내에 축적. 부작용으로 경련, 말초 신경병증 등 발현. 알코올 섭취 시 경련이 발생될 확률이 높아짐.

Bacitracin

G(+)균의 세포벽 합성억제. 전신투여 시 신독성이 강하므로 국소투여 제제로 사용.

(2) Aminoglycoside류

- Pc나 Cepha의 경우, 혈중 약물농도가 MIC를 초과하는 횟수에 비례하여 효과발현. 살멸 효과는 일단 MIC를 넘기만 하면 발현됨(time-dependent killing action). Aminoglycoside(AG)의 경우, 혈중농도(물론 MIC를 초과하는)가 높을수록 더 많은 수의 세균을 죽이고, 살멸 속도도 빠름(concentration-dependent killing action).

- Postantibiotic effect ; 항균제의 혈중 농도가 측정 가능한 수준 이하로 떨어져도 미생물 살멸 효과가 지속되는 현상.
- AG의 경우, 저용량 반복 투여보다 고용량 단회 투여시 효능이 더 큼.
  - ➜ AG의 독성은 critical plasma concentration과 그 농도를 상회하는 농도에 도달하는 횟수(시간)에 비례함.
  - ➜ 이때, 이러한 threshold를 초과하는 횟수는 저용량 반복 투여 시보다 고용량 단회 투여 시 감소.
- 따라서, AG를 1일 3-4회 투여 시 보다 1일 1회 투여 시 독성 감소, 효능 증가.

가. 약리작용 및 기전

- 세균의 단백질 합성을 억제하는 bateriostatic agent. 세균의 30S ribosomal subunit에 결합, initiation complex의 형성을 억제하고, mRNA template 상의 code를 misreading하게 만들며, translocation을 억제함. 또한 polysomal structure를 disrupt하여 non-functional monosome을 형성함 (결과적으로 translation 장애 초래).
- 세균에 대한 투과성은 부분적으로 oxygen-dependent 능동수송에 의존적. 따라서, strict anaerobes에 대해서는 거의 무효. 세포벽 합성 억제제와 병용 투여시 AG의 transport 증가로 상승작용 유발.
- 내성 발현 기전 ;
  a. 약물 불활성화 효소 생성 ; group transferases. AG의 amino group에 acetylation을 일으키거나 AG의 산소나 OH group에 phosphoryl 혹은 adenylyl group을 transfer. 이 효소에 대한 감수성은 AG group내 각 약물별로 차이가 있음.
  b. 약물 uptake 감소.

나. 약동학

- 위장관 흡수(경구투여)는 거의 일어나지 않아, 전신 효과를 위해서는 주사. 조직 분포도는 변이가 큼. 배설은 주로 신장 경유. 신기능 저하시 혈중농도 변동 심하며 신독성 예방을 위해서는 용량 조절 요망.

다. 임상 응용 및 독성

- 호기성 G(-)균, G(-)균, 결핵균 등에 유효.
- 신장 독성 및 이독성(耳毒性, ototoxicity)이 있다.

- 이독성 ; 전정신경 독성(vestibular damage, 평형감각 장애)과 청각신경 독성(청각장애)으로서 신부전 환자에서 더 자주 발생되며 이 손상은 irreversible.
  - ➜ 기존의 이독성이 있는 물질(loop 이뇨제 등)과 병용 투여 금기.
  - ➜ AG의 혈중 농도에 비례. 신부전 환자에서 용량 조절 않으면 이독성 증가.
  - ➜ 태아에게도 이독성 유발. 임부에게 투여 금기.
- 신장 독성 ; reversible. 급성 세뇨관 괴사(특히 노인 및 기타 신독성 유발 물질과 동시 투여 시), 사구체 여과율 감소, 혈청 크레아티닌 및 BUN 치의 증가 등.
- neuromuscular blockade ; 고용량 투여시 호흡마비, curare-like block 발생.
  - ➜ 약물에 의해 신경 말단에서의 Ach의 유리가 감소. 동시에 postsynaptic membrane의 Ach에 대한 민감도 감소 등이 그 기전.
  - ➜ 대책 ; Ca^{2+}과 neostigmine 투여 및 ventilatory support.
- 기타 allergic skin rxn, 접촉성 피부염, 발열, 두통 등. Spectinomycin과 neomycin을 제외하고는 과민반응 유발율 낮음.

라. 약물 각론

Streptomycin(SM, 스트렙토마이신)

흑사병(plague, 페스트), 중증 브루셀라 감염증, tularemia 등에 사용. 이독성으로 타 약물에 반응하지 않는 경우에만 사용. 치료에 반응하지 않는 마이코박테리아 감염증(결핵)에 사용.

Kanamycin sulfate(KM, 용성황산가나마이신, 가나신)

주사제로 쓰기에는 독성이 강하며, 위장관 수술 전에 장관 내 살균을 위해서 경구투여. 청각독성이 가장 강함.

Amikacin(아미킨, 아믹탐, 아미카신)

청각독성 발생 확률이 높음. genta, tobra에 내성을 나타내는 중증 G(-)균 감염에 사용.

Gentamicin(겐타신, 겐타마이신), Tobramycin(토브라, 토브라마이신, 넵신, 테네브라)

beta-lactam 항균제와 병용, 중증 감염증에 사용. 전정독성 발생 확률 높음. 신독성이 큼.

Netilmicin(네틸마이신, 아코신)

genta, tobra 등 다른 AG에 내성을 나타내는 세균에 유효.

Neomycin(네오마이신, 네오신)

주사제로 쓰기에는 독성이 강하며 따라서 연조직 감염증에 주로 국소적용.

Dibekacin sulfate(파니마이신, 디베카신), Sisomicin sulfate(안사마이신, 베이마이신)

Ribostamycin(리보스타마이신), Astromicin(포티마이신), Viomycin(비낙탄, 비오신)

Aminodeoxykanamycin(가넨도마이신, AKM), Paromomycin(후마틴, 파로모마이신)

Spectinomycin(트로비신, 스펙티노마이신)

Pc에 과민반응을 나타내는 환자, 혹은 임질균(Gonorrhea)이 Pc에 내성을 보이는 경우의 급성 임질환자에게 근육주사로 투여.

상품명(제약회사)

* Kanamycin - 용성황산가나마이신(유한)
* Gentamicin - 겐타마이신(동광)
* Ribostamycin - 비스타마이신(동아), 리보스타마이신(동광제약)

(3) Tetracycline계

가. 약리작용 및 기전

- 세균의 30 S ribosomal subunit에 결합, charged tRNA가 acceptor site에 부착되는 과정을 차단, 결국 세균의 단백질 합성을 방해하는 bacteriostatic 광범위 항균제.
- G(+), G(-)균 외에도 rickettia, chlamydia, mycoplasma, 일부 protozoa에 유효. 감수성 균의 경우, 에너지 의존성 수송 시스템을 이용, 약물을 세포 내부에 축적시킴. 최근에는 내성균이 증가하는 추세. 포유동물에서는 active efflux 기전 존재.
- 내성 발현 기전 ; plasma-mediated
  - a. 약물의 uptake 감소,
  - b. 세균의 세포 외부로 약물 제거의 증가(active extrusion에 의한 efflux 증가 및 세포 내부 약물축적 감소에 기인함)

나. 약동학

공복시 경구투여가 바람직, I.M.시 심한 통증 유발. 흡수 후 전신의 체액에 고루 분포되며 신장과 담즙으로 배설. enterohepatic recirculation. doxycycline은 전적으로 담즙을 거쳐 대변으로 배설되므로 신기능이 좋지 않은 환자에게 투여 가능.

다. 임상 응용 및 부작용

- 록키산 열, 콜레라, Lyme disease(doxycylcine), meningococcal carrier state(minocylcine), 클라미디아와 마이코플라즈마성 폐렴 및 염증성 여드름(심상성 좌창) 등의 치료. 매독 치료시 2차 선택약. leptospirosis, 만성 기관지염에서의 감염 예방.
- H.pylori 감염시, 말라리아 예방(doxycycline), amebiasis 치료 시(doxycycline)에도 사용.
- 부작용 ; 위장관 장애(오심, 설사), 혈액장애,
  - ➜ 뼈 혹은 치아의 Ca^{2+}과 결합으로 인한 신생아의 골격성장 저해 및 유소아의 치아 착색(법랑질 형성 이상, 영구치 맹출시 치관의 변형),
  - ➜ 고용량에서 간 손상, 태양광선에 노출시 피부 과민반응 등.
  - ➜ 치명적인 colitis ; 이 약물군에 저항성인 S.aureus 및 Clostridium에 의한 superinfection 유발(균교대증, 즉, 장내 정상세균총 균형 교란의 결과)시 특히 면역기능이 저하된 환자의 경우에는 치명적일 수 있음. 기타, 구강 및 질 칸디다증.
  - ➜ 신독성 ; 직접 신독성 유발하지는 않으나, 이미 존재하는 신기능 이상을 악화시킴.
  - ➜ 유효기간 지난 Tc 사용시 Fanconi 증후군 유발.
- Ca^{2+}, Mg^{2+}, Al^{3+} 등의 금속이온과 반응, 불용성 복합체를 형성. 우유, Mg^{2+}, Al 성분을 포함한 제산제, 철분 등과 동시 투여 시 흡수 억제됨.

라. 약물 각론

Doxycycline(바이브라마이신, 독시사이클린), Minocycline(미노신, 미노사이클린)

지용성이 커서 쉽게 흡수(반감기가 길다), 세균 내부로 잘 침투. 특히 Mino.는 CNS에 잘 분포, 내이의 내림프액에 농축 분포되어 어지럼증 유발(vestibular toxicity) 가능.

Tetracycline hydrochloride(테트라사이클린, 아크로마이신)
Tetracycline phosphatate complex(펜마이신)
Chlortetracycline hydrochloride(오레오마이신)
Oxytetracycline hydrochloride(옥시마이신, 테라마이신), Roliteracycline(신테트린)
Methacycline(론도마이신, 메타사이클린), Limecycline(리메사이클린, 리지노마이신)
Demeclocycline hydrochloride(데클로마이신) ; 신장에서의 ADH 작용 억제.

상품명(제약회사)

* Doxycycline HCl - 바이브라마이신엔 정(화이자), 세로독시 정(동광), 유니독신 캅셀(국제), 모노사이클린 캅셀(명인), 브로마이신 캅셀(삼천당), 스테바이신 캅셀(코오롱), 클로란 정(한올), 독시사이클린 캅셀(동구, 신일, 영풍, 한서, 한일약품)
* Minocycline HCl - 미노씬 캅셀(사이나미드), 미노사이클린 캅셀(명인, 신풍제약)
* Tetracycline HCl - 리지노마이신(중외), 테크라리살정(삼성제약)

(4) Chloramphenicol계

- 미생물 세포에서의 단백질 합성 기전은 포유동물 세포에서의 그것과 다름.
- 세균에서는 70S ribosome이 관여하며, 사람에서는 80S ribosome이 관여하고, ribosomal subunit 및 구성 핵산과 단백질의 기능적 특이성 및 화학조성에서 상이함.
- 이런 차이점이, 사람에게는 영향이 없으면서 세균에게만 selective toxicity가 발현되게 하는 주원인이 됨. chloramphenicol이나 tetracycline은 광범위한 항균효과와 낮은 독성으로 인해 과잉 사용되었고 그 결과 내성균이 다량 출현했으며 현재는 한정된 목적으로만 사용됨.

가. 약리작용 및 기전

- Charged tRNA 분자의 aminoacyl moiety가 ribosome-RNA 복합체 상의 acceptor site에 부착되는 것을 막음으로써, donor site의 peptide가 amino acid acceptor 부위로 옮겨지지 못함. 따라서, transpeptidation이 억제됨.

- 즉, 광범위 bacteriostatic agent로 세균의 50S ribosomal subunit에 부착, 단백질 합성을 억제(포유동물의 80S ribosome에는 부착되지 않음). 고용량에서는 진핵생물의 미토콘드리아(mitochondrial RNA에는 70S rRNA가 존재)에서의 단백질 합성도 억제 가능.
- 내성 발생 기전 ; plasmid-mediated
  a. 약물 불활성화 효소(acetyltransferase)의 생산
  b. 세균에 대한 약물의 투과성 감소

나. 약동학

경구투여 시 흡수 양호, 주사도 가능. 전체 체액에 골고루 분포. 태반 및 BBB 통과. 간에서 glucuronate conjugation에 의해 불활성화. 대사되지 않은 약물은 사구체 여과에 의해 제거되며, 포합된 약물은 세뇨관 분비로 제거. 간기능 장애 시 감량. 장간 순환함.

다. 임상 응용 및 부작용

- 항균 범위는 tetracycline과 유사. G(+)균과 장티푸스균(Salmonella)등 G(-)균, Rickettsia 등에 유효.
- Entamoeba histolytica, chlamydia, resistant G(-)균 등에는 무효.
- Pc에 과민반응을 일으키는 뇌수막염(pneumococcal & meningococcal meningitis) 및 ampicillin 내성균에도 사용. 기타 B. fragilis 등에 의한 CNS 혐기성 감염에 Pc계와 병용투여 가능.
- 부작용 ; 직접 자극 혹은 superinfection에 의한 위장장애,
  - ➜ 용량의존적인 골수억제 현상 ; pancytopenia(범혈구 감소증, 가역적), aplastic anemia(재생불량성 빈혈, 비가역적) 등. 재생불량성 빈혈은 발생 확률은 낮으나(idiosyncratic) 일단 발생하면 치명적. 일부 환자에서는 용혈성 빈혈.
  - ➜ 미토콘드리아에서의 단백질 합성억제로, reticulocytopenia(망상적혈구 감소증) 유발.
  - ➜ Gray Baby syndrome ; 신생아(특히 premature neonates)에서 이 약물의 대사능력이 부족(간 glucuronyl transferase 결핍)하므로, 고용량의 chlo. 투여시 유발되는 cyanosis, CV collapse 등의 증후군.
- 전신적인 투여는 다른 항생물질을 사용하기 불가능한 경우에만 이용. 국소제제로 이용.

라. 약물 각론

Chloramphenicol(헤로세친, 클로로마이세틴, 클로람페니콜)
Chloramphenicol sodium succinate, Chloamphenicol palmitate

상품명(제약회사)

* Chloramphenicol - 헤로세친(종근당), 클로람페니콜(국제, 그락소)

(5) Macrolide계

가. 약리작용 및 기전

- 세균의 50S ribosomal subunit에 부착, 단백질 합성을 억제하는 bacteriostatic agent. ➔ peptidyl-tRNA가 acceptor site에서 donor site로 translocation되는 과정을 차단함. 새로 들어오는 charged tRNA가 acceptor site(이미 점거되어 있음)에 접근할 수 없어지고, 따라서 peptide chain에 다음 a.a.가 부가될 수 없게 됨. 기타 initiation complex의 형성도 차단함. 고농도에서는 bactericidal action 발현.
- 내성 발현 기전 ;
  a. G(+)균의 경우, ribosomal binding site에의 methyl기부가(균의 methy- lase 생성으로),
  b. Enterobacteria의 경우, 약물대사 효소인 esterase 생성

나. 약동학

- 소화기 점막에서 잘 흡수. 위산에 의해 일부 파괴. 위산에 강한 염류첨가나 장용정이나 캅셀의 제형으로 투여. 전신에 잘 분포.
- azithro.의 경우, 음식에 의해 흡수가 방해됨. phagocytes나 여타 조직 내의 농도가 혈장 중 농도보다 수10배 - 수100배 높음.
- erythro.의 경우, 특히 간에 농축 분포, 담즙을 통해 배설. 간기능이 저하된 환자에게는 주의하여 투약. clarithro.의 경우 간대사도 거치며, 신장으로의 배설도 일어남.
- 일반적으로 약물의 제거는 비교적 신속(반감기 2-5 시간). 그러나, Azithro.는 소변으로 천천히 제거됨(반감기 2-4일).

다. 임상 응용 및 부작용

- 주로 G(+)균에 사용. Pc만큼 효력은 강하지 않으나 Pc의 효과가 없거나 (beta-lactamase 생산성 Staphylococci) Pc에 과민반응을 보이는 환자에게 투약, Legionnaire's disease, 매독, 디프테리아, 마이코플라즈마성폐렴, 백일해 등에 유효.
- 경구투여시 담즙울체성 간염 등의 간기능 이상(erythromycin estolate. 소아에서는 드물고 임산부에서는 빈번), eosinophilia, 피부발진, 정맥주사시 혈전성 정맥염 등
- 타 약물의 간에서의 대사(cyt.P-$_{450}$)를 억제 ; 특정약물 체내에 축적. astemizole, terfenadine 등 antihistamine과 erythro.나 clarithro. 동시투여시 심부정맥 발생 가능. Azithro.는 간 약물대사 저해효과가 없음. 기타, 과민증, 위장관 장애, 균교대증 등. 교차내성이 강하게 발현됨.

라. 약물 각론

Erythromycin Base, Erythromycin estolate(아이로손, 에리스로)

Campylobacter, chlamydia, mycoplasma, legionella, G(+) cocci, 일부 G(-)균에 유효.

Clarithromycin(클라리스로마이신)

Erythro.와 항균 범위 유사. H. pylori 감염시 사용. chlamydia, toxoplasma 감염 치료 및 M. avium complex 감염의 예방 및 치료에는 erythro.보다 더 유효.

Azithromycin

Erythro.와 항균 범위 유사. 일부 균주에 대해서는 더 유효. 반감기가 길므로 1회 투여로 C. trachomatis에 의한 비뇨생식기 감염 치료시 유효. 4일 투여로 community-acquired pneumonia에 유효.

Roxithromycin(지스로맥스, 록스린, 록시스로마이신), Josamycin(조사마이신)

Oleandomycin phosphate(올레안도마이신, 마토마이신)

Triacetyloleandomycin(사이클라마이신, TAO), Spiramycin(스파이신)

Midecamycin(미데카신, 미데카마이신)

상품명(제약회사)

* Spiramycin - 스파이신정(동광), 로바마이신정(롱프랑)
* Spiramycin + metronidazole - 로도질(롱프랑로라), 콤비팜(동국제약), 스피라졸(한영), 스피로라(동광제약), 피라졸(삼아약품), 스피라엠(삼천당), 오라덴(동구약품)
* Midecamycin - 메데카마이신 캅셀(우유), 미데카신정(한서), 미데카마이신 캅셀(동광)
* Josamycin - 조사마이신(동아제약, 상아제약)
* Erythromycin - 에릭 캅셀(보령), 데리미 캅셀(경동), 코티에리 캅셀(삼아), 이마이신 캅셀(삼천당), 엔데코(삼화), 엘로신(신일), 에리타드(코오롱), 에마인(한화), 에렉스(동성), 에리스로마이신(삼천리제약)

표 4-1 일부 미생물에 대한 macrolide계 항생제의 항균효과

실험균	MIC(μg/mℓ)				
	Oleando-mycin	Erythro-mycin	Spira-mycin	Kitasa-mycin	Josa-mycin
S. aureus	0.5	0.2	2	0.4	0.4
S. pyogenes	0.2	0.02	0.2	0.4	0.2
S. pneumoniae	0.2	0.1	0.1	0.04~0.2	0.8
Mycoplasma pneumoniae	0.6	0.1	0.1	0.3	0.03

(6) Lincosamides 계열

가. 약리작용 및 기전

- macrolide와 작용기전은 동일. 50S ribosomal subunit에 부착, 세균 단백질 합성 저해. ➜ 내성 발현 기전 ; 약물 부착부위에의 methylation 및 약물의 enzymatic inactivation.
- linco.와 macrol. 간의 교차내성은 흔히 발현됨.

나. 약동학

경구투여시 흡수 양호. 전체 체액에 고루 분포, 혈장 단백질 결합률이 크고 일부는 간에서 대사되고 나머지는 미변화체로 소변 및 담즙으로 배설.

다. 임상 응용 및 부작용

- G(-)균에는 활성이 없어 주로 혐기성균 감염에 의한 농양 형성증 등과 G(+) 균주에 의한 심각한 감염증(back-up drug)에 사용. Pc에 과민반응을 보이는 환자에게 유효.
- 판막질환을 가진 환자에서의 심내막염 예방 목적으로 투여. Pneumocystis carinii와 Toxoplasma에 대해서도 유효.
- 부작용 ; 설사, 피부발진, neutropenia, 간기능 부전, resistant Clostridium 등에 의해 위막성 대장염(vancomycin에 의해 치료 가능) 발생.

라. 약물 각론

Lincomycin(린코신, 린코마이신)
Clindamycin(크레오신, 훌그램, 클린다마이신)

상품명(제약회사)

* Lincomycin - 린코신 캅셀(업죤), 린코마이신 캅셀(종근당, 동아, 국제, 일동, 한서, 유한, 동화, 동성, 영진, 보령제약)

* Clindamycin - 크린다신(환인), 크론다(한국파마), 크레오신(업죤), 훌그램(삼진), 클린다마이신(일동, 유한)

(7) Streptogramins 계열

bactericidal. 50S ribosomal subunit에 부착. ribosome에 존재하는 nascent polypeptide가 배출되는 exit channel을 수축시킴. 부가적으로 tRNA synthetase 활성을 감소시켜, 세포 내부의 free tRNA를 감소시킴.

Quinupristin-Dalforpristin

streptogramins에 속하는 2 약물의 복합제제. bactericidal. 두 화합물 각각의 반감기보다 더 긴 시간 동안 항균효과가 유지됨(postantibiotic effect). 항균범위 ; pc-저항성 pneumococci, MRSA, Vanco-RSA(VRSA), resistant Enterococci 등. I.V.시 통증 유발 가능. arthralgia-myalgia synd. 유발. cyt.P-$_{450}$의 강력한 억제제로 동시투여되는 타 약물의 혈중농도를 올릴 수 있음.

(8) Oxazolidinones 계열

Linezolid

bacteriostatic. 50S ribosomal subunit의 특이 부위에 결합, tRNA-ribosome-mRNA ternary complex의 형성을 차단함으로써 initiation을 억제함. beta-lactam과 Vanco.에 내성인 G(+) cocci에 유효. 경구, 주사 투여. 현재까지는 타 단백질 합성억제제와 교차내성 없음.

(9) 기타 항생물질

Metronidazole(후라시닐, 플라질), Tinidazole(파시진), Orinidazole(티베랄)

항원충제로서, trichomoniasis에 DOC. 아메바성 간농양의 치료에 DOC. iodoquinol 및 diloxanide 등과의 병용으로 장관 강내 아메바 감염 치료. 원충 뿐 아니라 혐기성 세균의 세포내 거대분자(ferredoxin)와 반응하고, 약물의 nitro group이 reductive bioactivation되어, cytotoxic 한 이 물질이 세균의 DNA 합성을 억제하며, 손상된 DNA의 수선(repair)을 방해.

Fusidic acid(후시딘, 발라드, 푸시덤)

스테로이드 구조를 가지고 있는 항생물질로서 경구투여도 가능하나 주로 국소적용(피부 도포)으로 중증 포도상구균 감염증에 사용된다.

Mupirocin(박트로반)

G(+) cocci에 유효. 국소(피부) 적용. 전신흡수 안됨. Staphyllococcus, β-용혈성 연쇄상구균, 농가진 치료.

Polymyxin B

Polypeptide, bactericidal. G(-)균에 유효. 독성으로 인해 국소 투여. Enterobacter와 녹농균에 의한 감염 치료 시 사용.

요로감염 치료제

경구투여로 흡수된 후 소변으로 배설, 세균 뇨증을 치료. 전신 항균효과는 낮으나 독성이 있음. 뇨 산성화제와 동시에 투여됨(뇨 산성화 시 소변 중 세균성장이 억제되므로). Nitrofurantoin(후라단틴, 마크로단틴, 니트로후란토인), Nalidixic acid. Methenamine mandelate and hippurate(만델라민, 만델산 메테나민) 등이 있다.

(10) 합성 유기 항균제

① Sulfonamides 계열

가. 약리작용 및 기전

- p-aminobenzoic acid(PABA)와 구조가 유사, 세균 성장의 필수물질인 folic acid 합성경로에 유입, folic acid 합성 초기 단계에서의 중요 효소인 dihydropteroate synthase를 억제, 엽산 합성장애(nonfunctional folate 생성) 초래, bacteriostatic action.
- 이미 형성된 엽산을 대사과정에서 이용하는 세균이나 포유류의 세포에는 무효.
- 내성 발현 기전 ; plasmid-mediated
  a. 약물 축적 감소
  b. 세균 내 PABA 합성의 증가
  c. 표적효소 민감도의 감소

나. 약동학

위장관 흡수율 높음. 혈장 단백과의 결합이 약물에 따라 차이가 있으며, 잘 흡수되지 않는 약물의 경우에는 만성염증성 대장질환에 사용. 간에서 다양한 정도로 대사(acetylation), 신장을 통해 제거(intact or acetylated drug).

다. 임상 응용 및 독성

- 상용량에서 bacteriostatic, 다량에서 bactericidal. G(+), G(-)균의 감염증에 사용되어 왔으나 현재 몇몇 sulfonamides(SA)가 화상, 외상, Nocardiasis, 트라코마 감염증, 톡소플라즈마 감염증, 요로계의 염증 및 궤양성 대장염 등에 사용.
- 신장애(산성뇨에서 침전 형성, crytaluria, hematuria 발생), 발열. 오심, 구토, 간독성.
- 드물기는 하나, granulocytopenia, thrombocytopenia, aplastic anemia 유발 가능. Glucose-6-phosphate dehdrogenase(G6PD) 결핍 환자에서는 급성용혈 발생.
- 다른 sulfonamides, sulfonylurea, thiazides 등과 교차 과민반응 유발 가능. 박리성 피부염, Polyarteritis Nodsa, Stevens-Johnson synd. 등 유발 가능.

• 임신 제3기에 임부에게 투여 시, SA가 bilirubin의 혈장 단백결합을 치환시켜 혈중 bilirubin의 농도가 상승, 신생아에서의 kernicterus(뇌황달) 유발 가능. 혈장 단백결합 치환에 의해 기타 약물의 유효농도를 높일 수 있음.

라. 약물 각론

Sulfamethoxazole and trimethoprim(박트림, 코트리목사졸, 유프림, 셉트린)
Sulfasalazine(술파살라진, 살라조피린)
Sulfisoxazole(간트리신, 설프이속사졸)
Sulfadiazine(설파다이아진, 다이아진)
Mefenide acetate(설파미론) 및 Silver sulfadiazine(실바딘, 실마진)
Sulfadoxine, Sulfamethizole(티오술필)

② Fluoroquinolones 계열

가. 약리작용 및 기전

• 세균의 DNA합성에 필요한 DNA gyrase(DNA topoisomerase II) 및 topoisomerase IV와 결합, 효소작용을 억제함으로써 세균의 정상적 DNA 형성을 방해함.

• 즉, 세균 DNA의 복제와 전사과정에 필수적인 DNA gyrase의 nicking and closing action(relaxation of supercoiled DNA)을 억제. 또한 Topo. IV의 억제로 세포분열 동안 복제된 chromosomal DNA의 분리를 방해함. bactericidal.

• 내성 발현 기전 ; staphylococci, pseudomonas, serratia 등에서.
  a. 약물축적 감소
  b. 약물 결합부위의 point mutation을 통한 표적효소의 민감도 변화

나. 약동학

위장관 흡수 양호. 체내 각 기관에 잘 분포. 간에서 대사되어 대부분 소변으로(신세뇨관 분비), 나머지는 담즙으로 배설되며, 반감기는 3-8시간인데 non-renal routes로 배설되는 부분의 경우 반감기가 10-20시간.

다. 임상 응용 및 부작용

• G(+), G(-)에 광범위한 항균작용. 혐기성 균에는 거의 무효. G(-)균에 의한 비뇨생식기 및 위장관 감염시, 임질, 호흡기, 피부 기타 연조직 감염에 사용되었으나 내성균의 출현으로 효용성 저하. 기타 결핵 치료, neutropenia 환자

의 감염예방 조치, meningicoccal carrier state의 조절 등에 사용됨.

- 오심, 구토, C.albicans, Streptococci 등에 의한 superinfection, 현기증, 두통, 불면증, 피부발진, tendonitis, photosensitivity 등 유발 가능.
- 경련이 일어날 수도 있고, 연골에 장애를 초래할 수 있으므로 소아, 임산부에게 사용금기. ➜ 기타, 간기능 검사 시 이상반응 유발 가능. theophylline 및 여타 xanthine의 혈중 농도를 높여 독성 유발 가능.

라. 약물 각론

Norfloxacin(박시달, 유레카신, 에펙살, 노르플록사신)
Ciprofloxacin(시프로, 시프로바이, 시프로플록사신), Ofloxacin(타리비드, 오플록사신)
Levoflxacin(레보플록사신), Sparfloxacin(스파플록사신),
Moxiflxacin, Trovaflxacin, Pefloxacin(페플록사신), Enoxacin(에녹사신)
Gemifloxacin

상품명(제약회사)

* Ofloxacin - 타리비드(제일), 다비드정(동구), 타록시드정(반도), 오프렉신정(삼천리), 오스탄정(상아), 타라본정(상아), 프락신정(아주), 옥사신정(엘지), 타비신정(코오롱), 오로신정(한미)

* Norfloxacin - 박시달정(종근당), 바로탐정(구주), 유레카신정(국제), 에펙살정(신풍), 바메론정(엘지), 후록사정(한서), 노플록사신정(대도, 반도, 영풍)

표 4-2 치과영역에서 사용하는 살균성 항생제와 정균성 항생제

	화학요법제	제 제
살균제 (Bacteriocidal antibiotics)	Penicillin계	amoxicilline, ampicillin, bacampicillin HCl, talampicillin HCl, metampicillin, ciclacillin
	Cephem계	cephradine, cefadroxil, cephalexin, cefaclor
	Aminoglycoside계	kanamycin, gentamicin, ribostamycin, streptomycin
	Polyene계	nystatin, amphotericin B
	Polypeptide계	bacitracin, polymyxin B
	Quinolone계	ofloxacin, norfloxacin
정균제 (Bacteriostatic antibiotics)	Tetracycline계	doxycycline HCl, minocycline HCl, tetracycline HCl
	Macrolide계	spiramycin, mydecamycin, josamycin, erythromycin
	Chloramphenicol계	chloramphenicol
	Lincomycin계	lincomycin, clindamycin
	Sulfa제	sulfisoxazole, sulfadiazine

: 치과에서 많이 쓰는 항생제

치과 의료와의 연관성

1. 치과 영역의 진료에 있어서 감염관리가 중요하며 두경부의 화농성, 점막성 감염의 치료에 항균제가 중요한 역할을 한다.
2. 항균제는 치료뿐만 아니라 예방에도 중요한 역할을 수행한다. 특히, 항균제는 치과 진료 중 감염되기 쉬운 환자가 감염성 심내막염에 걸리지 않도록 예방하기 위하여 사용될 수 있다. 그러므로, 항균 화학요법을 잘 이해하는 것은 치과 진료에서 매우 중요하다고 할 수 있다.
3. 류마티스 열의 결과로 심장에 반흔 조직으로 된 손상이 생기는 류마티스성 심장질환은 심장의 승모판이나 대동맥의 판막에서 발생되는데, 반흔조직의 석회화가 일어나서 협착이나 동맥혈의 역류가 일어나 판막에 손상을 가하고, 손상을 받은 판막은 혈류에 혼합된 세균에 의하여 세균성 심내막염 발생의 확률을 높인다. 따라서, 치과 진료 시 병력이 있는 환자의 재발을 예방하기 위해서는 항생제의 예방적 투여가 필수적이다.

3. 항진균제(항곰팡이, 항효모성 제제)

1) 전신 진균 감염에 사용되는 약물 (Drugs for systemic fungal infections)

Amphotericin B (훈기존, 암포테리신)

polyene계의 amphipathic한 물질로 ergosterol과 결합, 세포막에 인공적 구멍을 형성, 진균 세포막의 투과성 및 수송 특성에 영향을 미침. 진균에 의한 전신 감염시 비경구 투여(I.V.) 제 1 선택약. 중증 진균감염에 가장 유효.

Flucytosine (5-FC, 안코본)

진균의 핵산 합성을 억제하는 약물. 항진균 범위가 비교적 좁고, 전신 candida 감염 등에 ampho.와 병용투여시 상승적 항진균작용 및 내성 감소 가능.

Ketoconazole (니조랄, 스파이크, 케토코나졸), Fluconazole (디플루칸, 플루코나졸), Itraconazole (스포라녹스, 이트라코나졸), Voriconazole, Miconazole nitrate (모니스타트), Clotrimazole (카네스텐,카마졸)

cyt.P-450에 의해 매개되는 lanosterol의 demethylation을 방해, 결국 진균 ergosterol 의 합성 억제로 진균 세포막의 투과성 방해. 각종 표재성 및 전신성 진균감염에 사용.

2) 표재성 진균감염에 사용되는 전신 투여 약물 (Systemic drugs for superficial fungal infections)

Griseofulvin (훌비신, 그리세오훌빈)

진균 핵산 합성 저해 및 microtubule 기능 방해로, 유사분열을 방지하는 약물. 표재성 및 손발톱, 모발의 진균감염에 경구투여.

Terbinafine (라미실, 터비나)

진균의 squalene epoxidase 억제. 진균 내부에 squalene 축적, 결과적으로 ergosterol 합성 방해. 각질에 축적. Griseo.보다 손발톱 무좀에 훨씬 유효. 족부백선 및 체부백선에 국소 적용.

3) 표재성 진균감염에 사용되는 국소 적용 약물 (Topical drus for superficial fungal infections

Tolnaftate (톨나프테이트, 티나덤)

표재성 진균감염증에 국소 적용. 칸디다에 무효. 족부백선에만 유효.

Nystatin (니스타틴, 마이코스타틴)

ergosterol에 결합, 세포막 와해. Ampho.와 유사한 구조 및 작용. 주사에 의한 전신 투여 시는 독성이 너무 강하고, 경구투여로 구강을 포함한 소화관 진균(candida)감염 치료.

Cyclopirox (로푸록스) ➔ 손발톱 무좀에 국소 적용.

기타, Haloprogin(할로텍스), Candicidin(바노비드, 칸뎁틴), Undecylenic acid

4. 항바이러스성 제제(Antiviral agents)

바이러스의 핵산 합성을 특정 단계에서 억제하거나, 단백합성 억제, 단백처리(processing) 과정 억제 등의 기전을 경유함으로써 약리작용을 발현.

1) 단순포진 바이러스 치료제(antiherpes drugs)

Acyclovir(조비락스, 아시클로버, 바크로비)

(1) 약리작용 및 기전

Acycloguaosine으로서 바이러스의 DNA polymerase를 억제(이 약물의 triphosphate form은 competitive substrate for DNA polymerase)하고, 약물이 바이러스의 내부로 들어가서 DNA 사슬 연결을 중단. 내성: 표적 효소의 변화, 여타 항바이러스제와 교차내성 발현.

(2) 약동학

경구, I.V., 국소투여. 신장으로 배설.

(3) 임상 응용 및 부작용

- Herpes simplex virus(HSV)(내성 HSV는 viral thymidine kinase 결핍), Epstein-Barr virus, Varicellar-Zoster virus, Cytomegalovirus(CMV) 등의 감염에 투여.
- 장기 경구투여시 재발성 생식기 헤르페스 감염을 막으며 면역억제 환자에서의 대상포진도 방지한다. 안과 국소적용으로 헤르페스성 각막염을 치료하며, 피부 국소적용 제제는 점막성 단순포진을 치료.
- 부작용 ; 경구투여시 위장관 장애, 두통, 비경구투여시 가역성 신부전, 경련, 섬망, 진전 등의 신경독성, 저혈압 등이 있으며 골수독성은 없음.

기타 유사약물들

Ganciclovir(싸이메빈), Famciclovir(팜비어), Valaciclovir, Cidofovir, Forscarnet (포스카버), Vidarabine(바이라 에이), Sorivudine, Idoxuridine(I.D.U., 허프렉스, 스톡실), Trifluridine(바이롭틱), Fomivirsen

2) AIDS 바이러스(레트로 바이러스) 치료제 : 핵산유도체로서 역전사효소 억제제(anti-HIV agents : Nucleoside reverse transcriptase inhibitors(NRTIs))

Zidovudine(AZT, 리트로버, 아지토민), Didanosine(바이덱스), Zalcitabine(하이비드), Stavudine(제리트), Sorivudine, Lamivudine, Abacavir

3) AIDS 바이러스(레트로 바이러스) 치료제 : 비 핵산유도체로서 역전사효소 억제제(Anti-HIV agents : non-Nucleoside reverse transcriptase inhibitors(NNRTIs))

Nevirapine, Delavirdine, Efavirenz

4) AIDS 바이러스(레트로 바이러스) 치료제 : HIV-1 단백분해효소 억제제(Anti-HIV agents : HIV-1 protease inhibitors)

Ritonavir(노르버), Indinavir(크릭시반), Saquinavir(인비라제), Nelfinavir(비라셉트), Amprenavir

5) 기타의 항바이러스제

Amantadine (시메트렐, 아만타딘) 및 Rimantadine (플루바딘)

Influenza A & rubella virus(RNA 바이러스)의 전사와 복제 과정을 저해하며, 바이러스의 핵산이 인체 세포로 유리되는 단계를 차단. 인플루엔자 A 감염 치료에 사용되는데, 증상이 생긴 후 48시간 이내에 투여되어야 유효.

Oseltamivir (타미플루), Zanamivir

Influenza A & B에 의해 생성되는 neuraminidare를 억제. 인플루엔자 감염 치료에 사용

Interferon (인터페론) alpha-2a (로페론 에이), alpha-2b (인트론 에이)

IFN-α(백혈구), IFN-β(fibroblast), IFN-γ(면역세포) 등의 생체 내 물질로, viral RNA & DNA 합성에 다양한 영향을 줌. 면역억제 환자의 대상포진 감염, AIDS 환자의 카포시 육종, juvenile papilloma 바이러스 감염(Papillomatosis) 등에 사용되고, 기타 모양세포 백혈병, B형 및 C형 만성간염 치료에도 사용.

기타, Ribavirin (바이라미드, 리바비린), 국소 투여로 주로 사용되는 idoxuridine, cytarabine, trifluorothymidine 등.

표 4-3 임상에서 현재 사용중인 항바이러스제

구 분	기 능	종 류
Nuleoside 유사체	DNA/RNA 합성을 저해	Acyclovir-단순포진 바이러스 Ganciclovir-거대세포 바이러스 Zidovudine-인간면역결핍 바이러스 Ribavirin-호흡 합포체성 바이러스
Adamantanes	세포내 바이러스 탈피 저해	Amantadine-influenza A형 바이러스
Interferons		Interferon-B형 또는 C형 바이러스

치과 의료와의 연관성

1. 단순포진 바이러스(Herpes Simplex Virus, HSV)는 헤르페스(허피스)성 치은구내염을 유발하는데, 일반적으로 경구 아시클로버로 치료하고, 심각한 경우 정맥주사로 투여한다. 아시클로버는 증상 발현 후 즉시 사용해야 하며, 헤르페스 병변에 대한 보조적 요법(2차 감염 예방 및 증상 조절)으로 해열진통제, 항생제 및 항진균제 등을 투여할 수 있다.
2. 단순포진 바이러스 감염은 AIDS 환자에서 더욱 심각한 결과를 초래하는데, 재발성 헤르페스 병변은 이러한 환자들에서 만성화되고 아시클로버 내성을 나타내는 바이러스가 출현할 수 있으며, 이 때는 ganciclovir나 foscarnet 등 다른 종류의 항바이러스제가 유효하다.

5. 항결핵제

결핵균은 성장이 완만하고, 세포 내에 오래 존재하므로 다른 세균 감염의 경우보다 오랜 기간 동안 약물투여를 실시해야 한다. 문제점은 내약성의 발생이며 장기간 투여로 오는 각종 부작용이 생길 수 있다. 결핵 치료약물은 결핵균(M. tuberculosis)의 성장 및 번식을 저지하며, 그 작용 및 독성을 고려, 1차와 2차 약물로 구분하며, 1차 약물투여 후에, 2차 약물을 사용하도록 하고 있다. 또한 단독요법(single dose therapy)으로는 저항성이 신속히 생기기 때문에 복합투여(combination therapy)로 치료효과의 획득, 내성발현의 지연, 부작용 감퇴 등의 이점을 얻을 수 있다.

〈1차 약물〉

Isoniazid(INAH, 하이드라짓, 아이나) ➜ 결핵균의 세포벽 합성을 억제.
Rifampin(rifampicin, 리팜핀, 리막탄, 리파딘) ➜ 결핵균의 RNA 합성을 억제.
Streptomycin sulfate(스트렙토마이신) ➜ 결핵균의 단백질 합성을 억제.

〈2차 약물〉

1차 약물 사용시 내성을 보이는 균주에 적용. 2차로 쓰이는 이유는 이 약물들이 더 이상 유효하지 않고 독성이 1차 약물들보다 강하기 때문.

- P-Aminosalicylic acid(PAS, 파스, 파라살)
- Cycloserine(사이클로세린, 세로마이신) ➜ 결핵균 세포벽 합성 억제제.
- Ethionamide(트레케이터, 에치온아미드) ➜ 결핵균 세포벽 합성 억제제.
- Viomycin, Capreomycin(캐파스태트), Enviomycin sulfate(쓰베락틴)

결핵균의 단백질 합성 억제제.

- Prothionamide(테라플릭스, 프로치온아미드), Terizidone(테리발리딘)
- Ciprofloxaxin, Ofloxacin, Amikacin

Cf

한센병(나병) 치료제(Drugs for leprosy)
Dapsone(Diaminodiphenylsulfone, DDS, 답손, 디디에스), Sodium acetosulfone(프로마세틴), Glucosulfone, Sulfoxone, Olapsone, Clofazimine(람프렌, 클로파지민)

6. 항기생충 요법제

1) 항원충제(Antiprotozoal agents)

사람의 구강에서, 치육 아메바와 구강 트리코모나스 두 종류의 구강 원충이 발견될 경우, metronidazole, tinidazole 등을 사용하여 치료한다.

(1) 아메바 감염증 치료제

토근(Ipecac) 알칼로이드(emetine, 에메틴), Chloroquine phosphate(아랄렌, 말라클로, 류센트, 푸라케닐), Quinacrine hydrochloride(아타브린), Iodoquinol(요독신) 및 Clioquinol(비오폼), Paromomycin(후마틴), Diloxanide(후라미드)

(2) 트리코모나스 감염증(편모충증)에 사용하는 약물

Metronidazole(후라시닐, 플라질, 메트로니다졸), Tinidazole(파시진, 티니다졸) 및 Orinidazole(티베랄, 오니다졸)

(3) 트리파노소마 감염증(tripanosomiasis) 치료제

Suramin(수라민, 벨가닐), Eflornithine, Melarsoprol, Pentamidine(로미딘), Nifurtimox(람피트)

(4) 라이슈마니아 감염증(leishmaniasis) 치료제

Stibogluconate

2) 말라리아 치료제(Antimalarial agents)

Malaria란, 말라리아모기의 체내에 기생하는 포자충류에 속하는 Malaria plasmodium이라는 원충에 의해서 매개되는 열성 질환으로, 특이한 열발작, 비종, 빈혈 등이 주된 특징이며 열대, 아열대에 많은 질환이다.

Quinine sulfate(퀴니네, 퀴닌), Chloroquine diphosphate(아랄렌, 클로로퀸, 말라클로, 류센트, 푸라케닐), Primaquine phosphate(말라프리, 프라퀸, 말라퀸, 프리마퀸), Mefloquine(라리암, 메플로퀸), Hydroxychloroquine(유마), Quinacrine hydrochloride(퀸아크린, 아타브린, 아크리나민, 메파크린), Pyrimethamine(다라프림, 피리메타민), Chloroguanide(파루드린)

3) 구충제(항윤충제, 항연충제)(Anthelminthic drugs)

구충제는 주로 장관 내에 기생하는 기생충(parasites, helminth, '윤충' 혹은 '연충'으로 번역)을 마비시키거나, 기생충의 영양소 흡수를 차단함으로써 사멸(vermicide) 혹은 구제(vermifuge, 체외로 몰아냄으로써 제거함)하는 약물이다.

(1) 조충(Tapeworm, Cestoda, 촌충) 구제약

이 분류에 속하는 주요 기생충은 광절열두조충, 유구조충(갈고리촌충), 무구조충(민촌충), 왜소조충 등이 있다.

Quinacrine hydrochloride(아타브린), Dichlorophen(안티펜), Niclosamide(요메산, 니클로사미드, 타녹스, 타에니아), Albendazole(젠텔, 알벤다졸)

(2) 선충(Roundworm, Nematoda) 구제약

이 분류에 속하는 주요 기생충은 회충, 편충, 선모충, 요충, 십이지장충, 동양모양선충, 분선충 등이다.

Albendazole(젠텔, 알벤다졸) 및 Mebendazole(버막스, 메벤다졸), Flubendazole(후루버말, 플루벤다졸, 젤콤), Thiabendazole(민테졸, 치아벤다졸), Pyrantel pamoate(콤반트린) 및 Oxantel(옥산콤), Diethylcarbamazine(바노시드, 헤트라잔), Piperazine citrate(안테파, 비페라), Ivermectine(이버멕틴), Dithiazamine iodide(델벡스), Pyrvinium(반퀸), Levamisole(레바미솔, 레바네스, 에르가미솔)

(3) 흡충(Flukes, Trematoda) 구제약

이 분류에 속하는 주요 기생충으로는 주혈흡충, 폐흡충(폐 디스토마), 간흡충(간 디스토마) 등이 있다.

Praziquantel(빌트리시드, 디스토시드), Bithionol(비치오놀), Niclosamide(요메산, 니클로사미드, 타녹스, 타에니아), Oxamniquine, Metrifonate 및 Niridazole

7. 화학요법제의 임상적 측면

(1) 투여시 환자에 대한 복약지도

① 유효기간이 지난 테트라사이클린계의 약물은 치명적인 신장애나 다발성 기형을 유발할 수 있으므로 주의해야 한다.

② 테트라사이클린계 약물을 임산부나 8세 이하의 아동에게 투약하는 것은 금해야 한다.

③ 독시사이클린 투여시 위장장애를 예방하기 위하여 다량의 물과 함께 복용하고 복용 후 30분간 눕지 않도록 한다.

④ 퀴놀론계 항생제 사용중 환자의 인대나 건에 통증 또는 염증이나 파열을 일으키는 경우는 즉시 사용을 중지해야 한다.

⑤ 클로람페니콜은 부작용이 많으므로 단순감염질환에 사용하는 것을 가급적 피해야 한다.

(2) 약물상호작용

① 아스피린이나 시메티딘 등의 위산분비 억제제는 페니실린계 약물 또는 에리스로마이신의 약효를 저하시킨다.

② 클로람페니콜이나 테트라사이클린계, 린코마이신계, 제산제 등은 페니실린계 약물의 약효를 저하시킨다.

③ 스피라마이신이나 에리스로마이신 등 macrolide계 항생제와 항히스타민제 또는 위장관 운동 항진제를 병용하면 심계질환을 야기할 수 있으므로 금해야 한다.

④ 테트라사이클린계의 약물은 혈당강하제(sulfonylurea계 : 다오닐)의 약효를 상승시켜 저혈당을 초래할 가능성이 있으므로 주의해야 한다.

⑤ 퀴놀론계 항생제와 phenyl acetate류의 비스테로이드 소염진통제를 병용하면 발작을 일으킬 수 있으므로 금해야 한다.

⑥ 린코마이신은 마취제와 반응하여 호흡억제 효과를 유발하므로 국소마취시에도 주의해야 한다.

⑦ 로도질이나 콤비팜, 오라덴의 성분인 메트로니다졸은 알코올을 마실 경우 디설피람양 반응을 보이므로 음주는 절대 금기사항이다.

(3) 음식물과 항생제와의 관계

① 공복에 복용해야 흡수가 잘되는 항생제 : Ampicillin, cefaclor, cefadroxil, cephalexin, cephradine, eryhtromycin, tetracycline, fluoroquinolones 등

② 음식물과 함께 복용해야 하는 항생제 : Cefuroxime, cefodoxime 등

③ 흡수율이 음식물에 거의 영향을 받지않는 항생제 : Penicillin V, amoxicillin, clindamycine, minocycline, metronidazole, doxycycline, augmentin, clarithromycin 등

Ⅱ. 소독제

고대 이집트에서는 향료, 식물성기름, gum 등을 방부제로 사용하였는데 특히 향료 등을 사람의 시체에 발라 부패를 방지하였고, Hippocrates는 포도주, 식초를 방부제로 사용하였다. 그 후 강한 방부, 살균 작용이 있는 iodine, chlorine, phenol 등이 발견되어 현재까지 사용되고 있다.

방부제(antiseptics)란 미생물의 성장을 억제하거나 죽이는 약물로서 특히 생체 조직에 적용하는 약물을 말한다.

소독제(disinfectant)는 병원성 미생물을 파괴함으로써 질병의 감염을 방지하는 약물로서 특히 수술기구 같은 무생물체에 적용하는 약물을 말한다.

살균제(germicide)는 넓은 의미에서 미생물을 파괴하는 약물 모두를 말하며, 이는 다시 박테리아를 파괴하는 살균제(bactericide), 진균을 파괴하는(fungicide), 바이러스를 파괴하는(virucide), 아메바를 파괴하는 아메바 살균제(amebicide)로 나눌 수 있다.

1. 소독제의 분류

1) 작용양식에 의한 분류

(1) 화학적 친화력을 가진 약물 : Acid류, alkali류, 산화약, 환원약, 할로겐류

(2) 지질 용해성 약물 : Phenol, benzene 유도체, salicylic acid, formaldehyde, alcohol 등

(3) 화학적 친화력과 지질 용해성의 약물 : Mercuric chloride, osmic acid

2) 일반 응용상의 분류

(1) Alcohol : Ethyl alcohol, isoprooyl alcohol

(2) Aldehyde : Formaldehyde, Glutaraldehyde

(3) 계면활성제 : Benzalkonium Chloride

(4) Chlorhexidine

(5) 염소계 : NaOCl

(6) Dyes 류 : Gentian Violet, Methyl blue

(7) 가스나 증기 : Ethylene Oxide
(8) Halogen : Iodine, iodoform, povidone iodine 등
(9) Heavy metal류 : Mercurochrome,
(10) 산화제 : H_2O_2, $KMnO_4$
(11) Phenol : Phenol, cresol, hexachlorophene, thymol, naphthalene
(12) Nitrofuran 유도체 : Nitrofurantoin, nitrofurazone
(13) Acid류 : Boric acid, benzoic acid, salicylic acid 등

2. 소독제의 작용기전

1) 대부분의 세균은 동물의 세포와는 달리 세포막 외측에 세포벽을 가지고 있다. 세균의 세포벽은 탄력성이 있는 두꺼운 벽으로서 세포의 형태를 유지하는 구실을 하며, 세포벽이 파괴되면 세균세포는 팽창하기 때문에 세포막도 파괴된다. 세포막은 반투과성의 막으로써 선택적인 투과성을 가지고 있고 삼투압의 변화에 약하다. 세포 내부에는 핵이나 세포내 소기관인 리보솜 등의 입자가 존재한다.

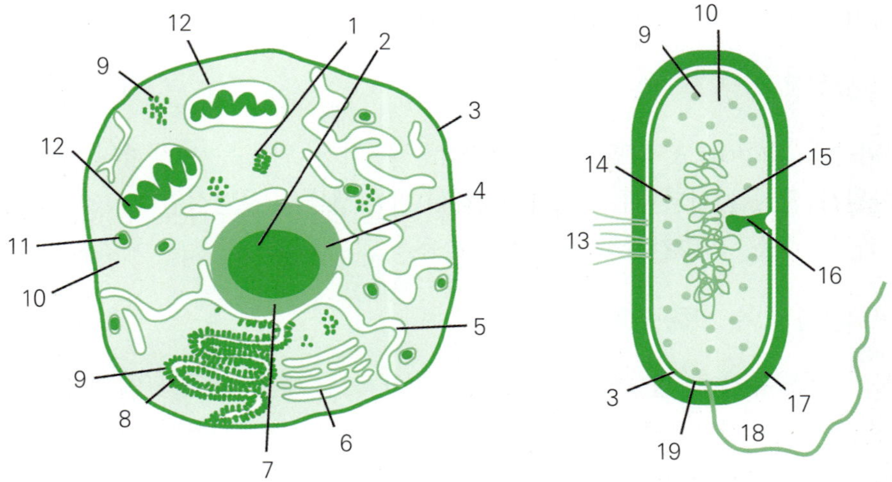

그림 4-1 진핵세포(A)와 원핵세포(B)

(1) 중심소체 (2) 핵 (3) 세포막 (4) 인 (5) 활면소포체 (6) 골지체 (7) 핵막 (8) 조면소포체
(9) 리보조옴 (10) 세포질 (11) 리소조옴 (12) 미토콘드리아 (13) 성섬모(pili) (14) 과립성 봉입
(15) 염색체 (16) 메소조옴 (17) 협막 (18) 편모 (19) 세포벽

2) 세균에 따라 세포벽의 가장 외측에 대부분 다당체로 이루어진 협막(capsule)을 가진 것도 있고, 운동에 관여하는 편모를 가진 균도 있다. 또 파상풍균과 같이 환경이 나빠지면 포자(spore, 아포)를 형성하여 저항하는 것도 있는데, 이들 포자의 내부는 수분이 적고 외부는 두꺼운 껍질로 덮여 있으므로 건조, 열, 소독약 등에 대하여 대단히 저항력이 강하다.

(1) 세포막 장애작용

세균의 세포막 구성성분에 작용하여 막 구조에 장애를 유발하여 살균작용을 나타낸다. 대표적인 약물인 알코올류는 세균의 세포막에 침투하여 막의 투과성을 항진하거나 세균세포막을 파괴하여 직접적으로 살균작용을 나타낸다. 그러나 penicillin계, cephalosporin(cephem)계의 항생물질은 세균 세포벽의 합성을 저해하여 세포벽의 기능을 파괴함으로써 간접적으로 세포막을 파괴한다.

ex) ethanol, methanol, ether 등

(2) 원형질 단백질의 응고 및 변성작용

일반적으로 소독제는 지용성, 즉 지질에 대한 용해성이 높다. 단백질을 응고시키는 phenol계, alcohol류 등은 지용성을 이용하여 세포막을 투과한 후, 세균의 원형질 단백질에 대하여 응고·침전·변성작용을 나타내어 세균을 사멸시킨다.

ex) phenol, cresol, isopropanol, formalin 등

(3) 산화작용

과산화수소, halogen 화합물 등 산화작용을 가진 약물은 미생물의 구성성분 중 특히 환원시 활성을 나타내는 효소를 저해하여 미생물을 사멸시킨다.

ex) 과산화수소, 과망간산 칼륨, 요오드 등

(4) 필수 효소의 저해작용

미생물의 생명유지에 필요한 대사효소를 저해하여 세균의 증식을 억제한다. 예를 들면, 중금속류는 미량으로 세균의 SH효소를 저해하여 정균작용을 나타낸다.

ex) 양성비누, 색소계 살균제, 붕산 등

(5) 기타 작용

염류, 당류 등에 의하여 삼투압이 높아지면 세균의 세포는 수분을 빼앗겨 발육이 억제된다(탈수작용). 또 강산이나 강알칼리는 세포의 성분을 가수분해하므로 미생물을 사멸시킨다.

3. 소독제의 약리작용

(1) 항균작용

소독제는 상술한 바와 같은 기전에 의하여 항균작용을 나타낸다. 일반적으로 일정 농도 이상에서 살균작용을 나타내는 것이 많다. 농도가 극단적으로 낮아지면 오히려 세균발육을 촉진하는 경우도 있다.

(2) 탈취작용

화학적 친화성이 강한 소독제는 부패에 의하여 생긴 단백분해 산물과 결합하거나 혹은 분해산물을 파괴하여 탈취작용을 나타낸다.

(3) 지혈작용

중금속염 등은 혈액 단백질과 결합하여 응고됨으로써 지혈작용을 나타낸다. 과산화수소에도 지혈효과가 있다.

(4) 염증 유발작용 및 부식작용

대부분의 소독제는 일정 농도 이상에서 기염적으로(염증을 일으키도록) 작용한다. 그러나 고농도에서는 부식작용을 나타내는 것이 많다.

4. 소독제의 효과에 영향을 주는 요인

1) 농도

(1) 일반적으로 소독제의 농도는 높을수록 작용이 강해진다. 그러나 이에 따라 생체(숙주)조직을 손상시키는 작용도 강해지는 것이 많다. 따라서 소독제의 사용 농도는 일반적으로 생체조직을 손상시키지 않으면서 최대의 효과를 발휘하는 농도로 사용된다. 특히 손이나 구강 점막의 소독에 쓰이는 것은 그러하다. Cresol 비누액은 2~3%로 손 소독에 사용된다. 그 이상에서는 자극성이 강하여 조직을 상하게 하며, 2% 이하로는 충분한 효과를 발휘하기 어렵다.

(2) 그러나, 기구소독인 경우에는 생체조직에 직접 작용시키는 것이 아니므로 고농도로 쓰이는 경우가 있다. 예를 들면, 의료기구 소독에는 formalin ethanol액(20% formalin + 70% ethanol)이나 5% cresol 비누액 등이 쓰인다. 따라서 조직을 손상시킬 수 있는 농도로 사용되는 경우나 formalin과 같이 일반적인 사용농도에서도 조직을 손상시키는 소독제로 기구를 소독했을 때에는 반드시 멸균수로 세척하여 사용해야 한다.

(3) 약물에 따라서는 농도가 너무 높으면 효과가 오히려 감소되는 경우가 있다. 예를 들면, ethanol은 70~80%에서 효력이 가장 강하나 100%에서는 오히려 효력이 저하된다. 즉, 농도가 높아지면 세균 주위에 존재하는 단백질이 응고되어 피막으로 작용하여, 약물이 체내로 침투하기 어렵게 되기 때문이다.

2) 작용시간

작용시간이 길수록 살균력이 강해지나 작용시간이 짧으면 가장 적당한 농도에서도 충분한 살균작용이 나타나지 않게 된다. 그러나 작용시간을 필요 이상으로 길게 하는 것은 숙주조직의 기능에 대해서도 영향을 줄 수 있으므로 주의해야 한다.

3) 작용온도

소독제를 적용시킬 때의 온도는 높을수록 효력이 강해지고 저온에서는 효력이 약하다. 따라서 손 소독제나 기기 소독제의 사용시, 겨울철에는 온도가 너무 저하 되지 않도록 주의해애 한다. 그러나 온도가 너무 상승하면 생체조직을 자극하게 된다. 일반적으로 20~40℃에서 사용한다.

4) pH

소독제는 pH의 변동에 의하여 효력이 좌우되는 것이 많다. 따라서 일률적으로 말할 수는 없으나, 소독제를 사용할 때는 일반적으로 산이나 알칼리는 병용하지 않도록 한다. 또 산이나 알칼리가 먼저 적용되어 있는 경우에는 잘 세정하여 충분히 제거하고 나서 소독제를 적용시킨다. 그 중에는 일정한 pH 범위가 아니면 사용하지 않는 것도 있다. 이런 약물은 가장 알맞은 pH로 조절할 필요가 있다.

5) 유기질의 존재

대부분 소독제는 유기질이 존재하면 효력이 저하된다. 즉 혈액, 고름(농즙), 지방분 등에 의해서 효력이 감소되므로 의료기구나 손 소독 때에는 충분히 씻어내고 나서 적용시켜야 한다.

6) 상호길항

두 가지 이상의 소독제를 동시에 사용하면 효과가 증강되는 경우도 있지만, 대부분의 경우는 오히려 효과가 감소되므로 함부로 소독제를 병용해서는 안 된다. 특히, 양이온성 물질과 음이온성 물질 예를 들면, 비누로 손을 씻고 나서 양이온성 benzalkonium chloride로 소독할 경우, 비누는 음이온성 물질이므로 효과가 감소 또는 소실된다. 이외에도 산과 알칼리, 산화제와 환원제 등의 병용은 금기이다.

표 4-4 소독제 및 방부제의 활성 및 용도

분 류	약 물	미생물에 대한 효과				용 도
		bacteria	bacterial spores	fungi	viruses	
알코올	알코올 Isopropylalchol	살균	효과 없음	살균	살균	조직, 무생물 소독
Aldehydes	Formaldehyde solution Glutaraldehyde	살균	서서히	살균	살균	무생물 소독
양이온 계면활성제	Benzalkonium chloride Cetrimide Cetylpyridinium chloride	살균 또는 멸균 (그람 양성균에 더 효과적임)	효과 없음	정균	친지성 virus에 살균효과	
Chlorhexi- dine	Chlorhexidine salts	살균 또는 멸균 (그람 양성균에 더 효과적임)	효과 없음	서서히 정균	정균	조직, 무생물 소독
Chlorine 및 chlorine 유리물질	Chloramine Chlorinated lime Chlorine Halazone Oxychlorosene Sodium dichloroisocy- anurate Sodium hypochlorite	살균	서서히 살균	살균	살균	무생물 소독, 물
염료	Acridine 유도체 Brilliant green Crystal violet Magenta Malachite green	정균 (그람 양성균에 더 효과적임)	효과 없음	살균	서 서 히 살균	조직
가스나 증기	Ethylene oxide Formaldehyde Propiolactone	살균	살균	살균	살균	무생물, 의복, 음식물
Iodophores	Cadexomer-iodine Povidone-iodine	살균	살균	살균	살균	조직, 무생물
수은제제	Thiomersal Mercurochrome Nitromersal	정균 (그람 양성균에 더 효과적임)	효과 없음	살균		조직
산화제	Hydrogen peroxide Peracetic acid Potassium permanga- nate	살균	살균	살균	살균	조직, 무생물
Phenols	Chlorocresol Chloroxylenol Cresol Hexachlorophene Phenol Tar acids Triclosan	살균 또는 멸균	효과 없음	살균	천지성 virus에 살균효과	조직, 무생물

5. 소독제의 종류

1) 알코올(Alcohol)

세균의 단백질 변성을 야기하며 주로 그람 음성균에 효과적이다. 그러나 적용후 신속히 증발되기 때문에 소독효과는 미진하다. 1급 알코올이 가장 살균력이 강하고 급수가 증가할수록 효력이 감소한다. 혈액이나 기름이 부착되어 있으면 효과가 감소하므로 피부소독에는 사용 전에 비누로 잘 씻고 나서 사용한다.

(1) 에탄올(Ethanol)

70%정도가 가장 효과적이며 2분간 적용하면 피부세균의 90%를 사멸시킬 수 있다.

(2) 이소프로판올(Isopropanol)

70% 이상이 효과적이며 적용된 곳의 혈관확장을 일으켜서 주사바늘 삽입 시 출혈 가능성이 높다. 에탄올보다 값도 싸고 효력이 강하여 소독용 알코올로 주로 사용되고 있다.

2) 알데하이드 류(Aldehyde)

단백질을 침전시켜 살균작용을 나타낸다.

(1) 포름 알데하이드(Formaldehyde)

포름 알데하이드 용액은 코를 찌르는 냄새와 피부와 점막을 자극하는 효과를 갖고 있다.

세균, 진균 바이러스에 효력이 있으나 조직 부식작용이 있어 방부제로는 거의 사용하지 않는다. 또한 단백침전 효과를 이용하여 조직 표본 제작 시 조직을 고정하기 위하여 사용하고 근관치료 시 근관소독에 국한하여 사용한다.

(2) 글루탈 알데하이드(Glutaraldehyde)

글루탈 알데하이드는 포름 알데하이드 이상으로 살균작용이 강하여 바이러스나 포자에도 유효하며 휘발성이 약하고 냄새와 자극성이 비교적 약하다. 즉 독성은 포름 알데하이드보다 낮으며 혈청이 있어도 효력이 별로 저하되지 않는다.

중성용액(pH 7.0-7.5), 알카리성 용액(pH 7.5-8.5), 산성용액(pH 4.0-6.5 등)이

있고 중성과 알카리성 범위에 있는 대부분의 제품을 사용하기 전에 활성화 시켜야 한다.

주로 많이 사용하는 알카리성 용액은 20% 용액에 노란색 작은 병의 완충제를 가하여 pH 7.5-8.5로 조정하고 물을 가하여 2%용액으로 만들어 사용한다. 활성화시키고 사용하지 않은 남은 용액은 14-30일 간 효력이 남아 있다.

주로 증기로 멸균할 수 없는 렌즈나 고무가 부착된 수술기구, 마취기구 등에 사용한다.

3) 계면활성제(surface active agent)

기름을 묻힌 철판 위에 물방울을 떨어뜨리면 철판위에서 물구슬을 만들어서 번지지 않으나 소량의 가정용 세제를 가하면 물구슬은 철판위에 퍼진다. 물구슬이 생기는 것은 표면장력에 의한 것이고 세제를 가하면 표면장력이 감소되어 물이 퍼지게 된다. 이렇게 표면장력을 저하시키는 물질을 계면활성제라고 하며 친수성분의 전하에 따라 음이온, 양이온, 양성, 비이온 4가지 계면 활성제로 구별한다.

(1) 음이온 계면활성제

비누 또는 가정에서 사용하는 대부분의 중성세제가 여기에 속한다. 물속에서 해리되어 음이온을 나타낸다. 세정력을 강하나 살균작용을 거의 기대할 수 없다.

비누는 피부의 lipoid분비물을 유화하여 표면의 때를 씻어낸다. 철저히 씻으면 병원미생물 대부분을 제거할 수 있다.

(2) 앙이온 계면활성제

수용액에서 양이온을 띠는 4급 암모니윰 화합물로 보통비누와 전하가 반대로 양성비누라고 한다.

대표적인 것으로 benzalkomium chloride가 시판되고 있다. 낮은 농도에서도 살균작용을 나타내어 그람 양성균과 음성균 모두에 유효하며 특히 그람 양성균에 높은 항균력을 나타낸다. 바이러스나 세균의 포자에는 효과가 없다. 세포막의 투과성을 변화시켜 항균작용을 나타내며 살균력은 강하지만 세정력은 음이온 계면활성제보다 못하다.

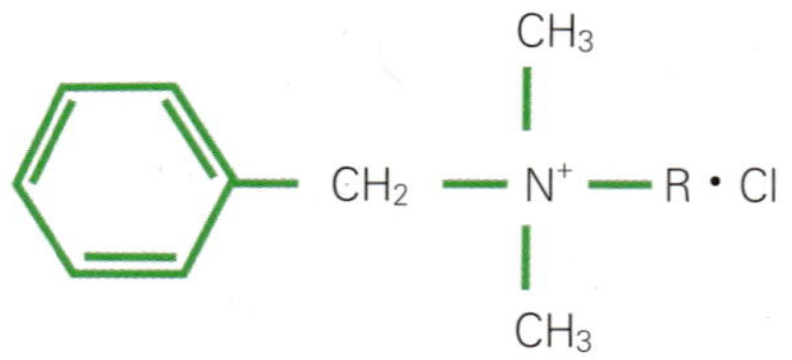

Benzalkonium chloride

단백질 또는 그 외의 유기질의 존재, 알칼리, 음이온 계면활성제와 병용하면 효과가 현저하게 감소된다. 그러나 생체조직에 대한 장애 작용이 적고 부식작용이 없으므로 수술 전 손 소독에 시판 원액(10%)을 솔에 묻혀서 소량의 물을 가하여 반복해서 씻는 방법이 있으며, 사람에 따라서는 조직에 자극을 느낄 수 도 있다. 용액을 희석하여 손소독이나 멸균기구 보존에 사용된다.

4) 클로르헥시딘(Chlorhexidine)

강력한 소독작용을 갖는 Biguanide계 약물로서 그람양성균과 음성균 모두에 효과적이나 그람 양성균에 보다 더 강하게 작용한다. 진균에 대해서는 유효하지만 결핵균이나 포자에 대해서는 살균력을 나타내지 않는다.

자체는 물에는 잘 녹지 않으므로 chlorhexidine digluconate로서 일반적으로 사용하고 있다. 이 형태는 물, glycerine, alcohol에 녹는다.

양치액으로 사용되는 시판용액은 100g중 chlorhexidine digluconate이 0.1g (클로르헥시딘액(약전) 0.5ml 함유)이 포함되어 있다.

작용기전은 세균의 세포막을 파괴함으로써 살균작용을 나타내며 혈액이 있더라고 살균효과는 변함없다.

4% 용액은 수술시 세척에 많이 이용되며 또한 구강양치액으로 아프타성궤양(aphthous ulcer)치료에 사용되면, 치과 영역에서 0.2% 용액의 치면세균막 방지효과가 보고된 후 주목을 받기도 했다. 소화관에서의 흡수가 잘 되지 않으며 독성 또한 적다. 최근에 근관세척액으로 많이 사용되고 있다.

부작용으로 클로르헥시딘에 의한 과민증 및 장기연용에 따른 혀의 흑색화 등이 보고된바 있다.

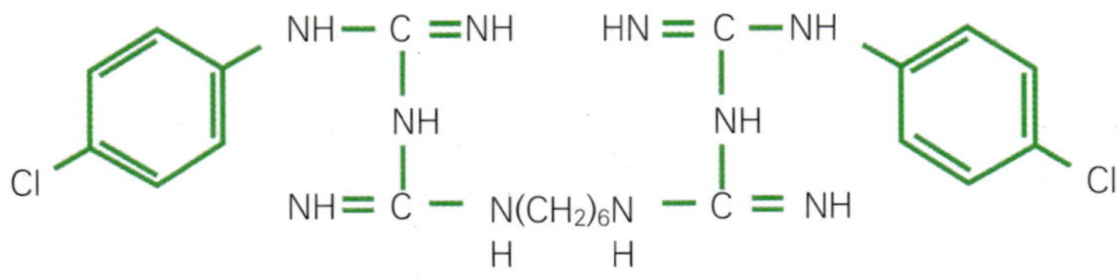

Chlorhexidine

상품명(제약회사)

* 글루콘산 클로르헥시딘 - 글루콘산 클로르헥시딘 가글(대웅), 에치팜헥시딘액(대웅), 티오바론 구강세척액(삼일제약), 헥시덴트 가글(삼일제약), 성광알파헥시딘액(성광제약)

5) 염소계

(1) 차아염소산 나트륨(NaOCl)

차아염소산 나트륨은 근관청소, 세척, 확대 보조제로 가장 널리 쓰이는 약제이다. 농도는 제품에 따라 다르나 보통 3-10% 의 액이 사용되고 있다. 이 약제는 강 알칼리성으로서 강력한 유기질 용해작용을 갖는다.

근관치료를 목적으로 주로 5% 용액이 사용되며 강력한 유기질 용해제로 부패 치수를 제거하는 것을 목적으로 하여 사용한다.

과거에는 3%의 과산화수소수와 병행하여 과산화 수소수의 발표작용에 의한 세정 효과를 기대하고 같이 사용하기도 하였으나 현재는 차아염소산 나트륨 단독으로 주로 사용한다.

차아염소산 나트륨은 자극성이 강하므로 피부, 점막, 의복 등에 묻지 않도록 주의한다. glutaraldehyde와 함께 치과에서 간염예방에 효과가 있는 것으로 알려져 주목을 받고 있다.

6) 염색제

(1) Gentian Violet

그람 양성균에 대한 제균성 있으며 만성 자극병소, 피부염, 표피 화농성 감염 등의 치료에 간혹 사용되고 있다. 육아조직과 접촉하면 영구 변색을 일으킬 수 있기 때문에 궤양성 병소에 사용해서는 안 된다

(2) Methylene Blue

약한 제균성이 있으며 다량 사용할 때 두통, 어지러움, 복통 등의 부작용을 야기할 수 있다.

7) Ethylene Oxide(EO) gas

모든 종류의 미생물을 고무, 플라스틱, 금속, 의복 등을 손상 없이 멸균할 수 있다. 가스를 이용하여 멸균할 경우 고가의 장비가 문제되어 병원 등에서 사용된다. 금속기구는 즉시 사용가능하나 플라스틱이나 고무인 경우에는 24시간 환기를 시킨 후에 사용한다. 환기가 잘되는 공간에서 사용하지 않을 경우 치명적인 해를 가져올 수 있다.

8) 할로겐 화합물

(1) 요오드(Iodine)

요오드는 효력이 높은 반면 조직에 대한 독작용이 적고 경제적이어서 현재 가장 많이 사용되고 있는 소독제중 하나이다. 모든 세균에 살균작용을 나타내며 1 : 20,000용액에서 1분 이내에 모든 세균을 죽일 수 있으며 15분 만에 포자(spore)까지도 죽일 수 있다.

요오드는 살균작용에 비해 독성이 매우 낮으나 드물게 과민성 반응을 나타낼 수 있다.

효과는 단시간에 나타나지만 혈액, 기타 유기물이 존재하면 효과가 감소한다.
상처부위나 찰과상 치료에 이용되며 특히 점막이나 피부감염에 대해 선택적으로 적용시킬 수 있는 약제이다. 제제로는 Iodine Tincture등이 있다.

(2) Iodophor

중성 polymer 같은 화합물에 요오드를 결합시켜 요오드의 용해도를 상승시키고 또한 천천히 유리되게 함으로써 효능과 용도를 증가시킨 화합물이다. Povidone Iodine은 Iodophor의 일종으로 이 화합물 10% 농도에서 단지 1%의 Iodine만 함유하며 이와 같이 낮은 농도의 유리 Iodine으로도 수술전 세척에 충분한 효과를 나

타내며 내시경등 기구소독에는 이보다 낮은 농도로도 효과적이다. 10% 용액, 2% 세척용액, 분무(spray), 포말(foam) 형태가 있다.

① 요오드 팅크 (Iodine tincture)

요오드는 알코올과 혼합하면 침투성이 현저하게 높아지므로, 요오드 팅크로서 널리 피부 소독에 쓰이고 있다. 적용 후, 소독용 ethanol(70%)로 닦아 낸다.

요오드 팅크는 상당한 자극성이 있어 창상부 소독에는 적합하지 않다. 창상부에는 요오드 함량이 적은 희석 요오드 팅크(요오드 팅크와 70% ethanol을 동량 혼합한 것)가 쓰인다.

② 요오드 글리세린 (Iodine glycerin, Lugol's solution)

요오드와 요오드 칼륨을 glycerin과 물에 용해시켜 치은이나 구강점막 소독에 쓰인다.

③ 요오드 포름 (Iodoform)

요오드포름은 물에 불용성인 요오드 화합물로서 자극성이 대단히 약하다. Nu-gauze®에도 포함되어 있고 근관 치료제로 쓰인다.

④ 포비돈 요오드 (Povidone iodine)

요오드를 유리하여 살균 소독력을 나타내는 유기 요오드 제제로서 요오드가 가진 불쾌한 자극성이 거의 없어 구강점막에 적합하다. Povidone iodine은 10%액을 구강점막, 발치와, 창상면 등에 도포하고, 70mg/㎖액 2~4㎖를 약 60㎖의 물에 희석하여 양치에 사용한다.

상품명(제약회사)

* 키메란액(삼성), 포비돈요드액(성광), 포타딘가글(현대), 시워나액(삼공), 휘니시액(상아제약)

9) 중금속

중금속이란 비중이 5.0 이상인 금속을 말한다. 약리학적으로는 경금속에 속하는 aluminium도 유사한 작용을 나타내므로 보통 함께 취급되고 있다.

이들 중금속 화합물(heavy metal compounds)은 일반적으로 고농도에서 단백질과 결합하여 단백을 응고·침전시키며 살균작용을 나타내고 생체조직을 부식시키나, 저농도에서는 매우 미량으로도 세균효소의 SH기에 결합하여 효소작용을 저해하여 정균작용을 나타내는 것으로 추측된다.

중금속 이온의 세균에 대한 작용을 강도의 순서대로 열거하면 다음과 같다.

Hg^{2+} 〉 Ag^{+} 〉 Cu^{2+} 〉 Au^{3+} 〉 Co^{2+} 〉 Pb^{2+} 〉 Fe^{3+} 〉 (Al^{3+}) 〉 Zn^{2+}

(1) 수은제제(inoganic mercurial antiseptics)

① 유기수은 화합물인 **mercurochrome**은 정균작용이 주된 효능으로 조직자극성이 거의 없으나, 적색으로 치아나 의복을 착색시키는 결점이 있다.

② 같은 유기수은인 **thimerosal**은 mercurochrome보다 효력이 강하고 착색성도 없다. 이 2가지는 그람양성·음성균, 진균에 효과를 나타내며, 창상면 소독에 흔히 사용되어 왔으나 수은의 독성문제로 인해 잘 이용되지 않는다. Mercurochrome은 0.2~2%, thimerosal은 0.1%액을 발치와나 창상면에 도포한다.

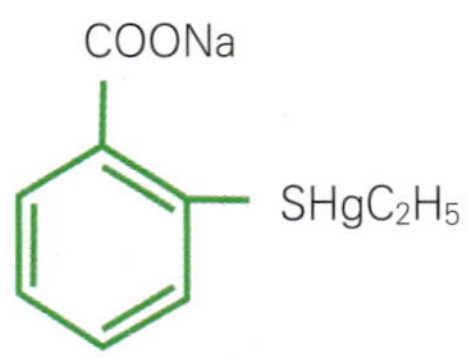

Thimerosal

(2) 은화합물

치과 영역에서 사용되고 있는 은화합물에는 질산은($AgNO_3$)이 있다. 연쇄상구균, 포도상구균, *Pseudomonas* 등 화상환자가 감염될 수 있는 균에 효과를 나타내며, 점막에 대한 살균 및 수렴성이 있으므로 점막소독에도 많이 이용된다. 10% 수용액은 아프타성 구내염 등에서 국소의 부식과 살균에 사용하나 부식성이 있으므로 적용부위의 건강한 구강점막에 묻지 않도록 주의하고 적용 후에는 생리식염수로 세척하여 중화한다.

연고로 사용되며 주로 피부 농가진이나. 사상균증의 치료에 이용되지만 전신적 수은 중독증을 유발시킬 수 있으므로 주의하여야 한다.

10) 산화제

(1) 과산화수소수(Hydrogen Peroxide)

과산화수소수는 매우 불안정하여 쉽게 산소와 물로 분해된다. 국소에 도포하며 조직 중에 풍부한 catalase에 의하여 신속히 분해되어 발생기산소가 발생하면서 거품을 일으켜 살균효과를 나타낸다. 작용시간이 짧고 미약하다.

(2) 할로겐 화합물

차아염소산나트륨, 표백분(NaOCl), Chloramine T, 루골액(Lugol's solution), 포비돈 요오드, 요오드팅크 등이 있다.

11) Phenol류

(1) Phenol

① Phenol은 그람양성·음성균, 결핵균, 진균 등 대부분의 미생물에 대하여 살균작용을 나타내지만 바이러스나 포자에는 효력이 없다. 2~5%수용액은 기구, 손, 배설물의 소독에 사용하고 0.5%액은 혈청, vaccine의 방부에 사용한다.

② 대부분 단백과 결합하지만 다시 유리되며, 또한 lipoid에 대한 용해성이 커 단백질이나 유기질이 존재해도 심부에 침투하여 효과를 나타낸다. 그러나 특유의 냄새가 있고, 쉽게 인체에 흡수되어 신경독으로 작용하기 때문에 거의 사용하지 않는다.

③ 진한 용액을 피부에 적용하면 단백을 응고·침전하여 부식작용을 나타낸다. 또 처음에는 피부를 자극하여 동통을 일으키나 시간이 경과하면 마취작용을 나타내어 무통이 된다(동통성 마취작용).

④ 상아질로의 침투성이 좋기 때문에 구강영역에서는 상아질 소독제, 치수진통제 등으로 응용된다. 다만 그대로 사용하면 부식작용이 강하므로 camphor를 배합한 phenol camphor가 쓰인다.

(2) Parachlorphenol

Parachlorophenol은 phenol보다도 살균작용이 강하고 부식·자극작용이 보다 강하나 camphor와 병용하면 자극작용은 현저하게 감소되고, 임상상 유효한 살균작용은 남기 때문에 근관 소독제로서 쓰인다.

(3) Cresol

① Cresol은 phenol보다도 약 2배 이상 일반 세균과 결핵균에 대한 살균작용이 강하기 때문에 역시 치과보존영역에서는 cresol을 배합한 몇 가지 처방이 쓰이고 있다. Cresol은 그대로 사용하면 부식·자극작용이 강하나, 2~3% cresol 비누액으로 만들어 사용하면 거의 자극성이 없어져서 손 소독에 사용할 수 있다. 또 의료기기의 소독·보존에는 3~5%액이 사용된다.

② Cresol 비누액은 cresol 냄새가 나고 농도를 진하게 하면 상당히 강한 자극성이 나타나는 단점 때문에 현재는 냄새가 나지 않고 자극성이 낮은 benzalkonium chloride이나 chlorohexidine 등이 널리 쓰이고 있다. 그러나 cresol 비누액은 살균력도 강하고 신속하게 거의 모든 균을 사멸하며, 세정력이 있고 녹이 슬지 않게 하는 방청작용이 있는 등 여러 가지 특징이 있어 현재에도 빼 놓을 수 없는 소독제이다.

③ 이외에도 phenol류 중에서도 guaiacol이나 eugenol, thymol 등은 phenol과 같은 강한 조직 부식성이 없고, 자극작용은 있으나 phenol보다 약하며 유효한 살균작용과 진통작용을 가지고 있으므로 치과보존영역(근관치료)에 사용되고 있다.

(4) Hexachlorphene

일반적으로 그람음성균 보다는 그람양성균에 더 강한 정균작용을 나타내며 포자에는 별 효과가 없다. 주로 수술전 피부소독에 사용된다.

12) 기타 소독제

(1) Nitrofurazone

그람 양성 및 음성균에 효과적이며 화상, 개방성 창상 혹은 골수염의 수술 후 드레싱에 주로 이용되고 있다.

(2) 산

① 소독제로 쓰이는 산(acids : 무기산 및 유기산)의 미생물에 대한 작용은 H^+의 유리도와 직접 관계되는 것이 아니고, 음이온이나 비해리 분자에 의한 작용이 주가되는 것으로 생각된다. 무기산 중에서 염산이나 황산 등의 강산은 살균작용도 나타내지만 동시에 강한 부식작용도 있으므로 부식제로도 분류된다.

② 소독제로 쓰이는 것은 **삼산화크롬**(CrO_3, chromium trioxide)이다. 이것은 산화작용이 강하기 때문에 산화제 항목에서 설명하기로 한다. 그리고 구강 및 안결막의 세척 및 소독에 사용하는 **붕산**(boric acid, H_3BO_3)은 1-5%용액을 사용하며 살균력은 약하다.

③ 이외에도 진균억제제인 salicylic acid는 살균작용과 각질용해작용이 있어 피부진균(3% 용액) 살균뿐만 아니라 각질 증식증과 티눈을 제거하는데 사용된다.

(3) 알칼리

NaOH, KOH 등의 강알칼리는 살균작용이 있으나 동시에 조직을 용해하며 강한 부식작용을 나타내므로 부식제로도 분류될 수 있다. 바이러스는 알칼리에 약하다.

13) 근관소독제를 비롯한 근관치료 시 사용하는 약물

(1) 차아염소산 나트륨(Sodium hypochloride, NaOCl)

가정에서는 주로 염소계 표백제로서 2~4%의 것이 사용되고 있고, 의료에서는 충치와 근관소독제로 또는 피부의 소독용으로 사용되고 있으며 구강, 식도, 위 점막에 닿으면 염산을 생성한다.

(2) 과산화 수소수(hydrogen Peroxide)

주로 3% 사용한다. 과거에는 과산화수소수가 NaOCl을 만났을 때 발생기 산소를 만들어 내고 이것이 더 우수한 소독효과를 나타내는 것으로 생각되었으나 이러한 발생기 산소의 거품이 더 우수한 근관세척을 보장하느냐에 대해서는 의문이 있고 차아염소산 나트륨의 소독효과를 감소시킬 수 있기 때문에 반드시 권하지는 않는다.

(3) EDTA(Ethylen Diamine Tetra-acetic Acid)

강력한 칼슘치환제로 근관벽 상아질을 연화시켜 확대를 용이하게 해준다. 이러한 약물은 이미 막혀버린 근관입구나 석회화 근관을 뚫기 위해 사용해서는 안 된다. 이렇게 하면 엉뚱한 부위의 천공을 만들 수 있다. rc-prep은 칼슘치환제로서의 역할을 한다.

(4) Glyoxide(Carbamide peroxide+Glycerine)

보통의 경우에는 차아 염소산 나트륨이면 충분하다. 극심한 만곡이나 협착이 있는 경우 더욱 큰 윤활작용이 필요할 때 사용한다.

(5) Formocresol

응급 치수 절단 시 유용하다. 지혈작용을 나타내며 조직표면을 응고 괴사시켜 진통작용을 나타낸다. 근관치료 시 사용되는 FC(formocresol)는 여러 가지 처방이 있으나 대표적인 처방은 tricresol, formalin, ethanol이 40:40:20의 비율로 혼합한다. formalin은 formaldehyde 수용액으로 거의 모든 미생물을 사멸할 수 있다.

용액 또는 가스상으로 되어 근관내의 미세한 공극까지 확산되어 살균작용을 나타낼 수 있다.

Tricresol을 배합함으로써 formalin의 자극을 어느 정도 저하하며 지방용해성이 높아 치질 내의 세균을 살균시킬 수 있다. Ethanol은 formalin과 cresol의 분리를 방지하여 혼합을 돕는다.

Formocresol은 다른 소독제와 비교하여 광범위한 미생물에 유효하다는 것 등 소독력에서의 거의 필요한 조건을 충족시켜주고 있다. 그러나 formcresol은 강한 부식성이 있어 근단 조직에의 자극성이 가끔 문제가 되고 있다. 실험적으로 근관내 1㎕ 적용한 formocresol이 3분 후에 근단 조직에서 추출된다는 보고가 있다.

(6) 수산화칼슘

격조직을 유도하기 위한 목적 외에도 감염근관 내에서 널리 사용된다. 특히 지속적인 염증이 있거나 삼출물이 계속해서 스며 나오는 경우 좋은 적응증이 된다.

약리작용은 다음과 같다.

① 높은 알카리성(pH 12-13)으로 염증 부산물에 의하여 낮아진 조직의 pH를 높여준다.

② 치근단의 경조직 침착을 유도함으로써 치근단 받침을 확보한다.

③ 수산화칼슘은 우수한 항균효과를 가진다.

단순한 근관 내 약제로 사용될 때에는 1~2주일 정도 유지시키고 치근단 형성의 목적을 위하여 사용될 때에는 2~3개월 주기로 교환한다.

사용 시 분말을 증류슈나 CMCP와 혼합하여 근관 내에 놓아주기도 한다. 요즘은 사용할 때마다 혼합하는 번거로움을 덜기 위해 상품화된 수산화칼슘(예 Vitapex®)을 사용하기도 한다. 그러나 이 때 용매로 사용되는 실리콘유는 일반적으로 사용하는 근관세척제로 잘 세척이 되지 않는다.

따라서 임상에서 사용이 간편하면서도 방성선 불투과성이 좋고 물에 잘 세척되는 새로운 용매의 개발이 절실하다. 최근에 polypropylene glycol을 용매로 하고 barium sulfate나 iodoform을 조영제로 한 새로운 수산화 칼슘제제(metapaste®)가 개발되어 시판되고 있다. polypropylene glycol은 무색이며 조직에 독성의 거의 없는 것으로 알려져 있고 수용성이어서 NaOCl이나 알코올 등에 잘 녹기 때문에 근관 내에서 제거 시 세척이 용이하다.

수산화칼슘은 높은 알카리성으로 강한 부식효과를 나타낸다. 이 부식효과로 인하여 심각한 손상을 초래할 수 있으므로 특히 하악 제2대구치와 같이 치근단공이 하치조 신경관과 가까이 위치할 때에는 세심한 주의를 하여야 한다. 수산화칼슘에 의한 하치조 신경손상이 있을 때에는 압출된 수산화칼슘을 즉시 제거해 주는 것이 가장 좋은 방법이기 때문에 전문가와 상의한다.

Chapter

05 출혈 및 지혈기전과 관련된 약물

Ⅰ. 출혈과 지혈

1. 출혈의 병태생리

1) 출혈은 출혈상황에 따라 외출혈과 내출혈로 나누어진다. **외출혈**은 신체외부에 있는 출혈이므로 쉽게 관찰할 수 있으나, 내장기관이 파열되거나 뼈가 부러지면서 큰 혈관을 다쳐서 발생할 수 있는 **내출혈**은 눈에 보이지 않으나 기침이나 구토, 대변, 소변을 통해 혈액이 나올 수 있다.
2) 만약 내출혈이 심하면 쇼크증상이 나타나기도 하는데 얼굴이 창백해지고 피부가 차고 촉촉하고 맥박이 빠르고 약해지며 불안을 나타내기도 한다.
3) 또한 출혈은 출처에 따라 동맥성 출혈, 정맥성 출혈, 모세혈관성 출혈로 나눌 수 있다. **동맥성 출혈**은 선홍색으로 심장의 박동에 따라 단시간에 많은 양의 피가 나와 위험하다. **정맥성 출혈**은 검붉은 색의 피가 계속 줄줄 나오며, **모세혈관성 출혈**은 혈액이 스며 나온다.
4) 건강한 사람은 일반적으로 250㎖ 이내의 출혈이라면 큰 장애가 없지만, 출혈량이 400~500㎖가 되면 저혈압이 일어나고 경증의 shock상태가 된다. 그러나 급속하게 대량의 출혈이 일어나면 중증의 shock상태가 되며 출혈성의 소인이 있는 사람은 약간의 외상만으로도 대출혈이 일어나 위독한 상태가 되는 수도 있다.

2. 지혈(hemostasis)기전

1) **지혈**(hemostasis)은 혈관 외 현상으로서 손상받은 혈관에서 출혈이 저절로 멈추는 현상을 일컫는다. 즉, 손상받은 혈액은 상처 등에 의해 혈관 밖으로 나오면 곧 응고되어 계속적인 출혈을 방지하는 자기 잠금 물질을 포함하고 있다는 것이다.
2) 이러한 **혈액의 응고과정**을 살펴보면 혈장 내의 혈장단백질인 피브리노겐(fibrinogen)이 피브린(fibrin)으로 전환됨으로써 일어나는 과정이다. 즉, 혈소판과 손상된 세포에서 응고요소가 분비되어 혈장 내의 다른 요소들과 응고인자를 형성(Ca^{2+}, factor X·V, 인지질의 복합체 등)하고, 이들 응고인자에 의해 프로트롬빈이라는 단백질을 활성화시켜 트롬빈으로 바꾸고 트롬빈은 피브리노겐을 실모양의 단백질인 피브린으로 활성화시킨다. 트롬빈의 작용에 의해 활성화된 피브린은 혈구를 모아 혈병을 만든다. 이런 방법으로 손상된 혈관은 결합조직이 그 곳에 영구적인 조각을 만들 때까지 봉합된다.

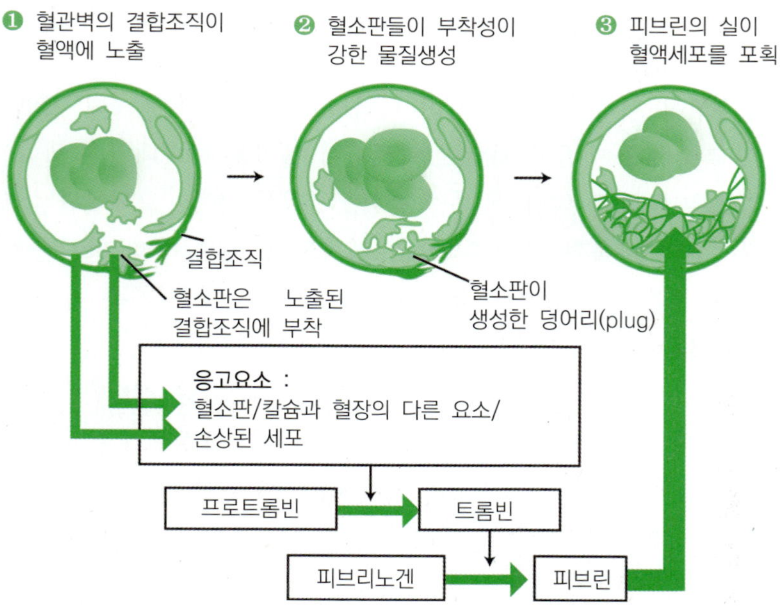

그림 5-1 **혈액응고의 과정**

3) 이러한 응고 기작에 문제가 발생되는 유전성질환인 **혈우병**은 아주 작은 상처나 타박상으로도 과다한 출혈 혹은 치명적인 출혈이 일어난다. 이와는 달리 상처가 없는 상태에서도 응고가 일어나는 **혈전**의 경우 혈전이 심장동맥으로 가는 혈액 속으로 들어가고 그 동맥을 막을 정도로 크다면 심장마비가 일어날 수 있다.

3. 지혈제

1) 혈액단백질 응고제(수렴지혈제)

혈액 단백질을 직접 응고시키며 수렴작용에 의하여 조직을 수축시키거나 소혈관을 수축시켜 지혈작용을 나타낸다. 이들 약물을 출혈부에 적용하면 자극이 심해지며, 농도가 높으면 부식작용을 나타내거나 창상의 치료를 늦추는 경우가 있기 때문에 주의가 필요하다. 혈액 단백질 응고제에는 다음과 같은 것이 있다.

(1) 염화제이철

10%액이 출혈부에 적용되나 현재는 별로 쓰이지 않는다.

(2) 삼산화크롬(Chromium trioxide)

6% 및 10%(부식작용)액이 쓰인다. 지혈, 살균, 수렴작용을 목적으로 각종 구내염이나 모세관출혈, 와동 소독 등에 쓰인다.

(3) 명반(Aluminum potassium sulfate)

출혈부에 분말을 산포하거나 포화수용액을 적용하는 것으로 현재는 거의 쓰이지 않고 있다.

2) 혈액응고 촉진제(Hemostatic agents)

혈액응고(blood coagulation)란, 지혈 및 혈전 생성 시 필수적인 불용성 섬유소(fibrin)를 형성하는 과정으로 복잡한 과정을 거쳐 이루어지는 생체 현상이다. 지혈(hemostasis)이란 손상된 혈관으로부터 출혈을 중지시키는 것으로 만약 이에 결함이 있으면 큰 혈관으로부터 혈액의 손실을 방지할 수 없으며 조직에 혈액이 축적되어 이른바 혈종(hematoma)을 일으킨다. 지혈은 혈관의 수축, 혈소판 마개(plug)의 형성, 혈병(clot)의 형성 등 3단계에 걸쳐 일어난다. 그런데, 혈관이 손상을 입었을 경우, 혈액 응고가 지연되는 병리 상태가 실혈병(hemorrhagic disease)이다. 실혈병은 혈장 Ca^{2+}의 부족, 특정 혈액응고인자의 결핍(인자 Ⅷ, Ⅸ 및 I.X.) 및 혈소판 수효의 감소 등으로 생긴다. 위의 조건 중에 어느 하나라도 해당이 된다면 쉽게 혈액 응고가 형성되지 않는다. 실혈병의 대표적인 예가 혈우병(hemophilia)이다.

(1) 혈액응고 인자 제제

① Thromboplastin 제제

Thromboplastin은 Ca^{2+} 존재 하에 활성화되고 prothrombin이 thrombin으로 전환될 때 작용하는 물질이다. 조직 유래의 것과 혈액 중에서 생성된 것이 있는데 조직 thromboplastin은 제Ⅲ인자가 이에 해당한다. 동물의 장기에서 추출한 제제가 사용되며 fibrin의 생성을 촉진하는 작용이 있다.

② Thrombin 제제

Thrombin은 혈액 중의 fibrinogen을 직접 fibrin으로 바꾸기 때문에 주사제로는 쓰이지 않는다. 국소에 살포하거나 생리식염수에 녹여서 분무하거나 또는 액을 도포하거나 한다. 발치와에서의 출혈인 경우, 이와 같은 적용법 외에 thrombin을 함유하는 치과용 원추제를 발치와에 삽입하는 경우도 있다. 이들 치과용 원추제에는 항균작용을 할 수 있도록 설파제가 배합되어 있다.

③ 혈액응고인자 제제

신선한 혈장을 투여함으로써 혈액응고인자의 결핍을 해결할 수 있으며, 인자 Ⅷ와 Ⅸ는 동결건조된 농축액 형태의 제제가 있다. 정맥주사로 투여하며, 혈우병의 치료 및 경구용 항혈액응고제의 중독시 해독제로 응용된다. 부작용으로서 발열, 오한 등의 증상을 유발할 수 있다.

④ Fibrinogen 제제

Fibrinogen이 결핍되었을 때의 출혈 시에는 정맥주사를 한다. 사람의 혈액섬유소 포말을 건조시켜 인공 스펀지로 만든 것이다. 건조분말 fibrinogen을 사용하므로 그 속에 간염 바이러스가 존재할 수 있고 혈청 감염의 발현율이 상당히 높으므로 이 제제가 꼭 필요할 때 이외에는 사용하지 않는다. 이것은 국소 출혈에 사용하기도 하고 무fibrinogen증(afibrinogenemia)치료에도 사용한다.

⑤ Vitamin K 제제

가. Vitamin K는 prothrombin이 간장에서 만들어 질 때 필요한 비타민으로 불활성의 전구체로부터 응고 보조인자인 Ⅱ, Ⅶ 및 Ⅸ를 생합성하는데 필요하다. 따라서 혈중 prothrombin이 감소되어 있을 때의 출혈에 유효하다. 예를 들면, 항생제의 장기투여로 장내에 서식하는 vitamin 생성 세균이 소멸되어 vitamin K 결핍상태가 되고, 이로 인해 간의 prothrombin 합성기능이 저하되어 출혈이 잘 멈추지 않을 때나 salicylic acid 계통의 약물을 투여하거나 간 장애 등으로 혈중 prothrombin치가 저하했을 때의 출혈에 vitamin K제제가 쓰인다.

나. 비타민은 자연계에서 두가지 형태, 즉 비타민 K_1과 K_2 두 가지 형태로 존재한다. Phytonadione(vitamin K_1)은 시금치, 양배추 속에 많이 함유되어 있으며, menaquinone(vitamin K_2)는 장내 세균, 특히 그람양성 세균에 의하여 합성되거나 혹은 부패식품 중에 존재하고 있다.

⑥ Calcium 제제

가. Calcium은 혈액응고 인자 중의 하나인데, 보통 혈액 중의 calcium농도가 정상으로 유지되어 있다면 calcium제를 사용해도 적극적으로 응고를 촉진하는 일은 없다.

나. 그러나 저 calcium혈증인 경우에는 혈중 calcium농도를 회복하면 지혈작용을 촉진한다. 또, calcium salt에는 혈관 벽의 저항성을 강화하는 작용이 있는데 이것이 지혈작용을 하는 것으로 생각된다. 칼슘제제로는 calcium chloride($CaCl_2$)와 calcium gluconate 등의 제제가 쓰인다.

(2) 물리적·화학적 촉진제

① Gelatin sponge (gelfoam)

불용성 gelatin sponge로서 봉합할 수 없는 모세혈관 출혈에 멸균 생리 식염수나 thrombin용액에 적셔서 사용하면, 체내에서 4~6주 후에는 완전히 흡수되고 조직반응 등 부작용도 없다. 이것은 그 중량의 약 50배의 혈액을 흡착하는 능력을 가지고 있어서 창상 출혈 부위에 적용하면 마치 섬유소와 같이 단백망을 형성하여 혈액 응고를 촉진하여 지혈효과를 나타낸다. 이것은 흡수되기 때문에 창상 부위에 그대로 방치하여도 무방하다.

② Oxidized cellulose (oxycel, surgicel)

Hemoglobin과 cellulosic acid와의 반응에 의해 혈액응고가 촉진되며 정상 혈액응고 기전에는 아무런 영향을 주지 않는다. 이것을 창상 부위에 적용하면 인공적 응고를 형성하여 지혈의 효과를 나타내고 이것 역시 흡수된다. 이것을 소동맥 혹은 소정맥의 손상에 의한 출혈, 특히 봉합할 수 없는 경우에 지혈제로 사용한다. 그러나 가골 형성을 늦추므로 발치와나 골절면의 지혈에는 적합하지 않다.

3) 혈관수축제

혈관수축제로는 adrenalin 작동성 약인 epinephrine(adrenalin)이 주로 사용된다. 피부나 구강점막의 혈관을 수축한다. 수술 시의 출혈방지, 발치와 그 외의 상처에서의 출혈 시에 0.1% 액이 쓰이며 국소마취제에 첨가하기도 한다. 그러나 전신적인 투여나 epinephrine 금기증을 갖는 환자에게는 매우 위험하다.

4) 모세혈관 강화제

(1) Carbazochrome

Epinephrine의 산화물인 adrenochrome은 혈관수축 작용은 없으나 모세혈관 강화작용을 가지고 있다. 이 adrenochrome을 안정화시킨 carbazochrome이 모세혈관 저항성 감소나 투과성 항진에 의한 것으로 생각되는 자반병에 의한 출혈 경향 혹은 수술 중이나 수술 후의 이상출혈 등에 사용된다.

(2) Flavonoid류

Rutin이나 hesperidin 등과 같은 flavoinoid는 모세혈관의 투과성을 항진시키는 효소인 hyaluronidase의 활성을 억제함으로써 모세혈관 강화작용을 한다.

(3) Ascorbic acid(Vitamin C)

아스코르브산은 모세혈관의 강화작용이나 혈소판 생성 촉진작용 외에 thrombin의 작용을 활성화시키는 작용이 있다. 만약 비타민 C가 결핍이 되면 모세혈관이 약해져서 내출혈이나 치은출혈을 일으키기 쉽고 나중에는 괴혈병을 일으킨다. 본 약물은 비타민 C의 결핍이나 또는 대사장애와 관계있다고 생각되는 모세혈관 출혈에 사용된다.

6) 기타

다당류 분해효소인 lysozyme chloride는 농·점액을 분해하고 항염증작용을 나타내는 것 외에도 출혈을 억제하는 작용이 있어 치과 수술 시와 수술 후의 출혈에 쓰인다. 또 치주질환의 치료나 치주질환 등으로 치은에서 출혈하기 쉬운 환자에게도 사용된다. 또 뱀독에서 추출한 hemocoagulase, 항 heparin제인 protamine sulfate, 여성호르몬인 estrogen 등에도 지혈작용이 있다.

7) 섬유소 용해 억제제(항 plasmin제, antifibrinolytic agents)

항plasmin제는 plasminogen을 plasmin으로 바꾸는 plasminogen activator를 저해한다. 따라서 plasmin의 생성이 억제되고 fibrin이 용해되지 않게 되므로 지혈효과가 나타난다. 섬유소 용해 항진, 즉 fibrin 용해가 항진되어 있는 각종 출혈이나, 위장관 출혈. 혈우병, 월경과다, 발치에 의한 출혈, 수술 시 또는 수술 후의 이상출혈 등이 있을 때 경구나 정맥주사의 형태로 투여된다. 그러나, 이 약물은 혈전 색전증이 있는 환자에게는 투여해서는 안 되며 부작용으로는 오심, 구토, 설사 등이 있다. 항염증제로도 응용된다.

ε-aminocaproic acid(이푸시롱, 아미카프)
Streptokinase와 urokinase의 작용을 억제한다.

Tranexamic acid(도란사민, 도자민)
ε-aminocaproic acid보다 효력이 더 강하다.

4. 항혈액응고제(Anticoagulants)

인체에는 혈액을 응고시키는 기전 뿐 아니라 혈액응고를 방지하는 기능도 있다. 이것을 항혈액응고 기전(anticlotting mechanism)이라 부른다. Thromboxane A2(혈소판에 의하여 합성됨)는 혈소판의 응집을 촉진하고, 혈관 수축을 촉진하여 혈액응고를 일으킨다. 그러나, prostacyclin(혈관벽의 상피세포와 평활근세포에서 형성됨)은 혈소판의 응집을 방지하여 혈액응고를 억제한다. 정상적으로 항혈액응고제(응고 억제제)의 작용이 혈액응고 촉진제의 작용보다 우세하여 혈액이 유동성을 유지하지만 혈관이 파손되면 혈액응고 촉진제의 작용이 항혈액응고제의 작용보다 강하게 되어 혈액응고를 일으킨다. 또한, 인체에는 이미 형성된 혈전(thrombus)을 용해시키는 섬유소 용해계(fibrinolytic system)가 있다. 이 계의 중요 성분은 plasmin 또는 fibrinolysin이다. plasmin은 순환혈액 내에 있는 plasminogen에서 유도된다. Plasmin 또는 fibrinolysin은 섬유소 또는 섬유소원을 용해시킨다. 혈관의 손상 부위에서 형성되는 혈액응고는 혈관의 내외 양쪽으로 이루어진다. 그 결과 작은 혈관에서는 혈관이 완전히 폐쇄되는 경우가 종종 나타난다. 이때 그 부위 이하에서는 혈액 순환이 완전히 정지되고, 혈액 순환이 멎게 되면 산소공급을 비롯하여 모든 영양물질의 공급도 받지 못하게 된다. 따라서, 섬유소 용해계의 역할을 통해 이 혈전을 용해시켜야만 혈액순환이 정상적으로 이루어지게 되고, 모든 기능이 정상으로 되돌아오게 된다. 혈전증(thrombosis)이란 혈관 내에서 쉽게 혈액 응고가 일어나는 상태를 의미한다. 혈전(thrombus) 심장이나 기타 혈관의 폐쇄를 일으켜 사망의 원인이 될 수 있다. 즉, 동맥의 폐쇄로 심근경색, 뇌졸중, 말초 기관의 허혈증을 유발할 수 있으며, 정맥의 폐쇄로 폐 색전증(pulmonary embolism), 깊이 존재하는 정맥(deep vein)에서의 혈전증을 유발할 수 있다. 동맥혈전은 죽상경화증과 같은 이미 내재하는 동맥벽의 병변에 의한 내피세포의 손상으로 형성되며, 정맥 및 심방의 혈전은 혈액의 정체에 의하여 혈소판과 섬유소가 응고됨으로써 형성된다. 자연적인 항혈액응고요소 중 특정 요소가 부족한 사람에게는 과도한 혈액응고가 초래되어 혈전이 형성될 확률이 높아진다. 요약하면, 혈전(thrombus)이란 혈관벽에 비정상적으로 형성되는 혈병(blood clot)을 말하며, 이 혈전은 혈류를 따라 흐르다가 혈관이 좁아지는 부분에 정체되어 혈액의 흐름을 방해하는 혈전 색전증(thromboemobolism)을 일으킨다.항혈액응고제란 혈액의 응고를 억제하는 약물로서 혈전증 등의 치료에 사용되는 약물을 의미한다.

(1) Heparin

Heparin은 비만세포, 폐조직, 호염기구 등에 존재하며, 제품화된 heparin은 포유동물의 폐장 혹은 장점막에서 분리되어 제조되고 있다. 주요작용은 항 thrombin 작용과 항 thromboplastin 작용이며 결과적으로 혈소판의 응집도 억제할 수 있다.경구투여로 흡수가 잘되지 않기 때문에 피하 또는 정맥 내에 주사한다. 심부(깊이 존재하는) 정맥에 발생되는 혈전증과 폐색전증의 치료에 사용되며 수술 후 심부 정맥의 혈전증과 폐색전증의 위험이 있는 환자에게 예방적으로 투여한다. 그러나, 혈우병, 혈소판 감소증, 소화성 궤양환자에게는 투여해서는 안되며, 부작용은 과민반응, 장기간 사용시 골다공증 유발 가능성 증대 및 출혈이며, 출혈에 대한 대처 방법으로는 protamine sulfate를 정맥주사하는 방법이 있다.

비분획 헤파린

Heparin(헤파트롬, 리포헤핀, 판테프린)

저분자량 헤파린(LMWH)

enoxaparin, dalteparin, tinazeparin

(2) Warfarin류 약물(dicoumarol 유도체)

간에서 비타민 K의 작용에 길항(vitamin K antagonist)하여 prothrombin 합성을 억제하는 약리작용을 나타내는 약물군으로, 혈액응고인자 Ⅱ, Ⅶ, Ⅸ, Ⅹ의 합성에 필요한 보인자(cofactor)로 작용하는 비타민 K epoxide의 환원반응을 막음으로써 작용을 나타낸다. 경구투여로 흡수가 잘되며, 심부 정맥에 형성된 혈전과 폐색전증의 치료에 사용되고 심방조동, 류마티스, 인공 심장판막에 의한 혈전의 생성을 예방하기 위해 사용되는데, 반감기가 비교적 길어 장기치료에 사용되나, 뇌혈관의 혈전증, 말초동맥의 폐쇄, 위궤양, 고혈압, 임신 등의 경우에는 투여해서는 안된다. 급성 중독시, 혈변, 혈뇨를 나타내며, 비타민 K를 사용하여 지혈시키며, 출혈이 심한 경우에는 수혈을 한다.

Warfarin(와파린, 쿠마딘, 판와프린, 아트롬빈-K), Dicoumarol, Acenocoumarol
Phenprocoumon(리쿠아마르), Anisindione(미라돈)

(3) 선택적 인자 Xa 억제제

Fondaparinux

(4) 트롬빈 직접 억제제

Hirudin, lepirudin, argatroban, dabigatran

(5) 항혈소판 약물

Aspirin(COX 억제제), Dypiridamole(phosphodiesterase 억제제), Ticlopidine, clopidogrel, prasugrel(ADP 수용체 억제제), Abciximab, tirofiban, lamifiban, eptifibatide(Glycoprotein IIb/IIIa 수용체 억제제)

치과 의료와의 연관성

1. 다른 질환으로 인해 항혈액응고제를 복용하고 있는 환자가 구강 영역의 수술을 받을 경우, 수술 전에 의사와 상의하여 약물 처방내용을 적절히 조정하지 않으면 수술 후 과다 출혈이 발생할 수 있다. 이 때, 혈전 색전증(thromboembolic)이 발생되지 않도록 하면서도 술후 과다출혈을 조절할 수 있는 방안이 요구된다.
2. 다른 질환으로 인해 항혈액응고제를 복용하고 있는 환자가, 치과 진료 후 항생제 , 진통제, 진정제 등을 투여받을 경우 크고 작은 약물 상호작용이 발생할 위험성이 있다. 그러므로, 치과의료인은 환자의 약물 복용 이력과 항혈액응고제를 투여받고 있는 환자를 위한 적합한 약물 요법을 잘 알고 있어야 할 필요가 있다.
3. 출혈 관련 응급한 환자의 경우, 비타민 K와 국소적 지혈방법을 사용한다. Heparin을 항혈액응고제로 사용하고 있는 경우 내과의사와 상의 하에 사용을 일정 시간 동안 완전히 중단하거나 수술 전에 점차적으로 warfarin으로 대체할 수 있다.
4. 환자가 GP IIb/IIIa 억제제, ticlopidine 등의 항혈소판제를 복용할 때도 심각한 출혈을 유발할 수 있으므로 내과의사와 상의해야 한다. 항혈소판제는 혈소판 기능을 비가역적으로 억제하므로 수술 전 3-7일 정도 복용을 중단해야 한다.

5. 혈전 용해제(Thrombolytic agents)

이미 형성된 혈전(thrombus)을 용해(녹여서 분해)시키는 약물이다.

조직형 플라스미노겐 활성화제 (tPA ; tissue-type plasminogen activators) (anistreplase, alteplase, 액티라제)

플라스민을 활성화시키는 물질로 정맥주사로 투여한다. 급성 심부전증에 사용될 수 있으나, 출혈이나 지혈과정에 장애가 있는 환자에게는 투여해서는 안되며 부작용으로는 오심, 구토, 출혈 등이 있다.

Streptokinase (스트렙토키나제)

섬유소 용해제(fibrinolytic agents)로서, plasminogen과 복합체를 형성하여 plasminogen의 활성을 증가시킨다. 정맥주사하며, 정맥의 혈전증, 폐혈관의 색전증, 동맥의 혈전 색전증 및 급성 심근경색증 등에 투여되나, 출혈이나 혈액응고에 장애가 있는 환자에게는 투여해서는 안 된다. 부작용으로는 오심, 구토, 출혈 등이 있다.

Urokinase (아보키나제, 유로키나제)

섬유소 용해제(fibrinolytic agents)

Ⅱ. 조혈장기에 작용하는 약물

1. 조혈성장인자(hematopoietic growth factor)의 생리

1) Stem cell(간세포)로부터 혈액세포를 분화, 성숙시키는 조혈작용은 복잡한 조절과정을 거친다. 여기에는 골수에서 서로 다른 세포끼리의 상호작용에 의한 현상과 조혈성장인자 및 림프구 성장인자들의 매개로 조절되어진다.
2) 간세포에서 여러 종류의 혈구가 분화되는 과정에는 **줄기세포인자**(stem cell factor, SCF), interleukin-3(IL-3)와 **과립구/대식세포 군락 자극인자**(granulocyte/macrophage colony-stimulating factor: GM-CSF)가 관여한다. 이들 성장인자의 도움으로 간세포에서 분화되는 첫 과정은 소위 **군락형성단위**(colony-forming unit: CFU)와 **폭발형성단위**(burst-forming unit: BFU)로의 분화이다.

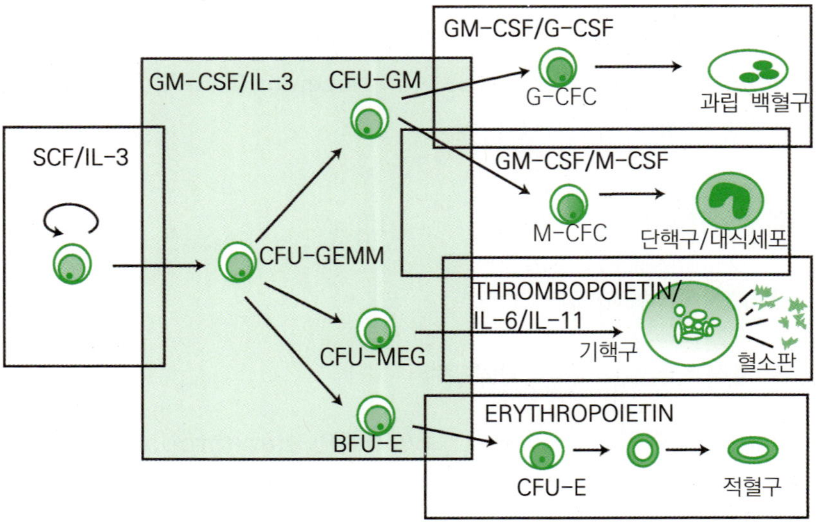

그림 5-2 골수세포의 분화 및 성숙과정에서 성장인자의 작용부위

BFU: burst-forming unit, CFC: colony-forming cell, CFU: colony-forming unit, CSF: colony-stimulating factor, E: erythrocyte, G: granulocyte, GEMM: granulocyte, erythrocyte, monocyte 및 megakaryocyte, GM: granulocyte 및 macrophage, HPP-CFC: high proliferation potential colony-forming cell, IL: interleukin, M: monocyte/macrophage, Meg: megakaryocyte, SCF: stem cell factor

3) 이들 조상세포들은 다시 각 혈구 분화에 특이적으로 작용하는 성장인자 즉, 과립구 군락 자극인자(granulocyte colony-stimulating factor: G-CSF), 단핵구/대식세포 군락 자극인자(monocyte/macrophage colony-stimulating factor: M-CSF or CSF-1), interleukin-11(IL-11), erythropoietin 및 throm- bopoietin 등이 작용하여 세포의 증식과 성숙과정이 시작되어 각기 형태가 다른 혈구들이 생성된다.

위의 과정을 통한 혈구생성을 요약하면

① Interleukin-3(IL-3)와 과립구/대식세포 군락 자극인자(granulocyte/macrophage colony-stimulating factor: GM-CSF)는 전반적인 hematopoietic cell line의 콜로니를 형성에 관여 상호 협동적으로 과립구, 호중구, 단핵구 및 호산구의 수를 증가시킨다.

② 과립구 군락 자극인자(granulocyte colony-stimulating factor: G-CSF)는 과립구 콜로니 형성과 중성구 생성을 자극한다.

③ 군락형성단위(colony-forming unit: CFU)는 단핵구, 거식구 콜로니의 형성을 촉진한다.

④ Thrombopoietin은 거식구 형성의 조절과 혈소판형성에 작용한다.

⑤ Erythropoietin은 commited erythroid progenitor(CFU-E)의 분화를 촉진시키고 헤모글로빈 생성을 촉진시킨다.

2. 조혈기계에 작용하는 약물

1) 조혈 성장인자 관련 약물

(1) Epoetin(에리스로포이에틴, 에포겐)

혈중에 산소량이 적어지면 신속하게 조혈자극인자(erythropoietic stimulating factor, ESF)인 erythropoietin이 활성화되어, 골수에서 적혈구의 생산이 증가된다. Epoetin은 이러한 조혈작용을 촉진시키는 약제로, 현재 유전자 재조합 기법으로 대량 생산되어 만성 신질환에 기인하는 빈혈의 치료제로 이용되고 있다. 정맥주사 또는 피하주사로 투여하는데, 정맥주사로는 혈중 반감기가 약 10시간이며 피하주사로는 5~24시간에 혈중 최고 농도에 달한다. 1주 3회 투여로 충분하며 투여 후, 혈중 적혈구 용적이 36% 이상 되지 않도록 계속 감시하면서 투여한다.

(2) Myeloid growth factor(골수 성장인자)

이들 물질은 당단백질로서 골수세포의 증식 및 분화를 유도하며 성숙한 과립백혈구나 단핵구의 기능을 증진시킨다. 주로, 골수이식 환자에게 호중구 감소증의 기간을 단축시킬 목적으로 사용되며, 항암제를 투여 받은 환자, 골수형성장애, 재생불량성 빈혈 및 후천성면역결핍증(AIDS)에 의한 호중구 감소증에서도 골수 조혈을 항진시킨다.

Granulocyte/Macrophage Colony Stimulating Factor (GM-CSF) ; Sargramostim (로이킨, 프로킨)

골수의 성장을 야기시켜 한 가지 이상의 골수 세포 수의 증식과 분화를 유도하며 성숙한 과립구나 단핵구의 기능도 증진시키는 약물. 정맥주사 또는 피하주사로 사용된다.

Granulocyte Colony Stimulating Factor (G-CSF) ; Filgrastim (뉴포겐)

2) 빈혈 치료제(Agents used in anemia)

(1) 우리 몸의 혈액 중에는 세 가지 중요한 세포가 있다. 즉 면역체계에 관여하여 외부로부터 들어오는 세균, 바이러스 등의 병원균을 물리치는 역할을 담당하는 **백혈구**, 피부나 신체 내부에 상처가 났을 때 상처 부위로부터 더 이상의 출혈을 방지하기 위해 스스로 혈액 응고를 일으키는 중요한 기능을 하는 **혈소판**, 그리고 붉은 색이며 그 수명은 120일간으로, 이 기간이 지나면 간장이나 비장에서 파괴되는 **적혈구**이다.

(2) 그 중 **적혈구**는 몸 구석구석을 돌아다니며, 폐에서 공급받는 산소를 각 조직으로 운반해 주어 정상적인 대사과정을 유지하게 하는 중요한 역할을 한다. 적혈구내의 혈색소는 산소를 폐에서부터 말초기관으로 운반, 공급하는 작용을 갖고 있다.

(3) 골수에서 적혈구가 만들어지기 위해서는 **비타민** B_{12}와 **엽산**의 도움이 필요하며, 산소와 결합하는 적혈구 속의 혈색소(헤모글로빈)가 만들어지기 위해서는 **철분**이 필요하다. 골수에서 만들어지는 적혈구가 적거나, 체내의 비타민 B_{12}, 엽산, 철분이 부족하거나, 간장과 비장에서의 적혈구 파괴가 지나치게 활발해지면 빈혈이 일어난다. 만약 적혈구의 수가 남자 13g/100㎖이하, 여자 12g/100㎖ 이하이면 WHO에서 정한 빈혈의 기준이 된다.

(4) 이러한 혈구는 수명이 짧기 때문에 필요로 할 때 계속적으로 생성이 증가되는 조혈기능이 필요하다. 앞에서 설명한 바와 같이 조혈기능의 조절은 복합적으로 이루어지는데, 골수에서 서로 다른 세포끼리의 상호작용에 의한 현상과 조혈성장인자 및 림프구 성장인자들의 매개로 조절되는 것으로 알려져 있다.

(1) 철제제(Iron preparations)

철은 적혈구 생성, 조직호흡 및 인체 내 효소의 조효소의 역할 등에 관여하므로, 생리적 필수물질이다. 음식 중 철분과, 경구 투여된 철분 제제는 위에서 위산에 의해 Fe^{2+}로 환원되어 십이지장에서 흡수된다.

철결핍성 빈혈의 증상으로는 호흡곤란, 창백, 쇠약 및 식욕부진, 스푼형 손톱, 연하곤란, 설유두 위축 등이 나타난다. Ferrous sulfate(훼로바), Ferrous glycine sulfate(헤모콘틴), Ferrous hydroxide polymaltose(훼럼포라) 등이 있다.

(2) Vitamin B_{12}

비타민 B_{12}는 DNA 형성에 필수적인 물질이므로, 결핍되면 정상 세포분열에 장애를 일으키게 되며 세포분열이 활발한 조혈기계에 병변이 발생되어, 골수성숙을 정지시키고 악성빈혈(pernicious anemia)이라 부르는, 거대 적아구성 빈혈(megaloblastic anemia)을 일으키고, 신경 계통에도 문제가 발생한다.

현재 비타민 B_{12}결핍에 사용되는 제제로는 Hydroxocobalamin(알파레디솔 주사, 히드록소코발라민 주사), Cyanocobalamin(레디솔 주사, 루브라민)이 있으나 전자의 경우 항체가 형성되기 때문에 바람직하지 못하고 후자가 가장 많이 사용되는 약물이다. Cyanocobalamin은 근육 내 혹은 피하에 주사하나 정맥 내에는 주사하지 않는다.기타, 경구용 VB12 제제도 있다.

(3) 엽산(Folic acid)

Folic acid(폴바이트, 엽산) 역시, 적혈구 DNA 합성에 중요한 역할을 하는데, 비타민 B_{12}와는 다르게 신진대사에 광범위하게 관여하고 있어서, 엽산 결핍 시 영양성 대적혈구성 빈혈(nutritional macrocytic anemia)이라 부르는, 거대 적아구성 빈혈(megalobl- astic anemia)을 일으킨다. 엽산 결핍에 의한 거대 적아구성 빈혈은 비타민 B_{12} 투여로 치료되지 않으나, 비타민 B_{12} 결핍성 거대 적아구성 빈혈에 대량의 엽산 투여 시, 빈혈 자체는 호전되나, 신경계통의 증상은 효과가 없거나 악화된다.

Chapter

06 국소적으로 작용하는 약물(부식제, 수렴제)

Ⅰ. 부식작용과 수렴작용

1) 부식작용이란 물리·화학적 작용으로 세포를 파괴하여 조직에 괴사를 일으키는 작용으로서, 그와 같은 작용을 나타내는 약물을 **부식제**(caustics)라고 한다. 주로 병적 조직의 파괴를 목적으로 국소에 적용하는 약물이다.
2) 수렴작용은 약물이 조직단백과 반응하여 물이나 체액에 녹지 않는 비수용성의 피막을 형성하여 조직표면을 보호하고 창상면이나 국소조직을 긴축시켜 치밀하게 하는 작용을 말하며, 그와 같은 작용을 나타내는 약물을 **수렴제**(astrigent)라고 한다. 주로 창상 점막이나 조직의 보호에 사용된다. 예를 들어 수렴제를 구강점막에 적용하면 단백질을 응고시켜 염증을 제거하고 피막을 만들어 보호하는 것 외에 혈관을 수축시켜 지혈작용을 나타내기도 한다.
3) 부식제에는 단백질을 응고 · 침전하는 것과 용해하는 것이 있는데, 수렴제의 작용은 본질적으로 단백질을 응고 · 침전하는 부식제와 다를 바 없다. 단백질 침전작용이 약하고 국소적으로 단순히 조직 표면을 긴축 치밀하게 하는 경우를 수렴이라고 하며, 작용이 강력하며 조직 표층만이 아니라 심부에까지 작용하여 조직세포를 파괴하는 경우를 **부식**이라고 한다. 따라서 수렴제라도 고농도에서는 부식작용을 나타낸다. 또 방부 · 소독제 중에도 부식작용이나 수렴작용을 나타내는 것이 적지 않다. 그러나 방부제나 소독제는 일반적으로 항균작용을 나타내는 데 필요한 농도로는 조직을 부식시키지 않는다.

Ⅱ. 부식제

부식제(caustics)는 피부 또는 점막의 병적 조직과 불량육아 조직을 파괴·제거하기 위해 국소에 적용하는 약물이다. 치과영역에서는 치주질환에서의 병변성 치은의 제거, 구내염의 치료, 상아질 지각과민증의 치료, 우식예방 등에 사용되고 있다.

1. 부식제의 약리작용

(1) 부식작용

부식제의 종류에 따라서 부식작용의 기전이 다르다. 다음과 같이 분류된다.

① 단백질의 침전 · 응고에 의하여 부식작용을 나타내는 물질

무기산(염산, 황산, 질산), 중금속염(질산은, 염화아연 등), 유기산(trichloroacetic acid 등)

② 단백질을 용해하는 물질

강알칼리류(수산화나트륨, 수산화칼륨 등), 유기산(젖산) 등

③ 산화작용에 의하여 원형질을 붕괴하는 물질

삼산화크롬, 고농도의 과산화수소수, 염소, 요오드 등

④ 탈수작용에 의하여 세포를 파괴하는 물질

황산, 수산화나트륨 등

⑤ 원형질에 작용하여 세포의 대사장애를 일으키는 물질

비소화합물(삼산화비소) 등

이와 같은 부식제는 조직에 대하여 각기 작용의 강약이 있으나 이들은 모두 세포조직을 파괴한다. 창상면이나 점막은 피부보다 저항성이 약하며, 구강점막은 다른 점막보다 저항성이 있으나 피부보다는 저항성이 약하다. 부식제를 적용한 조직은 적용부위가 부식 파괴되고 그 주위는 반응성 염증을 일으킨다.

단백질을 응고 · 침전시키는 약물의 부식작용은 일반적으로 국소적이나 알칼리와 같이 단백질을 용해하는 것은 작용이 국한되지 않고, 주위나 심부로 번지는 경향이 있다. 또 부식 후의 치료과정에 중요한 가피가 잘 형성되지 않는다.

(2) 살균작용

부식제는 세균세포를 파괴하여 살균작용을 나타내는데 부식작용을 나타내지 않는 농도로는 충분한 살균작용을 기대할 수 없다.

(3) 제취작용

미생물에 의하여 생긴 단백질의 분해산물 등 악취를 내는 물질과 결합하여 제취작용을 나타낸다.

(4) 지혈작용

단백질을 응고·침전하는 약물은 혈액 단백을 응고시켜 지혈작용을 나타낸다.

(5) 동통성 마비작용

부식제는 처음에는 지각신경을 자극하여 동통을 일으키나, 후에는 신경을 파괴시켜 마비를 일으킨다.

2. 주요한 부식제

1) 강산

(1) 황산, 염산, 질산 등의 무기산과 trichloroacetic acid, 젖산(lactic acid), 초산(acetic acid) 등 몇 가지의 유기산이 있다. 무기산은 단백질을 응고시키나, 유기산은 단백질을 응고하는 것과 용해하는 것이 있다. 산 가운데서도 황산은 H^+의 작용에 의한 단백질 응고작용 외에 탈수작용에 의한 부식작용을 나타내며 부식제 중에서 가장 강하다.

(2) 치과영역에서 무기산은 주로 근관 청소와 확대제로 쓰여 왔으나 현재는 거의 사용하지 않는다. 황산과 phenol을 가열하여 얻어지는 유기산 phenol-sulfonate가 근관청소와 확대에 사용된다. 그 밖에 유기산인 trichloroacetic acid나 젖산이 치주질환 환자의 치주낭에 적용될 수 있으나 이것도 현재는 거의 쓰이지 않는다.

2) 강염기류

수산화나트륨, 수산화칼륨 등의 강알칼리는 수산기(OH-)에 의하여 부식작용을 나타낸다. 단백질을 용해하며 적용 부위에 국한성이 없고 쉽게 치유되지 않기 때문에 현재는 거의 사용되지 않고 있다.

3) 중금속염

(1) 비중 5 이상의 금속을 중금속이라고 하는데 철(Fe), 동(Cu), 납(Pb), 아연(Zn), 수은(Hg) 등이 의약학상 중요한 물질이다. 유사금속인 bismuth, antimony, 비소 그리고 경금속인 알루미늄도 약학적으로는 유사한 성질을 가지고 있어서 각각의 금속염 혹은 화합물의 종류나 농도에 따라서 부식, 수렴, 소독 작용을 나타낸다.

(2) 중금속염은 조직의 단백질과 결합하여 단백금속을 만들고 단백을 응고·침전하여 부식작용을 나타낸다. 그 강도의 정도는 Hg^{2+} 〉 Sn^{2+} 〉 Cu^{2+}, Ag^{+}, Zn^{2+} 〉 Fe^{3+} 〉 Bi^{3+}, Pb^{2+}, Al^{3+}의 순서이다. 같은 금속이라도 그 화합물에 따라서 작용의 정도는 여러 가지이며, 일반적으로 물에 불용성인 것은 작용이 약하고 부식작용을 나타내지 않으며, 수렴작용만을 나타낸다.

(3) 고농도에서 부식작용을 나타내는 대표적인 것은 염화아연, 질산은(silver nitrate) 등이며 치과영역에서 상아질 지각과민증의 처치, 아프타성 구내염, 그 외의 구내염의 처치나 불량육아 조직의 제거에 쓰인다. 질산은을 부식제로 사용한 후에는 포화식염수로 중화한다.

4) 비소화합물

(1) 삼산화비소(아비산)는 중금속 화합물은 아니지만 세포의 원형질에 독성을 나타내어 조직을 붕괴하여 괴사시킨다. 중금속 화합물과는 달리 부식작용은 서서히 나타난다. 그 작용은 세포의 대사에 필수적인 SH 효소를 저해하는 것이 주된 기전으로 생각된다.

(2) 치과 임상에서는 **치수실활제**로 쓰이는데 독약에 속하여 비교적 소량의 내복에도 중독을 일으킨다. 급성중독 시에는 강한 중추신경계 마비가 일어나며 심한 경우 사망하게 된다. 만성중독 시에는 소화기 장애나 피부, 신경계의 장애, 기타 여러 가지 장기가 침범된다.

Ⅲ. 수렴제

수렴제(astrigents)는 점막과 피부의 창상면에 적용하여 국소조직을 긴축시켜 치밀하게 하는 약물이다. 따라서 조직 단백질과의 결합이 약하며, 국한성 또는 표재성이다. 치과 영역에서 수렴제는 치수복조, 치수건사, 근관충전, 상아질 지각과민증의 치료, 치주포대(periodontal pack), 구내염 치료, 치주질환의 치료, 우식예방제 등에 사용한다.

1. 수렴제의 약리작용

(1) 수렴작용

점막, 창상면, 궤양면 등에 약물을 적용했을 때에 그 부위에 단백질과 결합하여 표면에 얇은 피막을 만들어 외부로부터의 자극에 대하여 보호하도록 하는 작용으로서 건강한 피부에는 커다란 영향을 미치지 않는다.

(2) 지혈작용

조직표면을 수축하여 표재성 소혈관을 수축하는 작용과 혈액단백질을 응고하는 작용에 의하여 나타난다.

(3) 국소진통작용

지각신경 종말부에서 단백질을 응고하여 통증유발 물질의 자극을 차단하는 작용과 피막형성에 의한 외래자극의 차단에 의하여 국소적인 진통작용이 나타난다.

(4) 소염작용

수렴작용에 의한 보호막 형성에 의하여 외부 자극을 차단하여 염증을 억제하도록 하는 간접적 작용과 삼출액의 억제나 혈관수축작용을 나타내어 염증을 억제하는 직접적 작용이 있다.

(5) 방부작용

조직삼출액을 억제하고 국소를 건조하게 하며 세균의 발육에 부적당한 환경을 만든다. 또 단백질 침전작용에 의해 직접 세균세포를 장애하는 작용도 볼 수 있는데 강한 작용은 기대할 수 없다.

2. 주요한 수렴제

1) 식물성 수렴제

붉나무 잎에 오배자 벌레가 기생하여 생기는 주머니 모양의 융기물인 오배자에는 탄닌산(tannic acid)이 함유되어 있다. **탄닌산**에는 수렴작용이 있어서 구내염, 치은염 등의 양치제, 또는 출혈 시 지혈제, 화상 치료제로 쓰이기도 하였으나, 심한 간장 장애를 초래할 가능성이 있어 현재는 거의 사용되지 않고 있다.

2) 중금속 수렴제

중금속염이나 경금속염은 단백질을 응고·변성시키며 그 종류나 농도에 따라서 **수렴작용** 또는 **부식작용**을 나타낸다.

(1) 산화아연

① 산화아연은 물이나 알코올에 녹지 않고 부식작용은 없다. 점막이나 창상면에 적용하면 그 일부가 삼출액이나 조직액에 용해되어 약한 수렴작용 및 부식작용을 나타내며, 창상면에 얇은 피막을 만들어 외부자극을 방지하고 국소를 건조시켜 가피를 만든다.

② 옛날부터 치과, 피부과 영역에서 널리 쓰이고 있으며, 피부과 영역에서는 paste, 연고제, 산제, 현탁제 등에 배합하여 외용으로 사용하고, 치과 영역에서는 치수치료 시 치수복조제(zinc oxide eugenol cement, paraform cement 등), 치수건사제(triozinc paste), 근관충전제 그리고 치주질환 치료에서 치주포대제(periodontal pack) 등에 배합되어 사용한다.

(2) 염화아연

염화아연은 물에 잘 녹는 화합물로 고농도를 적용하면 단백질을 응고시켜 부식작용을 나타내며 저농도에서는 수렴작용을 나타낸다. 치과적 용도로는 상아질 지각과민증 치료에서 8% 염화아연 용액을 사용한다.

(3) 황산아연

황산아연은 물에 가용성으로 수렴작용을 나타내고 진한 액은 경도의 부식작용을 나타내지만 염화아연만큼 강하지는 못하다. 희석액은 지혈작용은 있으나 살균작용은 거의 없다. 무수황산아연은 물을 흡수하는 탈수작용이 있고, 이것들의 특징을 이용하여 치수복조제, 치수건사제(triozinc paste)에 배합된다.

(4) 황산알루미늄칼륨(명반)

황산알루미늄칼륨(명반)은 중금속이 아니고 경금속의 복염인데 단백질과 결합하여 침전되고, 점막이나 창상면에 적용하면 수렴·방부작용을 나타낸다. 양치제로 사용되었으나 현재는 거의 사용하지 않는다. 고농도에서는 부식작용을 나타낸다.

(5) 기타

Bismuth subcarbonate, bismuth subnitrate 등의 bismuth염에도 수렴작용과 X선 조영성이 있어, 근관치료 시 근관충전제에 배합된다(근관시멘트 등).

중금속이나 bismuth 등을 장기간에 걸쳐서 섭취하거나, 중금속류를 취급하는 공장에서 작업하여 체내에 지속적으로 흡수되면 만성중독을 일으키고, 여러 가지 장애가 나타나는데, 특히 치과영역에서는 납, 수은, 은, 카드뮴, bisthmus(창연) 등에 의하여 치은이 착색될 수 있다.

① 납 (lead)

납(Pb)중독은 페인트칠을 하는 사람, 활자공, 연관공 등에서 나타나고 빈혈, 연선통(lead line pain), 마비, 뇌증 등이 일어나고, 치은연은 청흑색의 선상 착색을 일으킨다.

② 수은 (mercury)

수은(Hg)중독은 건전지, 체온계, 거울 등을 제작하는 공장에 종사하는 사람들에서 볼 수 있고 소화기, 신장, 중추신경계 등이 침범되고 또 구내염이 일어난다. 치은은 청색선상으로 착색된다.

③ 은 (silver)

은(Ag)은 중대한 만성중독증을 일으키지 않으나 치은은 암록색의 착색을 일으킨다.

④ 카드뮴 (cadmium)

카드뮴(Cd) 중독은 카드뮴 공장 하수가 원인으로 일본에서 소위 이따이이따이 병이라고 하여 유명하게 되었는데, 치은은 초기에 황금색으로 착색된다.

⑤ 비스무스 (bismuth)

비스무스(Bi)는 흡수가 잘 되지 않으므로 중독은 일어나기 어려우나 소화기계, 신장 등이 침범되고 치은연이 흑색으로 착색된다.

Chapter

07 근관치료에 응용되는 약물 및 구강용 약제

Ⅰ. 근관치료법이란

근관치료법이란 치아를 보존할 목적으로 행해지는 치료법으로 대개 그림 7-1에 표시한 것 같은 처치가 행해진다. 주된 처치는 치수진정, 치수복조, 치수절단, 치수절제(발수), 감염근관치료 및 근관충전이며, 다음과 같은 순서로 행해진다.

( )안은 처치 시 사용되는 약제이다.

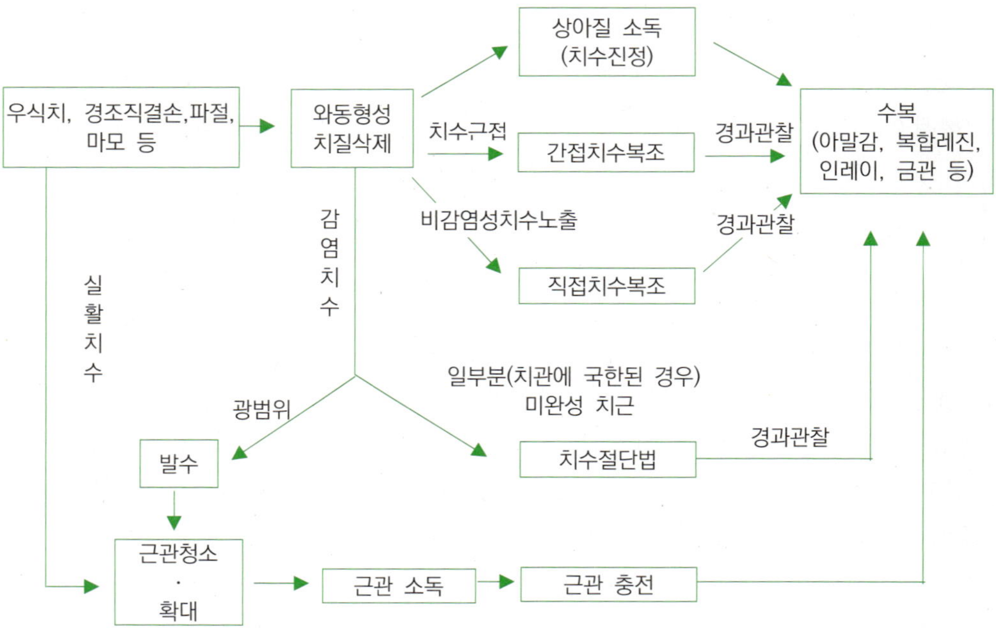

그림 7-1 근관치료법의 개요

1. 상아질소독 · 치수진정(상아질소독 · 치수진정제)

치아우식이 상당히 진행되어 경조직의 결손부위가 치수에 접근하고 있거나, 찬 것과 단것으로 인해 통증이 느껴지는 증례의 근관치료방법은 와동소독과 치수의 진정요법을 시행한다. 이 때 쓰이는 약제는 phenol camphor(camphorated para-chlorophenol) 등의 상아질 소독작용 및 국소진통작용이 있는 약물이 상아질에 적용된다. 그러나 이와 같은 약물처치를 행하지 않고, 곧바로 다음 단계로 나가는 경우도 적지 않다.

우식병소가 작을 때에는 세균에 의하여 오염, 연화된 상아질 부분을 제거하고 그대로 아말감 충전을 하거나 인레이 등을 장착한다. 우식병소가 클 때에는 다음의 근관치료 단계로 나아간다.

2. 치수복조(치수복조제)

우식이 상당히 진행되어 있어서 우식상아질을 제거했을 때, 경조직의 결손이 치수에 접근되어 있거나 치수가 일부 노출되는 경우가 있다. 이때 치수가 건강하거나 염증이 없을 때 치수를 복조하고 아말감 충전이나 인레이 수복 등을 한다.

치수복조는 잔존된 연화 상아질 위에 수산화칼슘($Ca(OH)_2$)이나 산화아연유지놀(ZOE) 시멘트를 도포하여 연화 상아질의 재석회화를 시도하는 **간접 치수복조술**(indirect pulp capping)과 치수가 노출되었을 때 수산화칼슘을 도포하여 수복상아질을 형성시켜 치수의 생활력을 유지시키는 방법인 **직접 치수복조술**(direct pulp capping)이 있다.

3. 치수절단법(수산화칼슘 또는 치수건사제)

염증 또는 변성이 보이는 치관부 치수를 제거하고 치근부 치수는 보존하는 방법으로서, 세균감염이 안된 치수조직, 세균감염이 치관부 치수에만 국한되어 있는 유치, 미완성 근첨을 가진 치아 등을 대상으로 치수 일부를 절단하여 급성 치수통을 해소시키기 위하여 실시하는 방법이다. 여기에는 **생활치수절단법**과 **실활치수절단법**이 있다.

생활치수절단법은 국소마취하에 치관부를 제거하고 수산화칼슘 제제를 적용하여, 치근부 치수를 살려 놓는 방법이며, **실활치수절단법**은 치수실활제(arsenical paste)로 치수를 실활시키고 나서 치관부 치수를 제거하고, 치근부 치수를 tiozinc paste

등의 치수건사제로 미이라화시켜 근관내에 보존하는 방법이다. 치수의 보존 처치를 한 다음에 인산아연시멘트(ZPC)로 이장하고, 인레이나 금속관 등으로 치관부를 수복한다.

4. 발수(국소마취제 또는 치수실활제)

치수가 보존될 가능성이 없을 정도로 치수 전체에 염증이 퍼져 있을 때, 치수를 제거하는 처치로 국소마취를 적용하여 시행하는 **마취발수법**과 치수 실활제를 적용하여 치수를 실활시키고 시행하는 **실활발수법**이 있다. 발수 후 근관청소, 근관확대, 근관소독을 시행하고 근관충전으로 치료를 끝낸다.

5. 근관청소 및 근관확대(근관청소 · 확대보조제)

치수가 이미 괴사되어 있는 감염근관에는 괴사되어 있는 치수를 제거하고 근관내를 청소하고, 다시 근관을 일정 크기로 확대하여 근관의 무균화를 기하지 않으면 안 된다. 이것에는 reamer나 file 등의 작은 기구를 사용하여 기계적으로 근관을 확대시키는데 이때 근관의 청소나 확대를 용이하게 할 목적으로 사용되는 약물이 근관청소 · 확대보조제이다.

6. 근관소독(근관소독제)

근관을 기계적 또는 화학적으로 확대 · 청소를 시행한 다음, 다시 근관의 무균화를 완료하기 위해 실시하는 처치이며, 이 때 적용되는 약물이 **근관소독제**이다.

근관내벽 상아질과 분기된 근관측지 등에 세균이 존재할 가능성이 있기 때문에 이들을 제거할 목적으로 시행하며 이미 근첨치주조직까지 감염이 파급될 경우, 그 감염원을 제거하여 병소의 치유를 촉진하기 위해 시행한다.

7. 근관충전(근관충전제)

근관청소 · 확대 및 근관의 무균화가 완료된 근관에 근관충전제를 충전하고, 근관내를 밀봉하여 치근단 및 치근 주위조직과 통하는 모든 통로를 차단시키는 것을 말한다.

8. 상아질 지각과민증의 치료(상아질 지각과민증의 치료제)

마모증, 교모증, 치아의 절삭 등에 의하여 상아질이 노출되면, 노출상아질의 지각이 매우 항진되어, 약간의 기계적 자극, 열 등의 변화에도 격렬한 통증을 일으키는 일이 있다. 이것을 **상아질 지각과민증**이라고 한다.

이때 상아질에 적용하여 외래자극을 차단함으로서 동통 발생을 방어하는 각종 약물의 적용이 시도된다. 이것을 **상아질 지각과민증 치료제**라고 한다. 고도의 상아질 지각과민증에는 약물 적용만으로는 치료가 곤란하여 발수하지 않으면 안되는 경우도 적지 않다.

Ⅱ. 근관치료용 약제

1. 상아질 소독 · 치수진정제

상아질이 우식되어 있는 부분을 기계적으로 제거한 뒤, 상아질 와동에 적용하여 상아질을 소독함과 동시에 치통을 억제하는 약물이다. Phenol계 소독제가 이 목적으로 쓰인다.

상아질 소독 · 치수 진정제의 바람직한 특성은 다음과 같다.

(1) 확산, 침투성이 강한 것

(2) 진정효과가 강한 것

(3) 살균작용이 강한 것

(4) 치수에 나쁜 영향이 없는 것

(5) 치질을 변색하거나 변질이 없을 것

그러나 위의 모든 조건을 충족시키는 물질은 없다. Phenol은 상아질에 잘 침투하고, 살균작용을 나타내며, 동통성 마취작용에 의하여 치수의 진통작용을 나타낸다. 그러나 phenol에는 부식작용이 있고, 치수에 대한 장애작용이 강해 염증이나 괴사를 일으킨다. 이와 같은 phenol의 결점인 국소 장애를 없애기 위하여 여러 가지 처방이 고안되고, 또 보다 자극성이 적은 phenol계 화합물의 사용이 시험되어 왔다.

대표적인 것으로 다음과 같은 것이 있다.

1) 치과용 phenol camphor(Camphorated parachlorophenol)

처 방	
Phenol	35g
Camphor	65g
총량	100g

Phenol과 camphor는 모두 고체이나, 이 둘을 혼합하면 분말이 단순히 혼합되는 것이 아니라, 공융혼합물이 되어 용해된다. Phenol은 물에 대하여 용해성을 나타내고 부식작용이 강하지만, camphor를 배합하면 물에 난용성이 되어서 조직에 대한 부식성이 없어진다.

조직에 대한 자극작용도 현저하게 약해진다. Camphor와 공융되어 있는 phenol이 조직액에 서서히 용해되어 국소진통작용과 살균작용을 나타낸다. 와동에 적용했을 경우, 즉 와동이 깊고 상아질 와저가 치수에 접근해 있거나 또는 노출 치수에 직접 적용하거나 하면, 임상적으로는 거의 불쾌감을 일으키지 않고도 치수에 병리조직학적 변화가 일어난다.

2) Camphopenique

처 방	
Camphor	60g
Phenol	30g
Ethanol	10g
총량	100g

작용은 phenol camphor와 마찬가지이다. Phenol에 ethanol을 배합함으로서 염을 형성하고, phenol alcoholate가 되어 phenol의 부식성을 감소한다.

3) 치과용 phenolthymol

Phenol 50%, thymol 33%, 박하뇌(menthol) 17%로 된 처방으로, 3종의 공융혼합물이다. 자극성이 적고 살균 · 국소 진통작용이 있으나, 창상 치료를 지연시키는 결점이 있다.

4) Eugenol

Phenol계 화합물이며 부식성이 없고 국소 진통작용과 살균작용이 있다. 직접 치수에 적용하거나 치수에 접근해 있는 와동에 적용하면 염증을 일으킨다. 산화아연과 혼합하여 eugenol cement로 적용하면 자극성이 현저하게 약해진다.

5) 기타

Eugenol과 유사한 phenol계 약물로서 guaiacol, clove oil(eugenol이 주성분), creosote(guiacol이 주성분), thymol alcohol(thymol 5g, ethanol 20ml) 등이 상아질 소독 · 치수 진정제로 쓰인다.

또 스테로이드계 항염증약인 prednislone, 그 외에 여러 가지 부신피질 호르몬(스테로이드계 항염제)을 phenol계 약물이나 항생물질에 배합한 처방이 와동 형성이나 지대치 형성 후에 일어나는 치수염 진정이나 그 예방, 동통성 치수염 치료에 사용되어 효과가 인정되고 있다.

2. 상아질 지각과민증 치료제

1) 상아질 지각과민증인 경우에 상아질에 적용하여 외래자극을 차단하고 동통의 발생을 방어하는 약물을 말한다. 상아질에 가해진 자극이 어떻게 하여 통증을 전달하는가에 대해서는 여러 가지 학설이 있으나, 세가지 이론으로 설명되고 있다. **첫번째** 이론은 안쪽 상아질에 있는 일부 상아세관 속에 신경이 분포해 있다는 것이고, **두번째** 기전은 상아모세포가 신경자극수용기로 작용한다는 것이다.
2) 전자의 설은 상아모세포(odontoblast)의 돌기인 상아세관(dentinal tubule)중의 상아섬유가 자극의 흥분을 전도하는데 상아모세포와 치수신경계의 종말이 시냅스 결합을 하고 있어서 흥분은 상아모세포에서 치수신경에 가해진다는 설이다. **세번째** 유체역학기전(hydrodynamic theory)은 상아세관을 통한 액체이동을 중심으로 하는 이론이다. 즉, 상아질의 노출면에 가해진 온도나 물리·화학적 자극이 상아세관 내의 액을 이동시키고, 치수상아질면의 상아모세포벽을 이동시키며, 다시 신경 종말의 기계적 자극이 되어서 동통을 일으킨다고 하는 이론으로, 이 학설로는 당액이나 물에 의한 지각과민발생이 잘 설명된다(그림 7-2).
3) 어느 학설이건, 상아세관을 물리화학적으로 봉쇄하거나 혹은 상아세관내에 잔존해 있는 섬유의 단백을 고정하면 상아질의 자극전도는 끊기고 지각과민은 소멸되는 것이다. 그러나 실제로는 고도의 지각과민증에서는 치수의 제거(발수)를 하지 않으면 치료할 수 없는 경우도 적지 않다.

상아질 지각과민증 치료제로서는 다음과 같은 특성이 요구된다.

(1) 치수와 구강점막에 위해작용이 없을 것
(2) 치질을 변색, 손상하지 않을 것
(3) 조작이 간단하고 치질에 완전히 적용할 수 있고 효과가 확실하고 또 빠르게 발현하고 지속하는 것

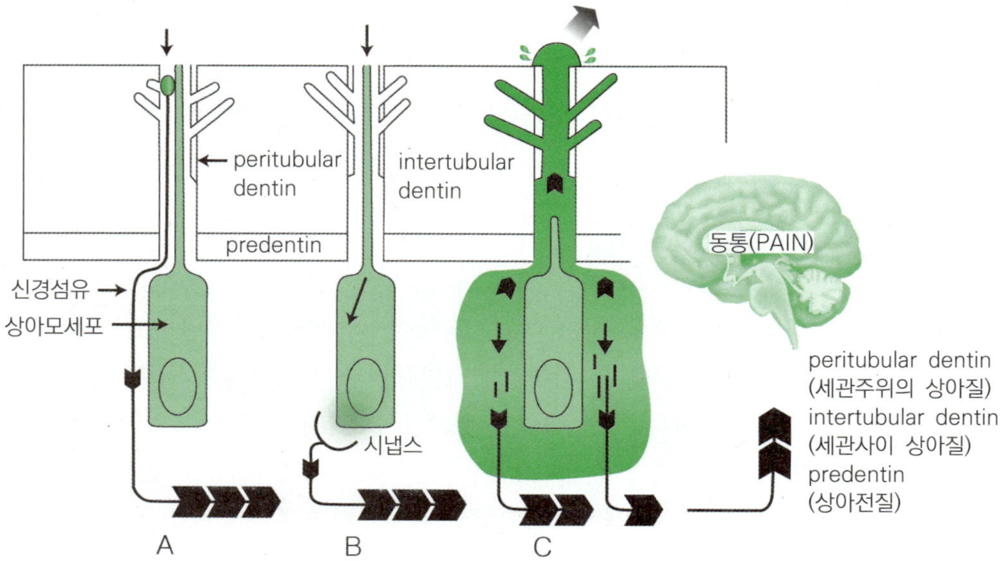

그림 7-2 상아질 지각과민의 도식적 설명

A : 동통반응은 상아법랑경계까지 뻗어있는 신경섬유 때문이라 생각
B : 상아모세포의 돌기를 자극하면 신경섬유와 시냅스를 이루어 자극의 흥분을 전달한다는 설
C : 어떤 자극이 가해져서 상아세관내의 상아세관액의 이동을 야기시키면 상아세관내에 있는 신경섬유를 자극하여 동통이 유발된다는 설

이들 조건을 완전하게 충족시켜 주는 물질은 아직 발견되지 않고 있으나 다음과 같은 약물이 쓰이고 있다.

1) 은화합물

질산은액, 암모니아은액, 불화은액 등이 쓰인다. 이들은 모두 은(silver)의 작용으로 적용부의 치아를 검게 변색시키는 단점이 있다.

질산은(25~30%)을 상아질면에 적용하면 치질의 단백질과 결합하여 은단백을 형성하거나 인산칼슘과 반응하여 인산은을 형성하여 외래자극을 차단한다. 또 질산은에 의한 자극이 적당한 경우에는 제2상아질의 형성을 촉진한다. 부식적으로 작용하므로 구강점막에 부착하지 않도록 주의하고 적용 후에는 eugenol, hydroquinone, ascorbic acid 등으로 환원한다. 이들 환원제에 의하여 환원은이 형성되고 이것이 치질을 흑변시켜 심미적으로는 좋지 않으므로 전치부에는 적용하지 않는다.

암모니아은액(암모니아성 질산은액)은 질산은액에 암모니아수를 가한 것으로 질산은과 같은 강한 자극성이 없고 환원제에 의해 쉽게 환원하여 금속은을 석출한다. 제2상아질 형성 촉진작용이 있다.

불화은은 치아에 적용하면 난용성의 인산은과 불화칼륨을 형성하여 치면에 침착한다. 다른 은제제와 마찬가지로 치아를 흑색으로 착색시키는 결점이 있으므로 전치에는 적합하지 않다. 그러나 질산은 보다는 더 효과적이라고 보고되어 있으며, 치주낭이나 치은의 자극성도 적다.

2) Formalin 및 paraformaldehyde제제

Formalin을 그대로 도포하면 상아섬유의 단백질을 변성·고정하여 외래자극의 전도를 차단한다. 잉여액은 7% 질산암모늄액으로 불활성화한다. Paraformaldehyde 제제로서는 치과용 paraform cement, paraform 치주포대 등이 있다.

3) 기타

불화나트륨에 kaolin 및 glycerin을 같은 양을 가하여 paste를 만들어 치경부에 적용하면 지각과민증에 효과가 있다. 작용기전은 타액의 칼슘을 치면에 침착시키기 때문이라 생각된다. 또 80% 염화아연액은 상아질 표층의 단백질을 응고·침전하여 외래자극을 차단한다.

8% 염화아연용액이나 8% 불화주석 용액 등에 직류전파를 사용하여 이온화하여 상아세관내로 깊숙히 도입시키는 이온도입법과 최근에는 laser 조사법도 시도되고 있다.

3. 치수복조제

치수복조제는 치수에 접근해 있는 상아질면 또는 직접 노출된 치수에 적용하여 치수를 외래자극으로부터 보호하는 약제이다.

다음과 같은 성질이 요구된다.

(1) 장기간 변질하지 않는 것
(2) 외래자극으로부터 완전히 치수를 보호하는 것
(3) 치수를 장애하지 않는 것
(4) 제3상아질 형성을 촉진하는 것
(5) 살균작용을 가진 것

(6) 상아질과의 접착성이 강한 것
(7) 치질을 변색하지 않는 것
(8) 충전제와 화학반응을 일으키지 않는 것

치수복조제는 다음과 같이 분류된다.

〈약리학적 분류〉

(1) 생물학적 치수복조제 : 수산화칼슘($Ca(OH)_2$), paraform cement
(2) 방부성 치수복조제 : Zinc oxide eugenol(ZOE) cement, paraform cement 등.

〈임상적 분류〉

(1) 직접 치수복조제 : 치수의 노출면에 직접 적용하는 것 - 수산화칼슘
(2) 간접 치수복조제 : 치수에 접근한 상아질면에 적용하는 것 - Thymol, paraform cement, zinc oxide eugenol cement, glass inomer cement, polycarboxylate cement 등

다음에는 치수복조제에 대하여 약리학적 분류에 따라서 서술하겠다.

1) 생물학적 치수복조제

생물학적 치수복조제란 제3상아질 형성을 적극적으로 촉진하는 치수복조제를 말한다. 대표적인 것으로는 직접 치수복조에 쓰이는 수산화칼슘과 간접 치수복조에 쓰이는 paraform cement가 있다.

(1) 수산화 칼슘(Calcium hydroxide, $Ca(OH)_2$)

① 수산화칼슘은 치수의 노출면, 혹은 국소마취하에서 생활치수절단법(치관부 치수를 제거하고 치근부 치수를 살려 놓는 방법)을 할 경우에 치수의 단면에 적용된다. 이 경우 젊은 환자의 치아로서 노출면 혹은 절단면의 치수가 감염되지 않고 화농하지 않은 경우에 적용된다.

② 수산화칼슘은 그대로 혹은 생리식염수로 혼합하여 사용하거나 또 부식·소독작용을 가지게 하여 sulfa제나 iodoform 등을 배합한 제제가 사용된다.

③ 치수에 적용하면 치수의 미분화세포에서 상아모세포가 분화되고 이 세포에 의하여 제3상아질이 형성된다.

이 때 상아질의 석회화에 이용되는 칼슘은 수산화칼슘 중의 것이 아니고 혈중의 칼슘이라고 추측되고 있다.

(2) 치과용 paraform cement

간접 치수복조제로 쓰인다. 다음과 같은 처방의 약제이다.

사용할 때에는 분말제와 액제를 혼합하여 와동의 상아질에 적용한다. 중심제제인 paraformaldehyde는 formaldehyde의 중합체로서 서서히 formaldehyde를 유리시키며 이것이 작용을 나타낸다.

처방 :

분말제	
Paraformaldehyde	1.0g
Ethyl aminobenzoate	2.0g
Zinc oxide	97.0g
총 량	100g

액 제	
Zinc oxide	14g
Gummi arabicuim(USP)	10g
증류수	적량
총 량	100g

이 처방 농도의 paraformaldehyde는 상아모세포를 자극하여 제2상아질 형성을 촉진한다. Paraformaldehyde는 살균작용도 있어, 방부성 치수복조제에도 들어간다.

처방 중의 ethyl aminobenzoate는 국소마취제이며, 산화아연은 피복작용을 나타내고 또 염화아연은 산화아연의 경화제 역할을 한다.

2) 방부성 치수복조제

치수를 보호함과 동시에 상아질의 방부 · 소독작용을 나타내는 약물이다.

(1) 산화아연 유지놀 시멘트(Zinc oxide eugenol cement, ZOE)

처방 :

분말제	
산화아연	70.0g
Rosin	28.5g
초산아연	0.5g
스테아린산아연	1.0g
총 량	100g

액 제	
유지놀	85.0ml
면실유	15.0ml
총 량	100ml

① 산화아연과(분말제)과 유지놀(액제)을 혼합하면 아연이 유지놀 2분자와 킬레이트 결합하여 유지놀아연이 되어 경화한다.

② 산화아연 유지놀 시멘트는 치질이나 연조직에 부착되기 쉽고, 또 와동의 변연봉쇄성이 있고, 열 절연성이 있는 등 치과재료로 뛰어난 성질을 가지고 있으므로, 치수복조제로서 뿐 아니라, 임시충전제, 근관충전제, 치주포대제 등으로 널리 쓰이고 있다. 경화를 촉진하거나, 점착력으로 강도를 증대시키기 위하여 초산아연, 로진, 스테아린산아연 등을 첨가한다.

③ 약리작용으로서는 산화아연을 연화충전한 때의 잉여 유지놀이 국소 진통작용과 살균작용을 나타내게 된다. 또 경화촉진제인 초산아연이 항균작용을 증강한다.

(2) 기타

① Thymol의 결정을 가열·용해하여 와동에 적용하거나, thymol alcohol이 쓰이는 일이 있다.

② 프렛챠 인공상아질(프렛챠 시멘트)이라고 불리는 처방, 즉 산화아연에 무수산화아연, thymol, 유향(乳香)을 배합한 분말과 증류수에 phenol, ethanol, gummi arabicum을 배합한 액을 혼합하여 적용되는 일도 있다. 이때 처방중의 산화아연, 황산아연 및 물이 반응하여 경화한다. Thymol 및 phenol에 의한 방부·소독작용 및 국소진통작용을 기대할 수 있다.

4. 치수실활제

1) 치수가 보존될 가능성이 없을 만큼 치아우식증이 침범되어 있을 때, 치수 생활력을 제거하여 수동적으로 치수를 제거할 수 있도록 하는 약물이다. 이 목적에 쓰이는 약제로서는 비소제(삼산화비소, 아비산)와 paraformaldehyde제가 있고, 그 중에서도 삼산화비소를 사용한 치수의 제거(발수)가 널리 행해져 왔다. 그러나 이 방법은 삼산화비소가 독약이라는 것과 약물이 근단공 밖에까지 침투하여 치근막염을 일으키고 다시 치조골의 파괴에까지 진전하는 경우가 있다는 단점과 약물이 주위의 치은이나 구강점막을 부식하는 일이 있다는 등의 이유에서 오늘날에는 국소마취약으로 마취를 해 놓고 발수를 하는 방법을 사용하고 있다.

2) 그러나 때로는 신경과민으로 주사를 극단으로 두려워하는 환자나 고혈압증, 심장병 등으로 국소마취약, 특히 epinephrine을 포함한 국소마취제의 주사를 피

해야 하는 경우에 주의 깊게 치수실활제를 적용하면 부작용도 피할 수 있고 거의 무통적으로 치수를 제거할 수 있다. 대표적인 치수실활제에는 아비산 paste 및 paraform paste가 있다.

1) 아비산 paste(삼산화비소 paste)

(1) 삼산화비소(무수아비소)를 중심제로 하여, 여기에 국소마취약이나, 그 외에 약제를 배합한 paste로서 여러 가지 처방이 있는데 대표적인 처방은 다음과 같다.

처방 :

아비산 paste	
삼산화비소(분말)	40g
염산 procaine(분말)	10g
친수성 연고	30g
정향유(Clove oil)	적량
약용탄	적량
총 량	100g

(2) **삼산화비소의 작용**은 기본적으로는 세포의 SH 효소를 제거함으로서 세포를 사멸시키는 일이다. 병리조직학적으로는 신경 및 혈관의 파괴(혈관의 확장과 출혈)가 일어나나 발수하는 시점에서 모든 치수가 괴사되어 있지 않고 치수신경만이 마취되어 있거나, 변성되어 있는 상태에서 발수가 행해지고 있는 것으로 생각된다.

(3) 염산 procaine은 삼산화비소에 의한 초기 통증을 억제하기 위하여 배합되고 있으나, 표면 마취효과가 거의 없으므로 표면마취효력이 강한 국소마취제를 배합하는 것이 좋다. Clove oil은 진통과 소독을 위한 것이고 약용탄은 독약이라는 것을 나타내는 흑색으로 만들기 위해서 배합하는 것이다. 친수성 연고는 기제(base)이다. 노출 치수면 또는 치수에 접근한 상아질면에 밥알 크기의 paste(삼산화비소로서 0.5~2mg)를 적용하고 그 위에 임시충전용 시멘트로 완전하게 충전해 놓으면 대체로 48시간 전후에 무통적으로 치수를 제거할 수 있다.

(4) **아비산** paste는 독성이 매우 강하기 때문에 장기간(5일 이상) 적용하면 삼산화 비소가 근단공을 통하여 근첨 주위의 조직을 파괴시키고 치근막염을 일으킨

다. 또한 임시충전이 불완전할 경우 누출에 의해 주위 조직을 손상시킬 가능성도 있다.

2) Paraform paste

Paraform계 paste의 주성분인 paraformaldehyde는 소량으로 상아모세포를 자극하여 제2상아질 형성을 촉진하지만, 다량으로는 치수를 사멸(실활)시킨다.

이처럼 용량에 의하여 전적으로 역작용을 하는 것은 약물의 자극작용에 의한 것이다. 고농도의 paraformaldehyde도 치수의 단백질을 응고·변성시켜 사멸시키거나 삼산화비소와 비교하면 작용이 온화하여 효과가 나타나기까지는 수일에서 1주일 정도 걸린다. 삼산화비소와 같이 강한 치근막염을 일으킬 위험성은 적으나 효과의 확실성도 떨어진다. 상아질을 매체로 작용시키기 때문에 별로 효과적이지 못하다. 대표적인 처방으로 다음과 같은 것이 있다.

처방 :

치과용 paraform paste	
Paraformaldehyde(분말)	35g
염산 procain(분말)	35g
가수 lanoline	30g
총량	100g

5. 치수건사제(齒髓乾死劑)

치수건사제는 치수실활제를 적용한 뒤에 실활치수 절단법을 행한 치수면에 적용하거나, 실활발수를 행한 뒤의 잔존치수에 적용하여 남아 있는 치수를 미이라화하여 근관내에 보존하는 약물이다.

이 방법은 조직을 괴사의 상태로 체내에 남겨 두는 것이 좋지 않다는 의견과 근관은 단순한 1개의 관이 아니고 가지가 나누어진 분기상태의 것이 많고 완전하게 발수할 수 없는 이상 잔존치수는 적당한 약제로 고정, 또는 건사상태로 하는 것이 좋다는 의견이 있다. 대표적인 것으로 다음의 처방이 있다.

처방 : 치과용 triozinc paste

산 제	
Paraformaldehyde(분말)	10g
Thymol(분말)	3g
황산아연(무수)	5g
산화아연(분말)	82g
총 량	100g

액 제	
Cresol	40g
칼리비누	40g
Glycerin	20g
총 량	100g

이 처방은 paraformaldehyde에 의한 치수조직의 고정과 살균, thymol이나 cresol에 의한 살균, 무수황산아연에 의한 조직의 탈수 등을 위한 것이다. Paraformaldehyde는 근단공에 골양조직의 증식을 촉진하는 작용도 있어 근관충전제로서도 사용되기도 하나, 생체측의 상태에 의하여 역으로 근단조직에 대하여 상해적으로 작용하는 수도 있다. 그리고 발수한 뒤의 잔존치수의 고정에는 formcresol (FC)이 주로 쓰인다.

6. 근관청소 · 확대보조제

세균으로 오염되고 부식된 근관을 기계적으로 확대할 때 쓰이는 약제로 근관을 청소하고 또 근관의 기계적 확대를 용이하게 하는 약제이다. 근관청소 · 확대보조제는 발수 후의 근관확대 때에도 사용한다(그림 7-3). 다음과 같은 약제가 있다.

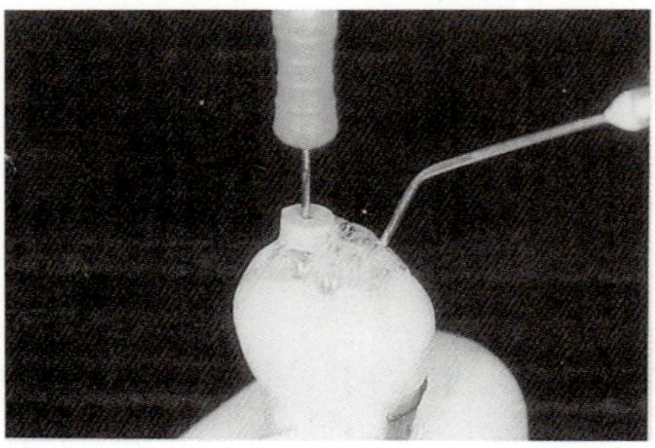

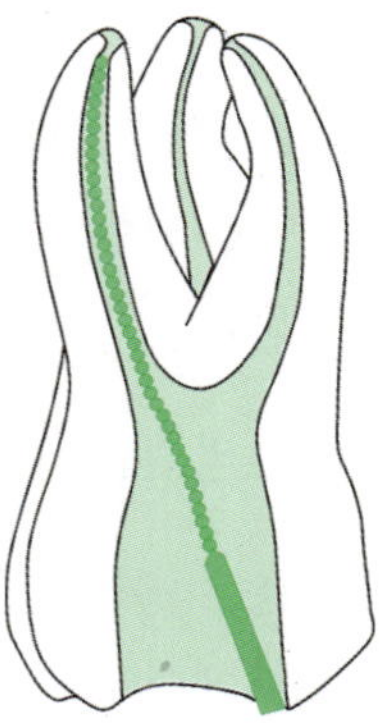

그림 7-3 근관청소 확대법

1) 석회질 용해제

근관치수가 석회화하여 근관의 협착이 일어나고 근관확대가 곤란한 경우, 근관벽의 석회질을 용해하여 근관확대를 용이하게 하는 약제로, 건강한 상아질까지 손상을 주는 결점이 있다. 또 황산은 조직을 부식하므로 구강점막에 부착하지 않도록 주의해야 한다.

(1) 산

50% 황산, 50% 왕수(질산 1, 염산 3, 증류수 4), 30% 염산 등 무기강산이 근관확대의 보조제로 사용되어 왔으나 오늘날에는 사용되지 않고 있다. 유기산으로서는 phenolsulfonate가 쓰인다. 이것은 석회질 용해작용과 함께 유기질 용해작용이나 살균작용도 있다. 중화를 위해서는 탄산수소나트륨 또는 탄산나트륨의 수용액을 교대로 사용한다. 이들 알칼리를 사용하면 발포작용을 나타내어 세정효과를 높인다.

(2) EDTA(Ethylenediaminotetraacetic acid)

EDTA는 킬레이트제로서 경조직중의 칼슘이온과 킬레이트 결합으로 상아질을 탈회시킨다. 따라서 근관에 사용하면 근관벽이 탈회·연화되며 확대가 용이해진다. 산만큼 탈회작용은 강하지 않지만 부식작용이 전혀 없는 장점이 있다. 그러나 EDTA를 사용한 다음, 최종적으로 차아염소산나트륨을 사용하여 근관을 세정시켜 EDTA를 불활성화시켜야 한다.

살균성을 갖도록 하기 위하여 양이온 계면활성제를 배합한 처방(Grossman EDTAC)이나 EDTA 과산화요소(RC-prep) 등의 처방이 있다.

2) 유기질 용해제

근관내의 유기질, 특히 괴사조직을 용해하여 근관내의 청소·기계적 확대를 돕는 약물이다. 이 목적을 위하여 주로 차아염소산나트륨이 쓰이나 단백 용해효소가 이용될 때도 있다.

(1) 차아염소산나트륨(NaOCl) 제제

차아염소산나트륨은 현재 근관청소·확대보조제로 가장 널리 쓰이는 약제이다. 사용되는 농도는 제품에 따라 약간 다르나 보통 3~10%의 액이 사용되고 있다. 이 약제는 강알칼리성으로서 강력한 유기질 용해작용이 있고 또 살균작용도 있다. 농후액(10%)

은 경조직 이외의 조직을 거의 완전히 용해한다. 3% 과산화수소수와 교대로 근관을 세정하면 발포작용이 있어 세정효과가 한층 높아지며 또한 차아염소산나트륨은 중화되어서 조직에 대한 장애작용이 없어지므로 이 방법이 많이 이용되고 있다.

차아염소산나트륨과 과산화수소수와의 중화반응에 의하여 생긴 산소나 혈액중의 peroxidase와 과산화수소수가 반응하여 생긴 산소가 근관내에 갇혀서 근단조 직을 자극하지 않도록 하기 위하여 보통 마지막에 차아염소산나트륨액으로 세정한다. 차아염소산나트륨은 자극성이 강하므로 피부, 점막, 의복 등에 묻지 않도록 주의해서 취급해야 한다.

(2) 단백 용해효소

Trypsin, papain, pepsin 등의 단백 용해효소가 사용되는 일이 있다. pH를 조절할 필요가 있거나, 또 이것은 이종단백이므로 근관내에 사용할 때에는 allergy반응을 고려할 필요가 있는 등의 문제점이 있다.

3) 근관부 세정제

위에서 말한 근관청소·확대 보조제도 근관세정제라고 부르는 일이 있는데, 석회질 용해작용이나 유기질 용해작용이 없는 소독약인 세정제가 근관의 살균·세정 목적으로 사용된다. Benzalkonium chloride, chloramin, chlorhexidine 등이 사용된다. 또한 생리식염수를 사용하는 경우도 있다.

7. 근관소독제

근관소독제는 세균에 오염된 근관(감염근관)의 소독을 행하여 근단부 치주조직에의 감염을 예방하고, 이미 근단부 치주조직에 감염을 병발하여 합병증을 일으키고 있는 경우에는 그 감염원을 제거하여 병소의 치유를 촉진하는 것을 말한다. 발수 후의 근관소독에도 사용된다(그림 7-4).

감염 근관내에는 연쇄상구균이 가장 많은데, 근관내의 대부분의 감염균은 혐기성을 좋아하고 근관의 측지나 상아세관에 들어가 있어서 좀처럼 완전한 소독을 할 수 없다.

근관확대와 차아염소산나트륨액에 의한 청소로는 75~80% 정도만 근관내 세균 배양검사가 음성으로 되므로 나머지는 근관소독에 의존하지 않으면 안 된다. 따라서 근관소독제로는 여러 가지 조건이 요구된다. 즉,

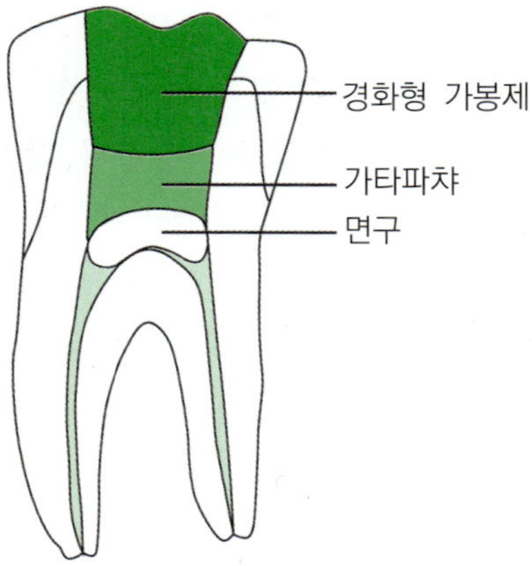

그림 7-4 근관소독법

(1) 항균작용이 강할 것
(2) 혈액이나 유기질이 존재해 있어도 효과를 발휘할 것
(3) 광범위 세균에 유효할 것
(4) 상아세관내나 근관측지내의 침투성이 강할 것
(5) 장기간 지속하여 작용을 발휘할 것
(6) 치주조직에 위해작용을 미치지 않을 것
(7) 치질을 변색시키거나 탈회하지 않을 것

근관소독제 중에는 formalin, phenol계의 합성제(formocresol 이나 parachloro phenol camphor 등)와 같이 휘발성이며 가스상으로 되어서 근관내 세부의 구석구석까지 작용하는 것과 항생물질이나 은화합물과 같이 직접 세균에 접촉시켜서 살균작용하는 것이 있다. 가스 상태로 작동하는 약물 중에서 자극성이 강한 약물은 수실 내에 적용하고 항생물질 등 자극성이 거의 없는 것은 근관 내에 적용한다. 현재 사용되고 있는 주요한 근관 소독제로는 다음과 같은 것이 있다.

1) Aldehyde계 및 phenol계 화합물의 합성제

(1) Formaldehyde계

① Formocresol (FC)

여러 가지 처방이 있으나 대표적인 처방은 다음과 같다.

처 방	
Tricresol	40g
Formalin	40g
Ethanol	20g
총 량	100g

Formalin은 formaldehyde의 수용액으로 거의 모든 미생물을 사멸할 수 있다.

용액으로 또는 가스상으로 되어 근관내의 미세한 공극까지 확산되어 살균작용을 나타낼 수 있다. Tricresol을 배합함으로서 formalin의 자극성이 어느 정도 저하되며, 지방용해성이 높아 치질내의 세균을 살균시킬 수 있다. 또 ethanol은 formalin과 cresol의 분리를 방지하여 혼합을 돕는다.

Formocresol은 다른 소독제와 비교하여 광범위한 미생물에 유효하다는 것과 혈액 등 유기질이 존재하더라도 효력이 별로 저하되지 않는다는 것 등, 소독력에서는 거의 필요한 조건을 충족시켜 주고 있다. 그러나 formocresol은 강한 부식성이 있어 근단조직에의 자극성이 가끔 문제가 있다. 실험적으로 근관내에 1㎕ 적용한 formocresol이 3분 후에 근단조직에서 추출된다는 보고가 있다.

② Paraformaldehyde제제

Paraformaldehyde에 국소마취제를 배합한 제제가 formocresol과 마찬가지로 근관소독이나 잔존치수의 고정목적으로 쓰인다. Formocresol(FC)에 비해 그 소독 효과는 완만하나 조직 장애가 적고 효과가 지속적이다.

(2) Phenol계

① Phenol제제 : 치과용 phenol camphor

② Parachlorophenol camphor제제

처 방	
Parachlorophenol	35g
Camphor	65g
총 량	100g

Parachlorophenol 자체는 부식성이 강하다. 그러나 parachlorophenol과 camphor와의 합제로 하면 phenol처럼 강한 자극성이 없고 살균력이 강하다는 이유로 미국에서는 근관소독제로 널리 사용되고 있다.

염증을 일으킨다는 성질은 formocresol보다 현저하게 약하나 phenolcamphor보다는 강하고 역시 근단부 치주조직에 약물이 직접 접촉하면 염증을 일으킨다. 가스상으로 항균작용을 나타내므로 수실내 적용이 권장되고 있는 약제이다.

2) 항생물질

화학요법제는 formalin이나 phenol과 같은 강한 자극성이 없다는 점에서 안심하고 사용할 수 있다. 그러나 근관내에 서식하는 여러 가지 세균에 대하여 효과를 발휘하기 위해서는 항균 스펙트럼이 넓고, 또 살균적으로 작용하는 것이 바람직하다. 현재 몇 가지의 항생물질이 단독으로, 혹은 몇 종류를 배합하여 쓰이고 있는데 formocresol에 비하여 임상적 효과의 확실성에서 떨어지는 것 같다. 그러나 근단부 치주조직에 대한 자극성이 거의 없으므로 근단부 근관의 소독이나 화농성 근단부 치근막염 치료에 적합하다. 일반적으로 항균 스펙트럼이 넓고, 화학적으로 안정한 chloramphenicol액이 흔히 쓰이고 있다.

이 외에도 chloramphenicol에 항진균성 항생물질인 nystatin을 배합한 chlorostatin이 쓰이는 일도 있다. 그 외에 fradiomycin이나 bacitracin도 사용된다.

Grossman은 penicillin G에 bacitracin, streptomycin 및 sodium caprylic acid을 배합하여 근관내의 각종 세균에 유효한 근관소독용 항생물질인 PBSC 합성제를 만들었다. 그러나 penicillin을 국소용제로 사용하는 것은 penicillin 과민증의 원인이 될 위험성이 있기 때문에 신중히 사용해야만 한다.

3) 기타 근관소독제

N_2 medical(상품명)은 근관충전제인 N_2를 근관충전하기 전에 쓰는 근관 소독제로 분말과 액으로 되었는데, 분말에는 paraformaldehyde, 수은화칼슘, 산화아연 등이 배합되어 있고, 액은 clove oil이 주성분이다.

옥소옥화아연액, 암모니아액 등을 근관내에 채우고, 직류 전류를 통하여 옥소이온이나 은이온을 근관벽이나 근관측지에 침투시켜 소독하는 이온도입법이 있다. 이 경우, 양이온을 심부로 들여보낼 때는 근관내에 양극을 놓고, 반대로 음이온을 들여보낼 때는 음극을 놓는다. 반대의 전극은 환자가 잡도록 한다.

8. 근관충전제

근관충전제는 발수 후나 근관 치료 후의 근관내를 영구적으로 무균상태로 하여 근단부 치주조직으로의 세균침입을 방지하는 것이다(그림 7-5).

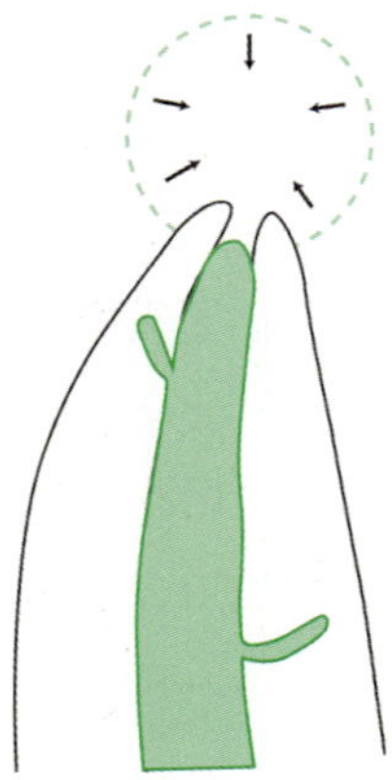

(근관충전제를 전색하여 근관을 폐쇄시킴)

그림 7-5 근관충전법

근관충전제는 다음과 같은 성질을 가지고 있는 것이 바람직하다.

(1) 용이하게 근관의 구석구석까지 충전될 수 있고, 근단공 및 근관벽의 상아세관을 완전하게 폐쇄할 수 있는 것
(2) 주입 후에 고체가 되고, 수축하지 않는 것
(3) 수분이나 그 외의 이물, 세균 등의 침입을 허락하지 않는 것
(4) 무균적이면서, 가능하면 세균의 발육을 억제하는 것
(5) 근단부 치주조직에 장애를 주지 않는 것
(6) X선 불투과성의 물질로서 근관 충전한 것이 용이하게 X선으로 진단할 수 있는 것
(7) 가능하면, 적극적으로 근단부의 골양조직을 형성하고, 근단공을 생물학적으로 봉쇄하는 것
(8) 치질을 변색시키지 않는 것
(9) 필요할 때에는 용이하게 근관에서 제거할 수 있는 것

현재 사용되고 있는 근관충전제를 분류하면 다음과 같다.

〈약리학적 분류〉

(1) 생물학적 근관충전제 : 수산화칼슘
(2) 방부성 근관충전제 : 옥시파라, iodoform paste, triozinc paste 등
(3) 물리적 근관충전제 : Gutta percha point

〈형상에 따른 분류〉

(1) 고형물 : Gutta percha point, silver point
(2) 시멘트 : Grossman 근관 시멘트, 산화아연 유지놀 시멘트
(3) Paste : 수산화칼슘 paste, triozinc paste, iodoform paste 등
(4) 액상으로 충전 후 경화하는 것 : Albrecht 합성제 등

이하 약리적인 분류에 따라서 서술하겠다.

1) 생물학적인 근관충전제

충전 후 적극적으로 근단에 골양조직의 증식을 촉진하고 근단공을 폐쇄할 수 있는 약제이다. 대표적인 것으로 **수산화칼슘**이 있다.

수산화칼슘은 그대로 생리식염수로 연화하여 충전하는 경우도 있으나, 방부작용이 충분하지 않으므로 homosulfamine, 그 외의 sulfonamide제나 iodoform 등의 소독약을 배합한 처방이 시판되고 있다. 이 제품은 경화되지 않고 기밀성이 없다는 등의 결점이 있으나 젊은 환자의 생활치수를 발수한 뒤에 충전하면, 수산화칼슘의 작용에 의하여 형성된 골양조직으로 근단공을 폐쇄할 수가 있다. 다만, 노인의 치아나 감염근관 치료후의 충전에는 적합하지 않다.

2) 방부성 근관충전제

방부성 근관충전제는 충전 후 비교적 장기간 방부작용을 발휘하는 것인데 주로 감염근관 치료후의 근관충전에 사용된다. 이것에는 **paste(호제)**와 **시멘트**가 있는데 일반적으로 시멘트는 충전 후 경화하지만 경화후의 적극적인 방부작용은 기대할 수 없고, paste는 방부작용은 강하지만, 충전 후 경화하지 않는다는 결점이 있다.

방부·소독제로 paraformaldehyde, iodoform 그 외에 여러 가지의 것이 배합된다. 주요한 것으로는 다음과 같은 처방이 있다.

(1) Oxypara

처방 :

분 말	
Thymol	5.0g
Zinc oxide	10.0g

액 제	
Formalin	2.0g
Tricresol	6.0g
Glycerin	2.0g

Thymol, formalin, tricresol이 방부·소독작용을 나타내는데, 동시에 근단조직도 자극을 준다.

(2) Triozinc paste

처방중의 분말에 약 10% 배합되어 있는 paraformaldehyde는 formaldehyde를 서서히 유리하여, 잔존치수조직을 고정시키는 동시에 살균작용을 나타낸다. 생체측의 조건이 좋을 경우, 근단부 치주조직에 적당한 자극을 가하게 되면 근단공에 골양조직을 형성하여 봉쇄한다. 그러나 생체측의 저항력이 많이 없을 때에는 근단조직에 장애적으로 작용한다. 처방중의 thymol 및 cresol은 살균작용을 한다.

(3) N_2 및 N_2 universal

N_2도 처방 중에 paraformaldehyde가 9% 배합되어 있어 그 자극성이 논의의 대상이 되어 왔다. 최근 처방된 N_2 universal은 paraformaldehyde의 양을 낮추고 산화아연의 양을 늘려 paraformaldehyde의 자극성을 감소하도록 배려되어 있고 여기에 수산화칼슘 등이 첨가되어 있다. 주성분은 clove oil(유지놀 약 75%를 포함)이므로, **산화아연 유지놀 시멘트계 근관충전제**라고 할 수 있다.

(4) 산화아연 유지놀 시멘트

산화아연에 X선 조영제(황산바륨 등)을 배합한 여러 가지 처방의 근관충전 보조용 sealer인 산화아연 유지놀 시멘트 제제가 널리 사용되고 있다. 혼합시의 여분의 유지놀에 의한 방부작용을 얻을 수 있으나 경화 후에는 강한 방부작용을 기대할 수 없다. ZOE, Tubliseal, Grossman sealer(procosol®)등이 있다. 약간의 독성은 있으나 근관폐쇄성이 우수하여 많이 사용한다.

처방 : Grossman 근관시멘트

분말	
Zinc oxid	4g
Stabilate resin	27g
Bismuth subcarbonate	15g

액제	
Eugenol	적량

(5) Iodoform paste

분말(산화아연 5, iodoform 5, thymol 0.3)을 paraformaldehyde camphor로 변화하여 충전한다. Iodoform은 조직액 중에서 서서히 옥소를 유리하여 항균작용을 나타내고, 삼출액을 억제하며, X선 조영성이 있다. 또 조직에 대한 유해성이 거의 없다는 등의 잇점을 가지고 있다. 근단부에 병소가 있을 경우, 근관외로 누출시켜서 충전하면 강한 치유력을 발휘하고, iodoform은 흡수되어 결합조직으로 대치되고, 상피조직을 억제하여 농양의 치유를 촉진한다. Parachlorphenol camphor는 살균작용이 있다. 수산화칼슘과 iodoform을 배합한 제제도 시판되고 있다.

(6) 기타의 방부성 근관충전제

은에는 미량유효작용에 의한 항균작용이 있으므로 은분이나 은포인트가 근관충전에 사용되는 일이 있다. 은분은 생리식염액과 혼합하거나 시멘트나 합성수지와 섞어서 사용한다. 은포인트는 강도와 탄력성이 있어 주로 근관이 좁거나 만곡된 경우 gutta percha의 사용이 어려울 때 사용한다.

근관벽과 접착성이 없어 sealer와 함께 사용해야 하며 시간이 지나면 조직액과 접촉하여 부식되기도 한다. 근관충전 시 sealer에 의해 덮이므로 은포인트 자체의 항균작용이 직접 나타날 가능성은 거의 없다.

3) 물리적 근관충전제

특별한 약리작용이 나타나지 않고 조직에 대한 친화성이 좋은 약제가 사용된다. 근관 내가 무균화되어 있어서 무균적인 근관충전이 행해진다면 방부성보다는 오히려 봉쇄성, 기밀성, 비자극성, 비변질성과 같은 조건을 갖춘 것이 근관충전제로서 적합한 것이 된다. 현재 가장 널리 쓰이고 있는 것은 gutta percha로서 열이나 압력을 가하면 변형이 나타나는 반고형제이다(그림 7-6).

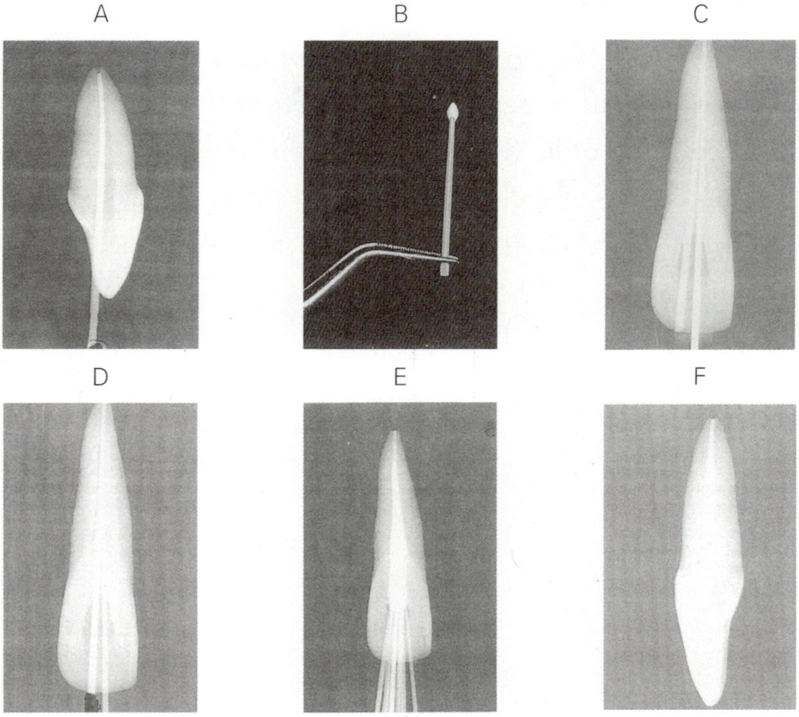

A : Master cone의 근관내 시적
B : Master cone tip 부위에 소량의 sealer 도포
C : Master cone 의 근관내 충전 및 spreader로 측방가압
D : Spreader에 의해 형성된 공간에 accessory cone 삽입
E : Spreader-accessory cone 삽입과정 반복
F : Gutta-percha cone을 치경부에서 heated plugger로 제거후 근관충전 완료한 모습

그림 7-6 근관충전법(측방 가압법)

Gutta percha는 말레이지아 지역에서 나는 *Sapotaceae*과 식물의 수액을 건조시킨 고무같은 물질이며, 여기에 산화아연 등을 혼합하여 침상으로 만든 gutta percha cone이 충전할 때 쓰인다. Gutta percha cone의 조성은 제조회사마다 다양하나 보통 66% 산화아연, 20% gutta percha, 11% 중금속 황산염(방사선 불투과성), 그리고 3%의 왁스와 레진으로 구성되어 있다.

Gutta percha cone은 삽입 후, 용제나 열에 의해 가소성이 나타나지 않는 한 수축이 일어나지 않고 소독이 쉬우며 세균성장을 촉진하지 않고 방사선 불투과성이며 습기가 스며들지 않고 필요시 제거가 쉽다. 독성도 적어 치근단 자극도 최소이다.

그러나 좁은 근관이나 만곡이 심한 근관에서는 강도가 있어 삽입하기 어렵고 단독으로는 기밀한 충전이 되지 않는 단점이 있다. 따라서 여러 가지의 paste나 시멘트제 혹은 chloropercha(gutta percha를 chloroform으로 용해한 액), 또는 eucopercha(eucalyptus oil로 용해한 액)와 병용하여 충전된다.

Gutta percha cone은 근관기구(file)의 크기와 형태(taper)가 동일하게 형성된 규격화된 cone과 대 · 중 · 소로 된 accessory cone으로 시판되고 있다.

Ⅲ. 구강용 약제

1. Troche제

Troche제는 구강내에서 서서히 용해시켜서 구강, 인두 등에 적용하는 정제의 일종이다. **구중정**(口中錠)이라고도 하며 국소에 장시간 지속적으로 작용시키는 것을 목적으로 하는 제제이다.

이 제제는 외용약으로 분류되지만 실제로는 입 안에 넣어 사용하기 때문에, 보통 내복용의 약봉지에 넣어서 환자에게 교부되고 있다. 환자에게는 씹거나 삼키지 말고 녹이도록 특히 지시를 해 줄 필요가 있다.

Troche제의 성분에는 항생물질과 항균제를 포함하는 경우가 많고 구강점막 및 인두점막의 감염예방 또는 치료에 쓰인다. 보통 하악구치 설측부 등에 위치시켜 구강내에서 자연 용해시킨다. 사용상의 주의점은 소화기관의 영향을 고려하고 과민증에 주의하며 장기연용을 피해야 한다.

1) 항생물질 제제

(1) Achromycin troche, NC troches

1정 중 염산 tetracycline 15mg(역가) 함유, 1일 4~9정.

(2) Terramycin troche

1정 중 oxytetracycilne 15mg(역가) 함유, 1일 4~8정.

(3) Neoleucomycin troche H

1정 중 acetylkitasamycin 4mg(역가) 함유, 1일 2~6정.

(4) Bacitracin troche

1정 중 bacitracin 250 단위 함유, 1회 1~2정을 2~8시간마다 사용.

(5) 복합 troche

1정 중 황산 fradiomycin 2.5mg(역가) 및 염산 gramicidin S lmg 함유, 1회 1~2정을 1일 4~5회.

2) 항균제제

(1) Oradol 구중정, Oradol S 구중정

1정 중 phenododecinium bromide 0.5mg 함유, 1일 3~6정(Oradol 구중정은 박하의 방향과 감미가 있으나, Oradol S는 스트로베리의 맛).

(2) SP troche

1정 중 dequalinium chloride 0.25mg 함유, 1일 6정.

(3) Dan troche hibitane

1정 중 염산 chlorhexidin 5mg 함유, 1일 3~5정.

(4) Spurol troches

1정 중 염화 cetylpyridinium 2mg 함유, 1일 3~4정.

2. 치과용 원추제

일반적으로 dental cone(치과용 원추)이라 하며, 주성분인 항생물질인 경우에는 **삽입제**라고 한다. 발치와 또는 수술창에 삽입하여 2차 감염의 예방을 목적으로 하며 국소의 소염작용, 항균작용을 기대하는 작은 원추형 또는 타원형 정제이다. 주성분은 항생물질 또는 sulfa제이며, 적당한 크기로 분쇄해서 사용한다.

사용시에는 과민증에 주의한다. 그리고 습기에 의해 변질, 붕괴되기 쉬우므로 사용 후에는 밀봉하여 보존한다.

1) 항생물질 제제

(1) Tetracycline cone

1개 중 염산 tetracyline 5mg(역가) 함유

(2) Terramycin dental cone

1개 중 염산 oxytetracyline 5mg(역가) 함유

(3) Oxytetra cone

1개 중 oxytetracycline 5mg(역가), 염산 tetracaine 1mg 함유

(4) Cerdent [cone]

1개 중 황산 fradiomycin 0.25mg(역가), 초산 hydrocortisone 0.125mg 함유

2) Sulfa제 제제

Marbalet : 1개 중 sulfatolamide 27mg 함유

3) Aspirin 제제

Apanil : 1개 중 aspirin 32mg 함유

3. 양치제

치과에서 사용하는 함수제(含嗽劑)를 **양치제**라고 한다. 이것은 인후를 씻어 낸다는 것보다도 구강내를 청결하게 하는 것을 목적으로 하고, 주로 구강점막의 소염, 소독 또는 점액분 용해 등을 통해 염증성 질환의 치료와 예방을 위해 사용하기 때문이다. 일반적으로 양치제는 수용성의 약제를 물에 용해하여 수용액으로 사용한다.

양치제에 사용되는 성분으로는 소염을 목적으로 수용성 azulene, 수렴을 목적으로 명반, 살균소독을 목적으로 povidone iodine, phenododecinium bromide, 황산 fradiomycin, 점액분의 용해제거를 위해 탄소수소나트륨이 쓰이고 있다.

사용시의 주의점은 양치제는 구강내에 적용하는 것이므로, 독성이 낮고 자극성이 적은 약제를 사용할 필요가 있고, 환자가 잘못해서 넘기지 않도록 주의하고, 또 발치 후의 혈병 형성에 저해되는 양치는 피하도록 해야 한다.

1) Azulene 제제

(1) 양치용 azulene

1g 중 수용성 azulene 4mg 또는 1.5g중 6mg 함유

(2) 양치용 hachiazulene

1g 중 수용성 azulene 1mg, 탄산수소나트륨 985mg 함유

(3) Azunol 정

1정 중 수용성 azulene 2mg 함유

2) 항균제제

Oradol 양치액 : 100mg 중 phenododecinium bromide 1g 함유

3) 항생물질 제제

Dentagle F : 1g 중 염산 fradiomycin 20mg(역가), 염화 benzethonium 1mg 함유

4) 옥소제제

Iodine gargle : 1ml 중 povidone iodine 70mg 함유

5) 염화 Benzethonium 제제

Neosteringrin : 100g 중 염화 benzethonium액(10%) 2g, thymol 0.02g 함유

6) 기타(병원내 제제)

탄산수소나트륨은 1~2% 수용액, antiformin은 0.065~0.1% 수용액, 명반은 1~2% 수용액으로 사용

4. 연고제

구강용 연고와 **치과용 연고**가 있다. 구강용 연고란 환부인 구강점막에 바름으로서 부착성이 있고, 타액의 자정작용에 저항하여 지속성을 가지며, 환부의 보호작용을 나타내는 제제로, 난치성 구내염 등의 구강점막질환에 대한 제1선택제로 들 수 있다.

치과용 연고는 유동성이 있어 치주질환의 치료시 주입용 주사기 등으로 치주낭에 주입하여 환부의 소염, 진정, 소독, 부식작용에 의한 조직의 재생효과를 기대하는 제제이다. 이 제제는 치조농루증에 사용하며 구강용 연고처럼 부착력을 반드시 필요로 하는 것은 아니다.

1) 구강용 연고제

(1) 항생물질 제제

① Tetracycline paste : 1g 중 염산 tetracycline 30mg(역가) 함유
② Terramycin 치과용 paste : 1g 중 염산 oxytetracycline 30mg(역가) 함유

(2) 부신피질 호르몬 제제

① 치과용(구강용) aphtasolone : 1g중 dexamethasone 1mg 함유
② 구강용 Kenalog : 1g 중 triamcinolone acetonide 1mg 함유

2) 치과용 연고제

(1) Epidihydrocholesterin 제제

① Presteron 치과용 연고, dihydrin 연고 : 1g 중 epidihydrocholesterin 100mg 함유
② Tetracycline presterone 치과용 연고 : 1g 중 염산 tetracycline 30mg (역가), epidihydrocholesterine 20mg 함유

(2) 부신피질 호르몬 함유 제제

① Despacowa : 1g 중 염산 chlorohexidine 3mg, 초산 hydrocortisone 5mg, 살리실산 diphenhydramine 1mg 함유
② Hinoporon : 1g 중 초산 hydrocortisone 5mg, hinokitiol 1mg, ethylaminobenzoate 15mg 함유
③ Terra-Cortril 연고 : 1g 중 염산 oxytetracycline 30mg(역가), hydrocortisone 10mg 함유
④ Tetra-cortisone 연고 : 1g 중 염산 tetracycline 30mg(역가), hydrocortisone 10mg 함유

5. 치과용 첩부제

치과용 첩부제는 항생물질을 적당한 기제(base)에 균등하게 혼합하여 판상 또는 일정한 형상으로 만든 것, 또는 항생물질을 용제로 녹이거나 혹은 적당한 기제(base)에 균등하게 혼합한 것을 거즈(gauze) 등에 적신 것으로 국소에 첩부하는 제제이다. 구강내 수술부위의 감염예방과 구내염 치료에 사용한다. 최근에는 항생물질 외에도 부신피질 제제를 투여할 때 사용하기도 한다.

1) 항생물질 제제

치과용 fradiomycin 첩포제 : 1매 중 황산 fradiomycin 0.25mg(역가), 초산 hydrocortisone 0.125mg 함유

2) 기타

(1) Aphtatch

1개 중 triamcinolone acetonide 25㎍ 함유

(2) 황산 fradiomycin 첩포제

Sofratullle

(3) Fusidin산 나트륨 첩포제

Fusidin Reo-intartulle

6. Buccal tablet(구강정)

Buccal tablet는 **구강정**이라고도 하며, 설하정과 buccal정이 있고, 구강점막에서 흡수시키는 제제이므로 일반적으로 혼동하고 있다. 그러나 사용법이 다르므로 구별해야 한 제제이다. Buccal tablet는 간장을 통하지 않고 혈류로 들어가기 때문에 약효가 경구투여의 경우보다 전신작용의 발현이 강하게 나타난다.

1) 설하정(sublingual tablet)

설하정이란 의약품을 혀 밑에 삽입하여 구강점막에서 직접 신속하게 흡수시키는 제제이다. 작용의 발현은 전신성이며 속효적이므로, 협심증의 발작 등과 같은 긴급을 요하는 경우에 적용된다.

예를 들면 nitroglycerine정, hydergine 설하정 등이 있다.

2) Buccal tablet

Buccal tablet란 의약품을 치은협 이행부에 삽입하여 구강점막에서 직접 서서히 흡수시키는 제제인데, 보통의 정제와는 적용부위, 적용방법이 다른 정제이다. 이 제제는 타액에 의하여 서서히 용해되는 적당한 경도와 붕괴도가 필요한 것이다. 작용의 발현은 전신적이며 지속적이므로 효소제제나 성호르몬제 등의 투여에 적합하다.

〈효소제제〉

① Kimopsin buccal tablet : 1정 중 α-chymotrypsin 6,000 chymotrpsin NF 단위 함유

② Chymotase buccal tablet : 1정 중 α-chymotrypsin 8,500 NF 단위 함유, 1일 3~4정.

③ Varidase buccal tablet : 1정 중 streptokinase 10,000 단위, streptodornase 2,500 단위함유, 1일 4~8정.

④ Tylase buccal tablet : 1정 중 α-amylase 30mg, 1일 3정.

Chapter

08 치주질환에 사용되는 약물과 치아우식 예방 약물

Ⅰ. 치주질환에 사용되는 약제

1) **치주질환**은 넓게 치주조직(치은, 치주인대, 치조골 및 백악질)에 나타나는 모든 질환을 총칭하는 용어이나 보통 임상적으로는 치은과 부근의 치근막, 치조골 등의 변연부 치주조직의 병변에만 쓰이고 근단부 치주조직의 병변은 제외되어 있다. 치주질환은 학자에 따라서 여러 가지로 분류되어 일정하지 않으나 일반적으로 다음과 같이 분류할 수 있다.
   (1) **염증성병변** : 치은염, 치주염
   (2) **퇴행성병변** : 만성박리성치은염(치은증), 치주염(유년기성 치주염), 외상성 치주질환
   (3) **종양**
   (4) **기형**
2) **치은염**은 일반적으로 치은에만 국한되어 있어서 부착상피의 위치나 치조골의 형태는 정상 치주조직과 거의 같은 상태를 유지하고 있으나 유리치은이 교두측에 증식하기 때문에 치은낭이 형성된다. 주로 **만성치은염**을 말하는데 증상이 밝혀진 경우 증식성, 출혈성, 궤양성 등으로 명칭이 붙여지고, 또 전신상태와의 관계가 명확한 경우는 임신성, 월경성, dilantin성 등의 명칭이 붙여진다.
3) **치주염**은 염증과 조직의 파괴가 치은뿐만 아니라 치주인대, 치조골 및 백악질까지 파급된 경우로 **만성변연성치주염**이 주된 것이다. 주로 치은염으로부터 이행되는 만성변연성치주염은 부착상피가 박리되고 치근을 따라서 상피가 계속 심부 증식하여 치주낭을 형성한다. 그리고 치은과 백악질을 결합하고 있던 섬

유나 치조골정과 백악질을 결합하고 있던 섬유는 소실되어 치조골정은 흡수되고 치은은 염증을 일으켜서 다수의 병적 세포침윤을 일으키게 된다.

4) 그리고 치주낭 저부에서 배농이 되어 치은낭에 농이 굳어지고 전형적인 치조농루의 증상이 형성된다. 이 경우 치면에는 대부분 치면세균막이 침착되어 있어 치면세균막 중의 세균에 의한 독소와 항원이 치주조직에 침입하여 면역학적인 치주조직의 파괴와 더불어 국소적인자(치아의 해부학적 형태, 부정교합, 부적절한 보철물 등)와 전신적인자(영양결핍, 호르몬 부족 등)가 가해져서 복잡한 병상을 나타내게 된다.

1. 치주질환의 치료법

1) 치주질환 특히 **변연성치주염의 치료법**으로는 철저한 치석제거와 치근면의 활택화 등이 행해지고 있으며 치은절제술, 치주낭 소파술, 치은박리소파수술 등의 외과적 처치 치료가 이루어지고 있다. **약물적 처치는 치료를 위한 보조적인 것에 지나지 않다.** 그러므로 이러한 국소적인 처치를 행하지 않고 약물요법만 행해지는 일은 없다.

2) 이러한 국소적인 처치 특히 외과적인 처치를 할 때에 국소마취제가 쓰이고 또 진통제, 소염제, 항생제, 지혈제 등 전신적 투여가 행해지거나 양치제를 쓰거나 한다. 이런 것은 이미 각각의 장에서 서술해 왔다. 여기서는 주로 그 외의 약제로 치주질환의 치료 목적으로 사용되는 국소용 약제, 전신적 투여제 및 치주질환 처치때 보조적으로 쓰이는 약제에 대하여 서술한다.

   ① 부식제 : Trichloroacetic acid, silver nitrate, antiformin 등
   ② 소독제 : Iodine glycerine, hydrogen peroxide solution 등
   ③ 국소용 항생제 : Tetracycline paste, chloramphenicol paste 등

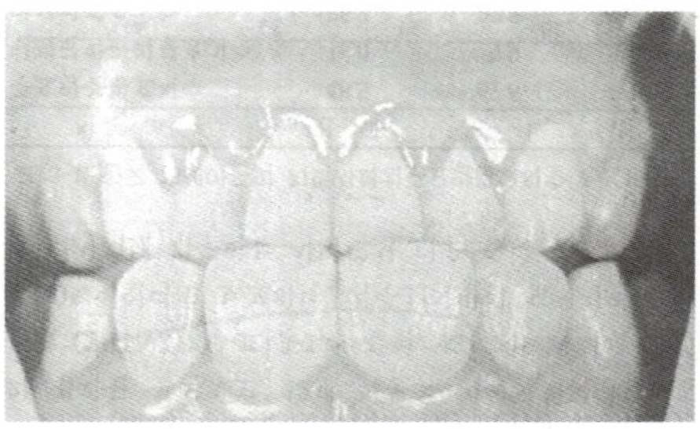

그림 8-1 치은염

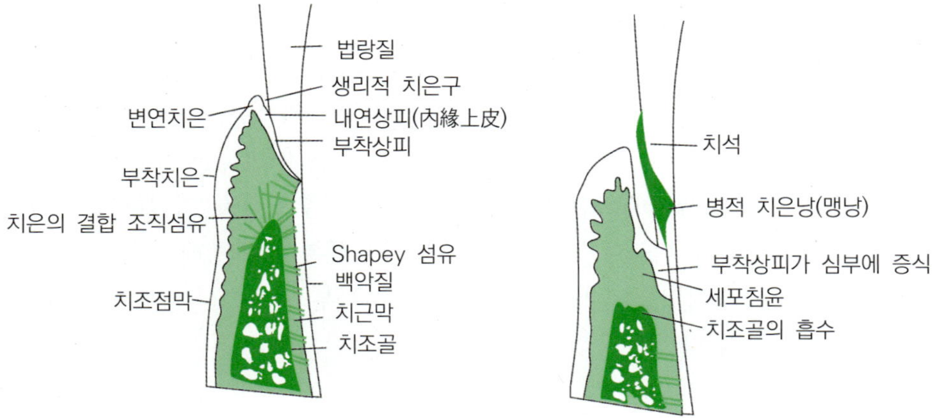

그림 8-2 건강한 치주조직과(좌)과 병적 치주조직(만성변연성치주염의 비교)

④ 자극제 및 조직 부활제 : Iodine tincture 등
⑤ 호르몬 물질 : Paroidin, 부신피질 호르몬 등
⑥ 비타민 : Ascorbic acid, vitamin A, K, B군 등
⑦ 보조적 약제 : 치주포대제, 치면착색제, 치석용해제 등
⑧ 기타의 약제 : 국소마취제, 항생제(경구, 주사용), 소염제, 진통제, 지혈제 등

1) 부식제

주로 병적인 조직을 파괴할 목적으로 병적 치은낭에 적용되는 물질이다. Trichloroacetic acid(20%), chromic trioxide(5~10%), silver nitrate(5~10%), zinc oxide(8~40%) 등의 단백질을 응고·침전하는 약물이나 차아염소산나트륨액과 같은 단백질을 용해하는 약물이 과거에 쓰여 왔지만, 현재는 이들 약물은 건강한 치주조직을 부식시키며 치근에 대한 치은의 재부착이 저해되는 등의 이유 때문에 거의 사용되지 않고 있다.

2) 소독제

치주질환 치료나 치석제거와 수술전·후에 각종 소독제가 쓰인다.

(1) 도포 소독제

① 치과용 iodine glycerine

치주질환과 구강점막질환의 치료약으로 처방된 iodine제제이다. 치은염과 변연성 치주염의 치료시 소독, 조직의 수렴, iodine의 자극작용에 의한 병적조직의 개선을 목적으로 하여 적용된다. 처방중의 황산아연은 수렴작용을 나타내고 glycerine은 iodine의 과도한 자극을 완화하는 작용을 가지고 있다.

산 제	
Iodine	10.0g
Potassium iodide	8.0g
Zinc sulfate	1.0g
Glycerine	35.0mℓ
증류수	적량
총 량	100.0mℓ

② 희석 Iodine tincture

③ 10% Chlorhexidine액 및 chlorhexidine alcohol액

④ Hydrogen peroxide solution

(2) 세정제

치주조직에 급성 감염성 염증이 있는 경우나 수술후 등에 쓰인다.

① 0.2% Acrinol액

② Hydrogen peroxide solution 2~10배 희석액

(3) 양치액(함수제)

치주조직에 급성 감염성염증이 있을 경우나 수술후에 사용한다.

① Hydrogen peroxide solution(2~10배 희석)

② Phenododecinium bromide : 1%액을 1,000배로 희석

③ Povidone iodine

④ 2% 붕산수

3) 국소용 항생물질

(1) 연고, Paste

변연성 치주염, 치은염, 구내염과 지치 주위염 등의 환부에 바른다. 3% 염산 tetracycline paste, 0.3% chloramphenicol paste 또는 tetracycline계에 부신피질 호르몬을 배합한 제제(tetracycline + hydrocortisone)가 있다.

(2) 구강 도포제

변연성 치주염의 수술창, 구강점막의 염증부 등에 도포하는 것으로 fradiomycin 등이 있다.

4) 자극제 및 조직부활제

병적 조직을 자극하여 임상증상을 개선하기 위한 목적으로 치은 혹은 치은낭에 적용하는 약물로 iodine 제제가 있다. 또 전신적으로 적용하여 조직부활작용을 기대하는 약물에는 태반 extract제가 있다.

(1) Iodine tincture 및 치과용 iodine glycerine

국소의 조직세포를 자극하고 혈관을 확장하여 국소조직의 순환을 개선하고 병적상태를 개선하는 것으로 생각된다.

(2) Hinockitiol(4-isopropyl-2,4,6-cycloheptatrien-2-ol-1-one)

대만산 회유(檜油)에서 분리된 물질로서 조직부활작용, 가벼운 자극·수렴작용이 있다. 이것에 hydrocortisone acetate를 배합한 것이다.

(3) 태반 추출물(placenta extract) 제제

사람의 태반 추출물 제제에는 세포호흡을 촉진하고 조직을 부활·신생하는 작용이 있다고 한다. 변연성 치주염이나 치은염에 사용하는 경우가 있다. 피하주사나 치은환부내에 주사한다.

5) 호르몬

여러 가지 호르몬이 치주조직에 영향을 주는데 그 중에서 여성 호르몬인 progesterone, 부신피질 호르몬, 갑상선 호르몬, 부갑상선 호르몬, 타액선 호르몬, 뇌하수체 호르몬 등의 영향이 크다. 이들 중 치료에 쓰이는 것은 부신피질 호르몬, 타액선 호르몬 등 수 종에 지나지 않는다.

(1) 타액선 호르몬(Parotin)

Parotin은 소의 이하선에서 분리된 globulin성 단백질로서, 간엽계 조직의 발육·유지·재생에 필요한 호르몬으로 생각된다. 연소자에서 볼 수 있는 진행이 빠른 중증의 변연성 치은염이나 악 전체에 걸친 치주염인 경우 혹은 치조골의 흡수가 일어나 있을 때에 적용하면 효과가 있다. Parotin 이외에도 타액에서 추출된 salivaparotin A가 사용되었다.

그러나 효과가 명확하지 않고 또 단백질이므로 과민증을 일으키는 경우가 있어 최근에는 별로 사용되지 않는다.

(2) 부신피질 호르몬

부신피질 호르몬 제제(스테로이드계 항염증약)는 치주질환 영역에서는 연고나 paste로서 부신피질 호르몬 혹은 항생물질이나 살균제를 배합한 제제가 환부에 적용된다. 부신피질 호르몬제는 감염증을 유발하는 작용이 있으므로 감염성의 염증(치은염이나 치주염의 대부분)인 경우에는 부신피질 호르몬제의 단독 사용을 피하고 적당한 살균제나 항생물질을 배합한 제제가 사용된다.

(3) Cholesterin(Cholesterol)

표피에 대하여 화농성 질환에 대한 저항성을 보강해주며 항염증작용을 나타낸다. 치주질환에 적용하면 치은의 출혈 정지, 동통의 소실, 발적·종창의 감소, 배농·치아의 동요도 감소, 구취 제거 등의 효과가 있다. 주사제나 연고제가 사용된다.

6) 비타민

비타민의 결핍은 호르몬의 실조와 마찬가지로 치주조직에 큰 영향을 미친다. 따라서 잠재적인 비타민 결핍이 치주질환을 야기하고 있다고 생각된다. 이와 같은 경우에 적당한 비타민을 보급하면 치주질환을 호전시킬 가능성이 있다. 다음과 같은 비타민 투여가 행해지는 일이 있다.

(1) Ascorbic acid(비타민 C)

Ascorbic acid가 결핍되면 치은은 종창하여 출혈하며 증상이 진행됨에 따라 괴사에 이른다. 치근막이나 치조골에도 병적 변화가 나타나서 치아는 동요하고 때로는 탈락한다. 치주질환 환자 중에는 혈중 ascorbic acid량이 정상치보다 낮을 때가 있는데, 그런 환자에게 ascorbic acid가 투여된다.

(2) 비타민 A

비타민 A의 실험적 결핍으로 치은 비대나 각화의 항진, 염증을 동반한 치은의 증식, 변성, 치은낭 형성, 치조골의 흡수 등이 일어나는 것이 입증되었다. 임상적으로는 치주질환이 심할수록 비타민 A의 섭취량이 적어진다고 한다. 비타민 A가 풍부한 녹황색 야채, 간유, 버터 등을 섭취하게 한다.

(3) 비타민 K

비타민 K는 protrombin 생성에 관계하는 외에 항균작용이나 항히스타민 작용도 가지고 있다. 변연성 치주염 환자는 체질적으로 비타민 K가 부족되어 있는 사람이 많아서 비타민 K의 투여에 의하여 효과가 나타난다.

(4) 기타의 비타민

비타민 B군(B_1, B_2 등), 비타민 E 또는 유사물질인 ubiquinone이 쓰이는 수가 있다.

7) 보조적 약제

치주질환에 쓰이는 약물은 모두 약물 단독으로 치료를 할 수 있는 것은 없으며 치석제거나 외과적 처치를 한 후에 보조적으로 쓰이는 것이다. 여기서 말하는 **보조적 약제**란 협의의 약제로서 이들 약제 자체가 직접 치료적 목적을 갖지는 않으나 치주처치를 용이하게 해 주기 위하여 사용되는 약제를 말한다.

(1) 치주포대제

Surgical pack 혹은 periodontal pack이라도 부르며 치은절제술 등의 치주질환 수술을 한 뒤에, 치경부 수술창에 적용하는 경화성의 포대제이다. 산화아연(zinc oxide)을 주성분으로 하는 분말과 유지놀(eugenol) 또는 초산 아밀(isoamyl acetate)을 주성분으로 하는 액체를 적용 전에 혼합하여 paste로 만든 것을 환부에 밀착 경화시킨다. 환부를 덮어 줌으로써 ① 창상면의 보호와 감염의 방지 ② 육아조직의 과잉 증식 억제 ③ 치아의 지각과민 방지 ④ 치아의 동요 방지 ⑤ 출혈방지 등의 효과가 나타난다.

(2) 치면착색제

치아표면에 침착한 치면세균막 중의 세균은 우식질환의 원인이 된다. 치면세균막을 염색함으로서 그 침착부위나 구강내의 불결도가 확인될 수 있어서 잇솔 사용법을 교육하는 데 필요하다. 치면착색제로는 식용색소 erythrocin(적색 3호)이 주로 쓰이고 있다.

제품으로는 Color tester, Color red tab, Red coat 등이 있다. 그 외에 염기성 fuchsin 등의 색소가 사용되는 일도 있다

(3) 치석용해제

변연성 치주염의 주요 원인의 하나로서 치석의 침착을 들 수 있다. 치석용해제는 치석의 칼슘을 어느 정도 용해함으로서 기계적인 치석제거를 용이하게 하는 것이다. 과거에는 무기산 등이 사용되었으나 건전한 치질까지 탈회시킬 우려가 있어 현재 사용되지 않고 있다.

Ⅱ. 치아우식의 예방에 사용되는 약물

1) 치아우식증(齒牙齲蝕症)은 치아의 경조직인 법랑질, 상아질, 백악질에 발생하는 질환으로 치아의 무기질은 탈회되고 유기질 조직이 파괴되어 나타나는 만성질환을 말한다. 이것은 한번 발생하면 아무리 치료를 받아도 일생 동안 그 흔적을 가지고 있으며 연령요인, 성별요인, 지역요인 등이 관여하며, 유치·영구치에 발생하고 이에 대한 만족한 면역법은 없다.
2) 치아우식증의 원인으로는 치아요소, 타액요소, 식품요소 등의 국소적 요인과 유전 등의 전신적인 요인이 알려져 있으나, 아직까지도 원인이 불분명하여 예방에 힘을 기울임으로서 단지 부분적인 효과를 나타내고 있는 형편이다. 이에 대한 가설로는 화학세균설(chemicoparasitic theory), 단백용해설(proteolytic theory), 단백용해 킬레이션설(proteolysis chelation theory) 등이 유력하게 받아들여지고 있다.
3) 실질적으로 이러한 치질의 탈회현상은 산을 생성하는 세균이 우식의 원인이 되는 것이므로 균이 치질에 정착하는 과정을 안다는 것은 매우 중요한 일이다.우리가 아무리 치아의 표면을 잇솔질 등을 통해 청결히 하더라도 단시간에 타액 중의 당단백질인 mucin 등에서 유래하는 피막이 치아의 표면에 형성된다. 이것이 pellicle(획득피막)이다. 이 pellicle에 선택적으로 흡착되는 세균은 대부분이 호기성이나 시간이 지남에 따라 혐기성 세균과 사상균 등의 미생물이 증가하여 그 두께를 증가시킨다. 이러한 과정을 통해서 치면세균막(dental plaque)이 형성되고 여기에 칼슘염이 침착하여 치석(dental calculus)을 형성하게 되는 것이다.

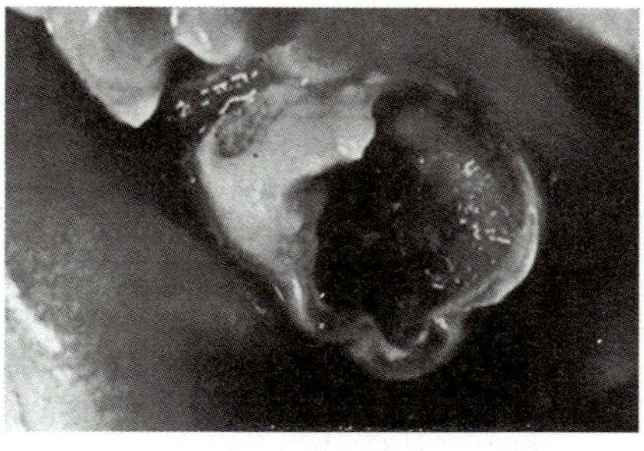

그림 8-3 치아우식증

4) 따라서 치아우식증 예방의 제1보는 pellicle의 형성을 저지하든가 혹은 형성 초기단계에서 제거하는 것이므로 식후의 바른 방법에 의한 세치제를 이용한 잇솔질 방법은 이런 의미에서 매우 효과적이다.
5) 한편 치아를 탈회하기 어려운 상태로 만드는 것도 예방수단으로서 실용화되고 있다. 즉, 불화물(불화나트륨 등)의 치면도포, 불화나트륨에 의한 양치, 불화나트륨정의 복용, 불화나트륨의 수도물 첨가 등인데, 불소중독(직접적 독성이나 반상치)의 문제가 있으므로 실시에 있어서는 신중해야 할 것이다. 불화물에 의한 치아우식 예방에는 치아 교합면의 열구(음식물이나 세균이 잔류하기 쉽다)에 미치기 어려우므로, 치면열구를 예방제로 봉쇄하는 방법이 사용되고 있다. 여기에 사용하는 재료를 치면열구전색제라고 한다.

1. 세치제(치마제, 치약, dentifrice)

1) 치약은 구강내의 세균, 치태, 치석, color-stain(색소침착) 및 음식물 찌꺼기를 물리적, 화학적, 물리화학적 그리고 생화학적 작용에 의해 제거하는 것으로, 약효성분의 첨가와 효율적인 브러싱에 의해 강화된다. 치약은 매일 습관적으로 사용하는 것으로 기호성, 즉 청량감, 맛, 사용 후의 맛 등도 고려되어 처방되고 있다.
2) 치약을 세정에 초점을 맞추면 **화장품**으로 분류할 수 있고 예방적 차원의 약물로 보면 **의약외품**으로도 분류할 수 있다. 전자의 경우가 미국 및 유럽의 기준이고 후자의 경우가 우리나라와 일본의 경우이다.
3) 치약의 사용으로 얻을 수 있는 효능은 '이를 하얗고 튼튼하게 한다'라고 서술할 수 있다. 식품의약안전청에서 승인된 효능은 불소첨가로 치아우식을 예방할 수 있다는 것뿐임을 알아야 한다.

(1) 습윤제

치약의 건조방지 목적으로 사용된다. 다음 것들이 혼합 또는 단독으로 사용된다.
ex) 글리세린, 솔비톨, 프로필렌글리콜, 폴리에칠렌글리콜(PEG-300) 등

(2) 약효성분

특별히 약효성분을 첨가하지 않아도 올바른 칫솔질을 바탕으로 한 치약의 세정작용에 의해 구강내부가 깨끗하게 된다.

표 8-1 치약의 성분 및 처방 구성

성 분	배합량(%)	기능 및 목적	사용원료의 예
연마제	10 ~ 50	치아 청소, 보형성	제이인산칼슘(DCPD), 무수규산
기포제	0.5 ~ 2.0	치아청소, 향료가용화	라우릴황산나트륨(SLS)
향료	0.5 ~ 1.5	기호성	페퍼민트 오일, 스페어민트 오일
습윤제	10 ~ 30 (투명치약은 ca. 70)	건조방지	솔비톨, 글리세린
결합제	0.5 ~ 1.5	구성성분 분리방지	SCMC, 카라기난
약효성분	0 ~ 1.0	충치예방, 잇몸질환예방	일불소인산나트륨(SMFP), 불화나트륨
감미제	0.1 ~ 1.0	기호성	사카린나트륨
보존료	0 ~ 3.0	미생물대책	파라옥시안식향산(파라벤)

① 충치예방제

가. 치질 강화제 : 일불소인산나트륨, 불화나트륨, 불화주석

나. 살균제 : 클로르헥시딘류, 트리클로산

다. 효소제 : 덱스트라나제, 뮤타나제, 글루코옥시다제

② 농루예방제

알란토인, 글리시리진산디칼륨, 트라넥사믹산, 라이소자임, 히녹치올, 입실론 아미노카프론산, 비타민 E 및 그 유도체, 염화나트륨

③ 치아의 미백제

주로 연마작용에 의한 것이지만 PEG-400, 과산화물 등에 의해 효과가 어느 정도 있다.

④ 구취예방제

살균제, 소취제로 클로르헥시딘류, 동클로로필린나트륨, 레시친, 허브류

⑤ 치석제거제

폴리인산나트륨, 제올라이트, 구연산

⑥ 지각과민방지제

질산칼륨, 산화아연-오이게놀

(3) 감미제

감미, 감칠맛의 부여, 항료 및 기포제 등의 쓴맛을 완화시키는 작용을 한다.

ex) 삭카린, 글리시리진산디칼륨, 아네톨, 아스파탐, 스테비오사이드

(4) 보존료

대표적인 것으로 파라벤류(파라옥시안식향산에스테르류), 안식향산 등이 있다. 치약 속의 계면활성제에 의해 효과가 감소된다. 수용액상계에서는 부칠에스테르 〉 프로필에스테르 〉 에칠에스테르 순이지만 치약에서는 역순으로 효과가 좋다.

(5) 치약용 연마제

치아 표면에 침착된 stain(음식물 중의 색소가 침착되거나 세균 등의 작용에 의해 생긴 다갈색의 오염), 치태, 치석 등의 침착물을 물리적으로 제거하고 치아표면을 청결히 하여 광택을 부여하기 위함이다. 최근에는 투명치약이 선호도가 높아서 연마제로는 실리카가 많이 사용되고 있다.

ex) 제이인산칼슘(DCPD 2수화물), 제이인산칼슘(DCPA 무수), 피로인산칼슘, 탄산칼슘(경질, 중질), 수산화알루미늄, 실리카

(6) 치약용 기포제

구강 및 치아의 세정효과를 보다 높이는 목적으로 배합되고 함량은 3% 이내 정도이다. 기포제 즉, 계면활성제는 표면장력의 저하작용에 의해 치약을 신속하게 구강 내에 분산시킴과 동시에 치면 침착물에 침투하여 결합을 느슨하게 하며 치면에서 제거되는 잔사를 유화, 현탁시켜 치약의 세정효과를 높인다. 또 치약중의 약효성분의 분산, 침투성을 높여서 그 유효성을 보조한다. 게다가 발포작용에 의한 적당한 거품으로 치약 사용자의 감각적인 안정감, 만족감을 부여하는 작용을 한다.

- 음이온 계면활성제 : 라우릴황산나트륨, 라우로일살코신나트륨, 알파올레핀설폰산염
- 비이온 계면활성제 : 폴리옥시에칠렌소르비탄 지방산에스테르, 글리세린 지방산에스테르, 자당 지방산에스테르

※ 주스효과 : 치약 사용직후 과일 주스를 마시면 쓴맛이 특히 심할 때를 말하는데, 구강 내에 잔류하고 있는 음이온 계면활성제(기포제) 때문이다.

(7) 치약용 결합제(점결제)

① 연마제의 분산을 안정화하고 장기간 고상과 액상이 분리하는 것을 방지
② 치약의 보형성을 유지
③ 치약의 사용성을 증가

- 유기계 결합제 : 수용성 고분자 알긴산나트륨, 카르복시메칠셀룰로오즈(SCMC), 카라기난, 잔탄검, 폴리 아크릴산 나트륨, 폴리비닐알코올
- 무기계 결합제 : 실리카

(8) 치약용 향료

식물성 향료, 동물성 향료, 단리향료, 합성향료, 조합향료
① Pepermint Type : 청량감과 감미향기가 특징으로 ℓ-menthol이 주성분이다.
② Spearmint Type : ℓ-carvone이 주성분이다.
③ Double Mint Type : ℓ-menthol과 ℓ-carvone이 동시에 함유되어 있다.
④ 기타 Type : 유럽은 페퍼민트에 Anise계 향료를 사용. 미국은 스피아민트에 winter-green의 특징을 살린 것을 사용

표 8-2 치약의 물성

물성	값
비중	1.2~1.7
비용적	-
pH	5.5~7.0
점도	450~1,500P(25℃)

3) 치약의 제형 : 파스타제(pastes)

치약은 의약외품으로 분류되어 있으나, 그 제형상 분류는 파스타제이다.
(1) 파스타제는 보통의 의약품 분말을 비교적 다량 함유하게 만든 연고제와 같은 외용제이다.
(2) 이 제제는 보통 지방, 지방유, 바셀린, 파라핀, 납, 글리세린, 물 또는 이들의 혼합물을 기제로 하여 이것에 의약품의 가루를 고르게 섞어 만든다.

(3) 이 제제는 패유성의 냄새가 없어야 한다.
(4) 이 제제는 저장 중에 응고되거나 성분이 분리되는 경우 그 본질이 변화하지 않을 때 고르게 섞어 쓴다.
(5) 밀폐용기에 보존한다.

4) 치약의 불소함유량

- 불화제일석 0.4%
- 불화나트륨(불화소다) 0.22%
- 불화인산나트륨 0.76%
- 불화아민 297 1.31%

모두 불소이온으로서 1,000ppm 이하이다. 그러나 외국의 기준은 불소함량이 높기 때문에 사용 시 주의하여야 한다.

치약에 불소를 처방하면 약 15~30% 정도의 우식예방효과를 거둘 수 있다.

5) 치약제의 유효성분의 종류 및 배합한도

구 분		성분명	배합한도(%)
유효 성분	I	일불소인산나트륨 불화나트륨	총 불소로서 1,000ppm 이하
	II	글리세로인산칼슘	0.13
	III	염화나트륨 초산토코페롤 염산피리독신 알란토인 알란토인클로로히드록시알루미늄 트라넥사민산 ε-아미노카프론산	10.0 1.0 0.06 2.0 0.3 0.05 0.2
	IV	피로인산나트륨	3.4
	V	인산일수소칼슘 무수인산일수소칼슘 침강탄산칼슘 인산삼칼슘 콜로이드성이산화규소 실리카겔 무수인산칼슘	48.0 15.0 42.0 32.0 15.0 20.0 31.0

6) 치약제의 방부제의 종류 및 유효농도

성분명	유효농도(%)
안식향산나트륨(파라벤)	0.1~0.3
파라옥시안식향산메칠	0.1~0.2
파라옥시안식향산프로필	0.02~0.2
파라옥시안식향산메칠에스텔나트륨	0.2
파라옥시안식향산프로필에스텔나트륨	0.1

※ 1. 동류의 방부제를 2종 이상 배합하는 경우 그 총량은 각 단일성분 최대량을 초과하여서는 아니 된다.
2. 다른 류의 방부제가 2종 이상 배합되는 경우는 그 배합이유 및 배합근거가 있어야 한다.

7) 치약제의 비교 치아마모도 강도별 분류

마모도	비교치아 마모도범위	제품명
제1군	7.0~31.2	시린메드, 화이트키스, 치토, 어린이 칼슘
제2군	35.0~58.8	콜게이트(cavity protection)*, 페리오 A플러스, 죽염, 딱따구리, 클라이멘, 콜게이트(tartar control)*
제3군	65.0~84.4	오복, 동의생금, 미스덴탈, 메디안프로, 쟉트(ZACT)*, 럭키치약후레쉬
제4군	106~119	글리스터*, 브렌닥스3*, 크리스탈**, 리도소금치약

* : 외국산 세치제　　** : 액상세치제

8) 치약의 일반적 구비조건

(1) 조성이 균일하고
(2) 잇솔질하는 과정에 치아와 구강점막 그리고 기타 신체조직에 손상을 주지 않으며
(3) 경화되지 않으며
(4) 지나칠 정도로 산성 또는 알칼리성이 아니며
(5) 독성이 없어야 한다.
(6) 색이 변화되지 않아야 하며
(7) 10℃에서 튜브가 파열되지 않을 정도의 경한 압력으로 계속 배출되어야 하며

(8) 20℃에서 배출구로부터 10mm의 길이로 배출된 toothpaste가 15초 이상 동안 떨어지지 않아야 한다.

(9) -10℃에서 1시간 방치하여도 성분분리와 다른 변질이 없어야 하며

(10) 50℃에서 72시간 방치하여도 성분분리나 발효같은 변질현상이 나타나지 않아야 한다.

〈치약의 개발과정〉

❶ 치약의 컨셉결정
소구포인트는 무엇으로? 약용 성분은 어떤 것으로 할지, 항균제를 첨가할지 등을 결정한다.

⇨

❷ 치약 처방 개발
연마제는 실리카로, 불소는 불화나트륨, 습윤제는 솔비톨로 결정, 투명으로 혹은 줄무늬로 할까?

⇨

❸ 안정성 시험
시간이 많지 않으니 가속시험으로 해야지. 2년 동안 보관하더라도 상이 분리되어서는 곤란하지.

⇩

❹ 독성 시험
설치류는 볼 면적이 크나 치약의 독성시험으로는 제격이야.

⇦

❺ 효능·효과 시험
치과위생사들이 치약선택을 교육해야 하기 때문에 치약의 개발과정의 참가는 필수

⇦

❻ 품목 허가
이제 독성시험, 효능·효과 시험결과가 나왔으니 복지부에 신청해야지.

⇩

❼ 제품 생산
소비자들의 반응이 좋아야 할 터인데?

⇨

❽ 런 칭
소비자들이 쓴맛이 있다고 하니 향을 바꿀까?
구강위생지수가 높은 사람들에게 사용하게 해야지.

⇨

❾ 처방 조정
이제 됐다. 자신있어. 빅 히트가 될 거야.

⇩

❿ 재 상 륙

2. 불화물에 의한 치아우식 예방

(1) 불소와 치아우식증에 관해서는 Black과 McKay에 의해 반상치가 정상치아에 비해 우식에 대한 저항성이 더 크다고 실증됨으로서 상호 연관성을 가지게 되었으며, Trendly에 의해 반상치의 조직학적 소견이 보고되어 반상치에 관한 활발한 연구결과, 불소화합물의 치아우식 예방효과가 인정되게 되었다.

(2) 미국에서는 1945년부터 1947년에 걸쳐서 4개 도시의 상수도에 불화물을 첨가해 본 결과 우식이 감소되었으며, 다른 장기나 전신상태에는 이상이 없다는 결과를 얻었다. 이러한 결과를 바탕으로 여러 국가의 도시에서 일반화되었고 우식발생을 저하시키는 큰 계기가 되었다.

현재 실시되고 있는 **불화물의 이용**은

① 수돗물에 불화물 첨가(도시 상수도수 불화사업)

② 불화나트륨 정제의 경구 투여(불소복용법)

③ 불화물의 치면도포

④ 불화물에 의한 양치 등이다.

1) 불화물의 우식예방 기전

(1) 불소용액을 처리한 법랑질 분말을 초산 완충액에 침윤시켜 인위적으로 우식을 일으켰을 때 처리하지 않은 법랑질 분말에 비해서 칼슘과 인의 용출이 적다.

(2) 즉, 불소처리에 의하여 수산화인회석이 불화인회석으로 구조적으로 안정화되어 내산성이 증가되었기 때문이다. 이 밖에 탈회한 법랑질의 재석회화를 촉진한다는 사실도 확인되었으며 치면세균막 중에 정체하여 우식을 일으키는 세균의 발육을 억제하거나 젖산의 생성을 저해하여 치아우식을 예방하는 것으로 알려져 있다.

(1) 상수도수의 불화

① 반상치 발생률이 낮고 우식의 억제률이 높은 가장 적절한 불소 농도를 정하고 이것을 상수도에 첨가하여 우식예방 효과를 기대할 수가 있다. 가장 알맞은 농도를 정하는 데 있어서는 그 지역의 기온이 음료수 섭취량에 영향을 주므로 중요한 문제가 된다. 또 해산물과 엽차는 불소를 많이 포함하고 있으므로 이것을 식용으로 하고 있는 지역에서는 첨가량을 적게 할 필요가 있다.

② 미국에서는 1.0ppm이 기준으로 정해져 있고 일본에서는 0.6ppm이 기준이 되고 있다.

> Cf
>
> 우식 예방을 위해 치면도포에 사용하는 것은 불화소다 2.0% 수용액이며, 이 액은 9,000ppm의 불소를 함유하고 있다(1.0%의 불화소다는 불소의 농도로 환산하면 4,500ppm이 되고, 반대로 1.0mg의 불소를 포함한 불화소다의 무게는 2.2mg이다).

(2) 불화소다 정제의 복용

① 거주지의 수질(불소 함유량), 식생활양식, 전신상태, 구강상태 등을 조사한 후, 치과의사의 지도와 감독 아래에 불화소다 정제를 투여하는 것은 개인적인 배려가 충분하다는 점에서 상수도수와 불소첨가 보다 합리적이다. 사용 시 불화소다를 내복하는 것이 아니고 가급적이면 장시간에 걸쳐서 타액에 녹은 불화소다가 치아 표면에 고르게 잘 접촉되도록 한다.

② 즉, 국소적인 효과를 기대하는 것이므로 법랑질과 불소의 접촉시간이 가급적 길도록 하여야 한다. 따라서 사용 후에는 잠시 동안 음식이나 음료수의 섭취를 삼가도록 주의한다.

③ 불화소다 정제의 보관에 대해서는 엄중히 주의함으로서 잘못 먹는 일이 없도록 각별히 유의해야 한다. 그러나 실천성의 관점에서 보면 많은 문제점이 있다. 이외에도 스위스와 미국에서는 음식물(식염과 우유)에 불화물을 첨가하는 방법이 고안되어 사용되고 있다.

(3) 불화물 용액의 치면도포

불화물 용액을 직접 치아의 표면에 도포함으로서 법랑질 표면에 불소를 흡수시켜 우식에 대한 저항성을 높이는 것을 목적으로 시행한다. 모든 치아의 치관부를 세마하고 불화물(2% 불화소다 용액, 산성불소인산 용액, 8%와 10%의 불화주석 용액)을 도포(도포 술식 : ① 치아의 세마 ② 방습 건조 ③ 불소 용액의 도포 ④ 방습기구의 제거·tray의 제거)한다.

그리고 2% 불화소다 용액에 포함되는 불소의 농도는 9,000ppm이므로 가급적 삼키지 않도록 주의할 필요가 있다. 특히 불화석의 농도는 8%이므로 한 층 더 신중한 배려가 필요할 것이다.

① **불화나트륨 용액 도포법**

불화소다 2g에 증류수 100㎖를 가하여 2% 수용액을 만들어 도포한다. 안정성이 높은 용액이므로 합성수지용기에 보관하면 6개월 동안 사용할 수 있다. 보통 3, 7, 10, 13세에 1주 간격으로 각각 4회 도포한다.

그러나 3세와 7세와 10세 및 13세의 두번째와 세번째와 네번째의 도포단계에서는 각각 치면세마를 생략한다. 용액의 맛은 별로 불쾌하지 않으며 치은을 자극하지 않고 치질이나 충전재를 착색시키지 않는다.

② **산성불화나트륨 용액 도포법 (Brudevold 술식)**

1.23% 불화소다 용액에 0.1M orthophosphoric acid용액을 첨가하여 pH 3.5정도가 되도록 조정하여 1.23% 산성불화나트륨 용액을 만든다. 이 용액은 안정성이 있으며 플라스틱용기에 보관하며 장시간 보존할 수 있다. 도포는 1년에 1회로 유효하며 치은 등에는 착색이 일어나지 않는다.

③ **불화석 용액 도포법**

불화석 용액의 도포는 아동에서뿐만 아니라 성인에서도 치아우식 예방효과가 나타나므로 일반적으로 어린이는 8%, 성인은 10% 수용액으로 도포한다.

용액의 조제방법은 불화석 0.8g에 증류수를 가하여 10㎖로 하고 용해 후에 곧바로 사용한다. 반년에서 1년 간격으로 1회 도포로 끝내는 것은 장점이지만 화학적으로 불안정하고, 사용할 때마다 조제가 필요하다. 불쾌한 맛이 나므로 어린이들이 거부하는 경향이 있으며 치질을 착색하는 단점도 들 수 있다.

④ **불소 용액 양치법**

0.05%(255ppm) 혹은 0.2%(900ppm)의 불화소다 용액을 입에 넣고(30~60초) 법랑질에 불화소다를 접촉하게 하는 방법으로 불소배합세치제 이용법보다 더욱 큰 치아우식증 예방효과를 나타낸다. 가정에서 개별적으로 양치할 수 있을 뿐만 아니라 학교에서 집단적으로도 양치할 수 있다는 장점을 가지고 있다.

불화소다의 농도로서 0.05% 혹은 0.2%의 용액 10㎖를 30초에서 60초 동안 입에 넣고 치아에 골고루 잘 접촉하도록 양치한 뒤에 뱉어낸다(0.2%는 2주일에 한번 하는 방법이다). 입에 물고 있다가 삼키지 않도록 각별히 조심하도록 주의시킨다. 삼킬 우려가 있는 유아에게 사용해서는 안되며 치면에 잘 접촉되도록 사전에 치면을 잘 세마할 필요가 있다.

2) 인체에 대한 영향

(1) 급성중독

① 실험동물에 불화소다를 경구투여했을 때, 최소치사량은 rat에서 24~47㎎/㎏, rabbit는 45㎎/㎏, dog는 23~45㎎/㎏로 나타났다.
또한 불화소다의 경구투여시 LD_{50}은 mouse는 155㎎/㎏과 rat의 경우는 180~250㎎/㎏이었으며, 사람(유럽인)의 경우 250㎎의 내복으로 타액 유출량 증가·오심 등의 자각증상이 나타났다고 보고되고 있다. 이 양은 치면도포에 사용하는 2% 불화소다 용액의 12.5㎖에 해당되며 사람에 있어서의 치사량은 유럽인의 성인남자의 경우 불화나트륨 5~10㎎으로 되어 있다.

② 불소의 흡수는 신속하므로 중독증상은 단시간에 발현하고 중증인 경우에는 2~4시간에 사망한다. 4시간 이상 생존하면 살아날 가능성이 높다. 증상은 위장장애(오심, 구토, 경련성 복부통, 설사), 신경·근육증상(경련, 마비, 연하곤란), 심장증상(빈맥, 저혈압, 심부전) 등이며 알레르기 증상을 나타내는 수도 있다.

③ 이러한 급성 중독의 처치는 위 속에 불화물 침전을 형성시켜 소화관 점막에서의 흡수를 저지시켜야 하므로 응급처치로는 우유, 석회수, 글루콘산칼슘, 염화칼슘, 젖산칼슘의 내복과 가능하면 칼슘액으로 위를 세척한다. 흡수되어 버린 불소에 대해서는 염화칼슘 또는 글루콘산칼슘을 정맥주사한다.

(2) 만성중독

① 반점치아 (斑點齒牙, mottled teeth)

불소이온이 과량으로 함유되어 있는 식음수를 식음한 결과로 인해 반점을 가지고 있는 치아로서, 이러한 증상은 일종의 법랑상아질 형성부전 증상으로 반점도는 식음수 중의 불소이온 농도 및 과량 불소함유 식음수의 섭취 기간과 정비례한다. 치아표면이 백반으로 시작하여 백탁, 갈색의 착색대, 작은 함요부, 형성부전에 이르기까지 그 정도에 따라서 모양이 다르게 나타난다.

② 골경화증

대량의 불소(8ppm 이상)를 다년간에 걸쳐서 흡수한 결과 일어나는 것인데 뼈의 밀도가 증가하거나 심할 때에는 인대 석회화, 뼈의 이상 돌출을 수반하여 격렬한 동통 및 운동장애를 일으킨다.

표 8-3 식음수중 불소에 의한 영향

불소이온의 농도	식용기간	영 향
0 ppm	수년	치아우식증 발생증가
1 ppm	수년	치아우식증 예방
2~0 ppm	수년	치아우식 예방, 반점치
13~53 ppm	8년이상	골경화증, 위장장애, 반점치

3. 치면열구전색재에 의한 치아우식 예방

전체 치아의 총 면적 중에서 전체 교합면은 면적이 12.5%에 불과하지만 치아우식증의 60% 이상이 교합면에서 발생될 정도로 우식의 호발부위이고 불화물의 효과가 적게 나타나는 부위로 알려져 있다. 따라서 교합면에 특히 유효한 치아우식 예방수단이 요구되고 있다.

치면열구전색재(pit and fissure sealant)는 이런 요망에 부합하는 것으로 치아를 절삭하지 않고 접착성이 높은 재료로 소와나 열구를 충전하여 개구부를 봉쇄하는 방법이다.

치면열구전색재가 갖추어야 할 조건으로는

① 조작이 가급적 간편할 것
② 소와나 열구의 심부까지 잘 충전될 것
③ 경화시간이 짧을 것
④ 접착성이 양호하여 장시간 박리되지 않을 것
⑤ 타액에 잘 녹지 않을 것
⑥ 생체조직에 대하여 무해할 것 등을 들 수 있다.

치면열구를 전색하기 전에 먼저 법랑질의 표면을 부식시킨다. 즉, 법랑질표면 부식제로서 30~50% 인산용액(7% 산화아연을 포함한다)을 소면구에 묻혀서 목적하는 부위에 도포한다. 이 조작에 의하여 법랑질 표면은 탈회되어 레진과 법랑질 표면이 태그라는 미세한 기계적 결합을 하게 하여 전색재료가 법랑질 표면에 긴밀히 부착하도록 하는 것이다(이 조작을 산처리〈etching〉라고 한다). 산처리된 면이 오염되지 않도록 주의하면서 건조시키고 열구전색재를 충전한다.

열구전색재로 덮이지 않은 부위는 표층의 재석회화 작용에 의하여 수일 내에 거의 정상으로 회복되므로 특별한 조치는 필요하지 않다.

1) 열구 전색재로 쓰이는 물질

(1) Cyanoacrylate계
(2) Methyl-metha acrylate계
(3) Polyurethan계
(4) Bis-GMA(glycidyl metha acrylate)계

2) 제품

(1) 화학중합 sealant : White sealant, Denton, Fissure seal
(2) 광중합 sealant
① 자외선중합 : Nuva seal
② 가시광선중합 : Prism sealant

4. 치면착색제

치아를 청결히 하고 나서 몇 분이 경과되지 않아서 법랑질 표면층에 타액에 유래하는 당단백이 흡착되어서 무균적인 피막이 형성된다(pellicle, 획득피막). 이어서 pellicle 표면과 세균체 표면의 상호작용에 의하여 세균이 pellicle 표면에 흡착된다. 이렇게 해서 타액중의 특정 세균이 계속 흡착되어서 분열증식을 반복한다. 그래서 세균과 타액에 유래하는 결합물질이 세균 사이를 단단하게 결합시켜서 치면세균막(치구, 치태, dental plaque)를 만들어 낸다. 따라서 치면세균막에 존재하는 미생물이 산을 생성하고 이것이 법랑질의 표층을 탈회시켜 치아우식이 형성된다.

1) 의의

치아우식을 방지하고 그 진행을 저지하기 위해서는 치면세균막을 제거하지 않으면 안 된다. 이러한 이유로 세치제가 쓰이나 치면세균막은 유백색이어서 치아와 식별이 곤란하므로 세정효과를 정확하게 알 수 없다. 이를 보완하기 위하여 치아의 청결하지 못한 부위를 분명하게 염색해 주는 치면착색제를 사용한다. 따라서 잇솔질 교육이나 진단 시에 유효한 수단으로 사용할 수 있다.

2) 성질

액 혹은 정제로 되어 있으며 액은 작은 면구를 사용하여 치면에 바르고, 약 30초 동안 방치해 두었다가 양치하게 하고 관찰한다. 정제는 저작하여 입 속에 골고루 가도록 혀와 볼을 운동시킨 뒤 타액을 뱉어 내게 하고 관찰한다.

치면착색제의 조건으로는

① 식별성이 좋을 것
② 불쾌한 맛이나 냄새가 없을 것
③ 탈색성이 좋을 것
④ 점막을 자극하지 않을 것
⑤ 방부성·살균성이 있을 것 등이 있다.

이러한 목적으로 많이 쓰이고 있는 색소는 erythrocin(food red No.3)과 brilliant blue(FCF-food blue No.1)이며, 이 두 색을 배합한 것도 있다. 그러나 전자의 경우 발암성 문제가 제기되어 대용 색소로서 proxin(food red No.104, Color tester, Red coat, Plaque tester)의 사용이 증가되고 있다.

제3부

기타 전신 질환의 조절을 위해 사용되는 약물군

Chapter

09 자율신경계 약리 총론

Ⅰ. 자율신경계의 해부생리 개요

1) 두개강 내와 척주관 내에는 중추신경인 뇌와 척수가 각각 들어 있는데, 뇌 및 척수에서 나와서 전신에 분포하는 신경을 말초신경이라고 하며 그 전체를 **말초신경계**(peripheral nerbous system)라고 한다.
2) 말초신경에는 흥분을 말초에서 중추로 전달하는 **구심성 섬유**와 반대로 중추에서 말초로 전달하는 **원심성 섬유**가 있다. 구심성 섬유는 감각수용기에서 받은 자극을 중추로 전달하는 작용을 하는 지각(감각)신경이며, 원심성 섬유는 자극에 대한 반응, 즉 중추의 명령을 근육 등의 말초 효과기관에 전달하는 작용을 하는 운동신경이다.
3) 말초신경계는 기능상 다시 체성신경계(somatic nervous system)와 자율신경계(autonomic nervous system)로 나누어진다. **체성신경계**는 신체 각 부위의 수의운동이나, 감각 수용 등의 운동성 기능에 관여하며 운동신경계라고도 한다. **자율신경계**는 호흡, 순환, 영양, 배설, 생식 등의 식물성 기능에 관여하므로 식물신경계라고도 한다.
4) 형태학적으로 말초신경계를 보면 뇌의 뇌간에서 나오는 뇌신경과 척수에서 나오는 척수신경으로 분류할 수 있다. 치아나 구강점막에 분포하는 신경은 주로 뇌신경에 속하는 삼차신경이며, 그 외에 설점막의 미세포에 분포하는 안면신경과 설인신경, 설근과 구협점막에 분포하는 설인신경, 미주신경 등의 뇌신경도 있다.
5) 이들 말초신경계에 작용하는 약물로는 자율신경계에 작용하는 약물, 지각신경계 섬유에 작용하여 지각의 전도를 차단하는 국소마취제, 운동신경계, 특히 신경-근 접합부에 작용하는 약물 등이 있다.

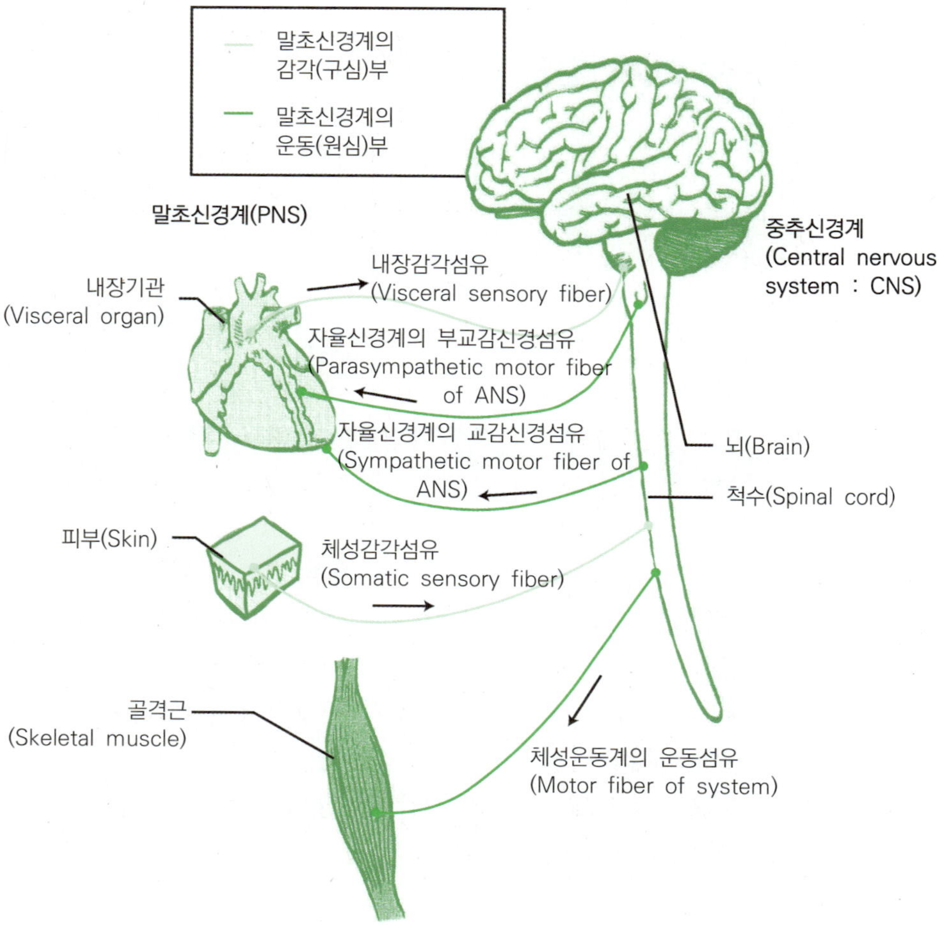

그림 9-1 신경계의 기초적구조의 모식도

6) 자율신경계는 식물신경계 혹은 내장신경계라고도 하며 내장, 선(gland), 혈관 등의 장기나 기관을 우리들의 의지와 관계없이 자동적으로 조절하고 있다. 자율신경계는 **교감신경계**(sympathetic nerve)와 **부교감신경계**(parasympathetic nerve)로 나누어진다.

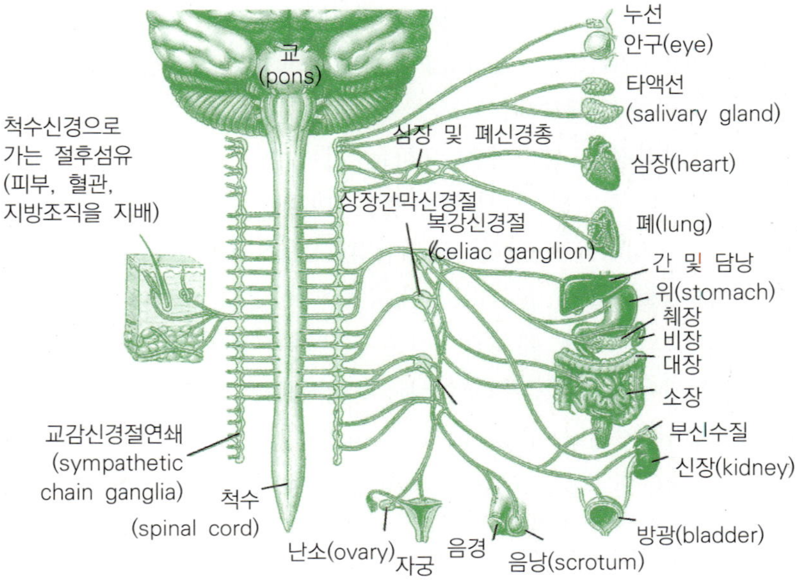

그림 9-2 **교감신경분포**

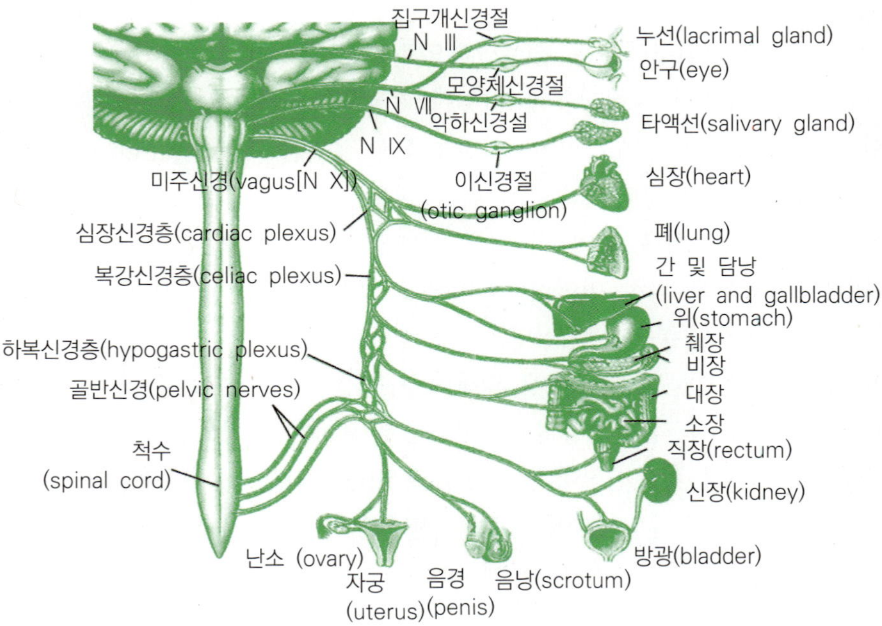

그림 9-3 **부교감신경분포**

7) 교감신경은 척수의 흉수 및 요수에서 나온 신경섬유(thoracolumbar division)가 **교감신경간**(sympathetic trunk)에 들어가고 부교감 신경보다는 긴 절후섬유가 말초의 장기에 도달한다.
8) 부교감신경은 뇌신경을 통하여 분포하는 것이 많은데, 특히 심장, 폐, 위, 간 등 흉부나 복부의 장기를 지배하는 것은 미주신경섬유이다. 하복부의 장기로 가는 섬유는 골반신경을 통한다. 교감신경계의 절전섬유(preganglionic fiber)와 절후섬유(postganglionic fiber)의 접합부(신경절, ganglion)는 지배장기로부터 멀리 떨어져 있지만, 부교감신경은 지배장기에 접해 있다.
9) 각 장기 및 기관은 일부를 제외하고는 일반적으로 이와 같은 교감신경계와 부교감신경계의 **이중지배**(double innervation)를 받고 있으며, 한편의 신경계가 흥분하도록 작용하면 다른 신경계는 억제하도록 작용한다(길항적 이중지배 현상).
10) 교감신경은 긴급시에 강하게 작용하여 생체의 energy를 방출하도록 작용하나 부교감신경은 생체를 쉬게 하여, energy를 축적하는 역할을 한다. 따라서 교감신경을 투쟁(fight) 또는 도주(flight)의 신경이라고 표현할 수 있다.
11) 자율신경의 특징은 앞에서 말한 바와 같이 중추신경에서 나온 신경섬유가 직접 목적하는 기관에 이르지 않고, 반드시 도중에서 neuron을 교대한다는 점이다. 즉, 자율신경에서는 중추신경으로부터 말초의 각 장기로 가는 흥분은 기본적으로 2개의 신경섬유에 의하여 전달된다. 그리고 중추측의 신경섬유를 **절전섬유**(preganglionic fiber), 말초측은 **절후섬유**(postganglionic fiber)라고 부르고 있다.
12) 절전섬유와 절후섬유 사이 및 절후섬유와 그것에 접하는 장기나 기관의 세포 사이는 원형질에 직접 이어져 있지 않고, 이 사이에는 어떤 종류의 신경전달물질에 의하여 흥분이 전해진다.
13) 이러한 신경전달물질의 종류에 의하여 자율신경계를 나눌 수 있다. 즉 절전섬유와 절후섬유의 사이(신경절(ganglion)에 존재하는 synapse)의 흥분을 전달하는 것은 어떤 자율신경이건 acetylcholine이라는 물질이며, 이것이 절전섬유에서 분비되어 절후섬유에 흥분을 전달한다. 그리고 절후섬유에서 분비되어 내장, 선, 혈관 등의 기관세포에 흥분을 전달하는 물질은 acetylcholine과 norepinephrine(noradenaline)의 2종이 있다.

14) Acetylcholine에 의하여 전달되는 신경을 **choline 작동성신경**이라 하데 부교감신경과 일부의 교감신경(한선, 부신수질에 연락되는 섬유)이 여기에 속한다. 한편 norepinephrine에 의하여 전달되는 신경을 **adrenaline 작동성신경**이라고 하는데, 대부분의 교감신경이 이에 속한다.
15) 절후신경세포 표면 및 흥분이 전해지는 장기의 세포 표면에는 acetylcholine 또는 norepinephrine이 결합하는 특별한 수용체가 있어서, acetylcholine수용체에는 acetylcholine만 결합되고 norepinephrine은 결코 결합되지 않는다. Norepinephrine이 결합하는 수용체는 아드레날린성 수용체로 alpha-1 (α_1), alpha-2(α_2), beta-1(β_1), beta-2(β_1)수용체로 세분될 수 있으며, 아세틸콜린이 결합하는 콜린성 수용체에는 니코틴 수용체와 무스카린 수용체의 두 부류로 대별되며, 무스카린 수용체는 다시, M_1, M_2, M_3수용체로 세분된다. 기타, dopamine은 alpha 및 beta 수용체뿐만 아니라, 고유의 도파민 수용체에 작용한다.

Ⅱ. 자율신경계에 작용하는 약물

1) 분류

자율신경계에 작용하는 약물은 전달물질 그 자체 또는 전달물질과 동일한 작용을 나타내는 물질 혹은 그 효과를 방해하는 것이며, 이 약물은 모두 신경섬유 간의 시냅스 또는 절후섬유와 지배기관의 접합부에 존재하는 synapse에 작용한다. 약물은 다음과 같이 분류할 수 있다.

(1) Adrenaline 작동성 약(교감신경 흥분약, sympathomimetic drugs)

Adrenaline 작동성 약물(adrenergic drugs)은 adrenaline 작동성 신경의 전달물질(norepinephrine과 epinephrine) 및 전달물질과 동일한 효과를 나타내는 물질로 epinephrine, norepinephrine, phenylephrine, isoprenaline 등이 있다. 교감신경을 자극했을 때와 동일한 효과를 나타내므로 **교감신경 효능약물**이라고도 한다.

(2) 항 Adrenaline 약(교감신경 억제약, sympatholytic drugs)

항 adrenaline약(adrenergic blocking agents)은 adrenaline 작동성 신경전달물질의 효과를 방해하는 물질로 ergotamine, phentolamine, dibenamine 등이 있다. 교감신경 억제 작용을 나타내므로 **교감신경 억제약**이라고도 한다.

(3) Choline 작동성 약(부교감신경 흥분약, cholinomimetic drugs)

Choline 작동성 약(cholinergic drugs)은 choline 작동성 신경전달물질(acetyl choline)및 전달물질과 동일한 효과를 나타내는 물질로 acetylcholine, muscarine, pilocarpine, eserine 등이 있다. 부교감신경을 자극했을 때와 같은 작용을 나타내므로 **부교감신경 효능약물**이라고도 한다.

(4) 항 Choline 약(부교감신경 억제약, anticholinergic agents)

항 choline약(cholinergic blocking agents)은 acetylcholine의 효과를 방해하는 물질로서 atropine, scopolamine 등이 있다. **부교감신경 억제약**이라고도 한다.

2) 약물 각론

(1) Adrenaline 작동성 약(Sympathomimetic drugs)

Adrenaline 작동성 신경전달물질 작용을 하는 생리적 물질에는 norepinephrine과 epinephrine이 있다. 이 중에서 adrenaline 작동성 신경의 절후섬유에서 분비되는 것은 norepinephrine이며, epinephrine은 부신에서 분비되는 hormone으로서 작용하고 특히, 응급 시에는 절대적으로 필요하다. 이들 두 물질은 화학구조상 catecholamine이라고 불리는데, 이는 catechol핵과 amine기를 함유하는 화합물을 의미한다.

① Epinephrine (adrenaline)

가. Epinephrine은 부신수질에서 분비되는 일종의 hormone으로서 adrenaline 작동성 신경의 지배 장기, 기관의 세포 표면에 있는 adrenaline 수용체에 결합한다. 그 결과 세포는 흥분하고 장기와 기관은 수축, 이완, 분비 등의 반응을 나타낸다.

나. Adrenaline 수용체에는 alpha수용체와 beta수용체가 있고 각 장기, 기관에는 두 수용체중 하나 혹은 두 가지 모두가 분포하고 있는 것으로 생각된다. Epinephrine은 이 두 수용체에 결합한다.

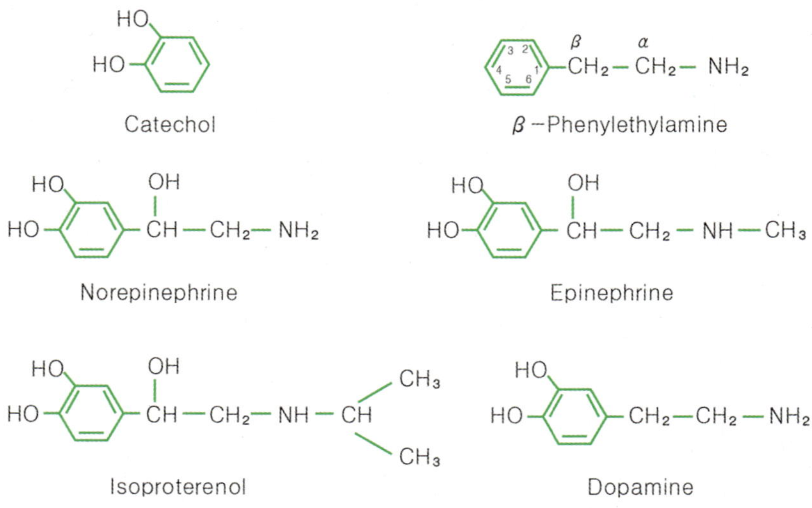

그림 9-4 Catecholamines의 기본구조 및 주요 화합물

다. Alpha수용체에 결합하면 일반적으로 흥분적 작용 즉 피부, 구강점막, 내장(위) 등의 혈관수축, 타액의 분비, 산동, 입모 등의 작용을 나타내고, beta수용체에 결합한 경우의 작용은 억제적이며 골격근, 내장(간 등)의 혈관이나 관상혈관 등의 확장, 기관지근의 이완, 위운동의 억제 등으로 나타난다. 그러나 심장에 대한 촉진작용과 같이 beta수용체에 결합하여 촉진적으로 작용하는 경우도 있다.

라. Epinephrine은 경구투여하면 위장관에서 분해되어 약리작용이 나타나지 않는다. 그러나 정맥주사를 하면 전신의 adrenaline 작동성 신경 지배의 장기, 기관의 세포의 alpha, beta 두 수용체에 결합하여, 교감신경 흥분작용을 나타낸다(그림 9-5 참조).

마. 심근의 수축력이 증대하고 심박동수가 증가한다. 이 때문에 혈압(수축기압)은 증가한다. 피부나 구강점막의 혈관은 수축되고 내장의 평활근은 이완된다. 또한 간의 glycogen을 분해하여 혈당치를 높이며 점도가 높은 타액이 소량 분비된다.

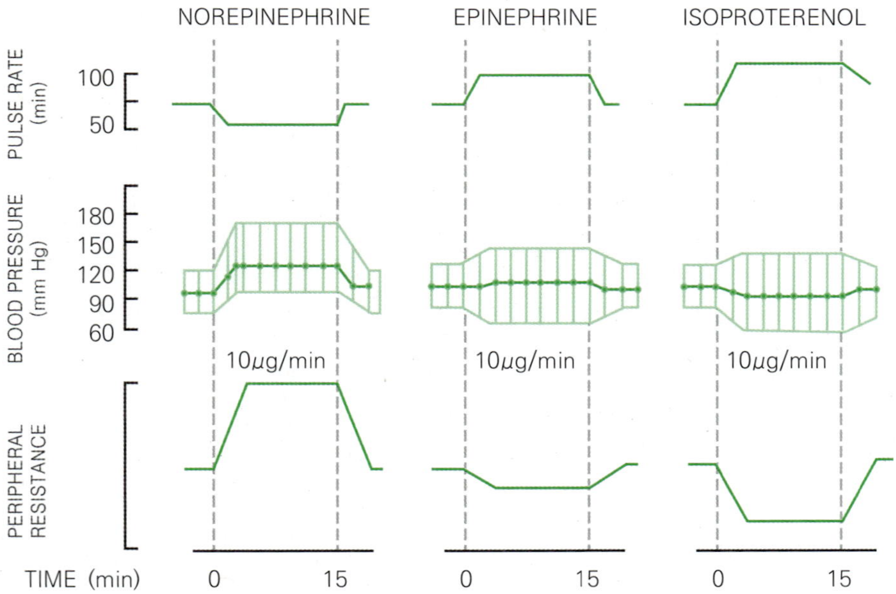

그림 9-5 Catecholamines의 심박동수, 동맥압 및 말초저항에 대한 작용

바. Epinephrine은 이상과 같은 작용을 나타내므로 급성 순환부전시의 구급약으로서 shock 때에 승압(혈압 상승) 목적으로 주사하거나, 혈관 수축제로서 국소마취제에 배합하거나, 지혈제로서 사용하는 등 치과나 외과에서는 중요한 약물이다.

사. 그러나 목적 이외의 작용, 가령 국소마취제로 epinephrine을 배합하는 경우, 국소의 혈관 수축작용 이외에 나타나는 부작용이 있다.
특히, 갑상선 기능항진증, 고혈압증, 신경증 등의 환자는 epinephrine에 대하여 감수성이 높고, 안면 창백, 심계 항진 등을 일으키고, 협심증 환자에서는 발작을 유발하는 수가 있다. 또 당뇨병 환자에서는 혈당치가 상승한다. 따라서, 이와 같은 환자나 고령자, 심질환이 있는 환자, 폐기종이 있는 환자에게는 약물 투여시 충분한 주의가 필요하다.

② Norepinephrine (noradrenaline)

가. Norepinephrine은 adrenaline 작동성 신경절후섬유 말단의 과립 가운데 저장되어 있어서, 중추측에서 흥분이 전해 오면 그 자극으로 방출되어 그 신경섬유에 접해있는 세포 표면의 adrenaline수용체에 결합한다.
Norepinephrine이 결합하는 수용체는 주로 alpha수용체이며, beta 수용체에는 심장의 β수용체를 제외하고는 거의 결합하지 않는다.

나. Norepinephrine에 의하여 심근 수축력은 증대되고 혈관은 수축되며, 확장작용은 거의 없다. 따라서 혈압은 수축기압, 확장기압의 양쪽이 모두 상승된다.

다. 총체적으로 보아, epinephrine 보다는 작용이 약하고, 부작용이 보다 적은 혈관수축제로서 epinephrine 대신에 국소마취제에 배합되는데, 혈관수축작용이 약하고 epinephrine 보다는 다량을 배합하지 않으면 안되기 때문에, epinephrine의 사용시와 동일한 주의가 필요하다. 또 shock 발생시 혈압을 올리는 약물로서 이용된다.

③ Phenylephrine

Norepinephrine과 같은 생체내 물질은 아니지만, norepinephrine과 마찬가지로 alpha-adrenaline작용(혈관수축)을 나타내고, epinephrine 보다 작용이 온화한 약물로서 shock때에 정맥 내에 투여한다. 기타, 혈관수축작용이 있는 약물로는 etilefrin, methoxamine, metaraminol 등이 있다.

④ Isoprenaline (Isoproterenol)

Isoprenaline은 norepinephrine이나 phenylephrine과는 반대로 beta수용체에 대한 친화성이 강하며, alpha수용체에 대한 작용은 거의 없다. 주된 작용의 하나인 기관지 확장작용(기관지 beta-2수용체에 대한 자극작용의 결과)을 이용해서 기관지 천식의 치료에 쓰인다. 그러나 다른 작용도 나타나므로 특히 심장에 대한 부작용이 크다. 혈관은 확장된다.

⑤ 기타

Dopamine, dobutamine 등은 심장의 beta수용체에 작용, 강심작용을 나타내며, ephedrine은 투여시 내인성 카테콜아민을 유리하여 에피네프린과 유사한 약리작용을 나타내며, 중추에 대한 직접 작용으로 각성, 불안을 유발한다.

(2) 항 adrenaline제(교감신경 억제제, 아드레날린 효능 차단제, sympatholytic drugs)

이 약물군은 교감신경 절후섬유의 수용체에서 카테콜아민의 작용을 차단하는 약물이다. alpha 및 beta차단제가 있다.

① Alpha-차단제 (Alpha-adrenergic blocking agents)

가. 약리작용 및 임상응용 : 실험적으로는 응용되나 임상 사용기회는 별로 없으며, 노르에피네프린의 혈관 수축작용을 억제하는 작용이 있다.

나. 약물의 종류 : Phenoxybenzamine, dibenamine, phentolamine 등이 있으며, 곡식인 호밀에 기생하는 맥각에서 추출된 ergotamine 등도 alpha 차단작용을 나타낸다.

② Beta-차단제 (Beta-adrenergic blocking agents)

심장에는 주로 beta-1수용체가 존재하고, 기관지 평활근과 혈관에는 beta -2수용체가 주로 존재한다. Beta-차단제는 beta-수용체에 대한 카테콜아민의 작용을 상경적으로 억제하는 약물이다.

가. Propranolol : Beta수용체에 대한 비선택적 억제작용을 발현하여 고혈압, 협심증, 부정맥 등의 치료약물로 사용되나, 기관지에 존재하는 beta-2수용체에 대한 차단작용으로 천식환자의 증상 악화 및 당뇨병 환자에게도 증상을 악화시키는 등의 단점이 있다.

나. Beta-1수용체 선택성 차단제 : 심장의 beta-1수용체에 비교적 선택적으로

작용하는 약물들이나 고용량 사용시에는 선택작용이 불명확해진다.

Atenolol, pindolol, nadolol, timolol, metoprolol, acebutolol 등의 약물이 있으며 주로 고혈압, 협심증, 부정맥의 치료시 사용된다.

(3) Choline 작동성 약(부교감신경 흥분제, cholinomimetic drugs)

① Acetylcholine은 choline 작동성 신경말단의 소포 속에 저장되어 있으며 중추측으로부터의 흥분전도의 충격에 의하여 분비되고, choline 작동성 신경지배의 장기, 기관의 세포 표면의 acetylcholine 수용체에 결합하여 효과를 나타낸다.

② Acetylcholine은 부교감신경을 자극했을 때와 거의 동일한 작용을 나타낸다. 즉, acetylcholine에 의하여 심장의 운동은 억제되고, 말초혈관은 확장되어 혈압은 하강한다. 소화관이나 기관지는 수축되고 동공도 수축된다. 선의 분비는 촉진되고 타액선에서는 비교적 묽은 대량의 타액이 분비된다.

③ 이러한 작용은 muscarine이라는 약물을 투여했을 때와 같은 작용이므로, **무스카린 효능작용**이라 한다. 그러나 acetylcholine의 수용체는 교감, 부교감 두 신경의 신경절(ganglia)과 부신수질에도 존재하기 때문에 교감신경이 흥분한 것과 같은 작용(소량의 nicotine을 주었을 때와 같은 작용이며, 이 때문에 **니코틴 효능작용**이라고 부른다)도 나타나는 등 복잡하다.

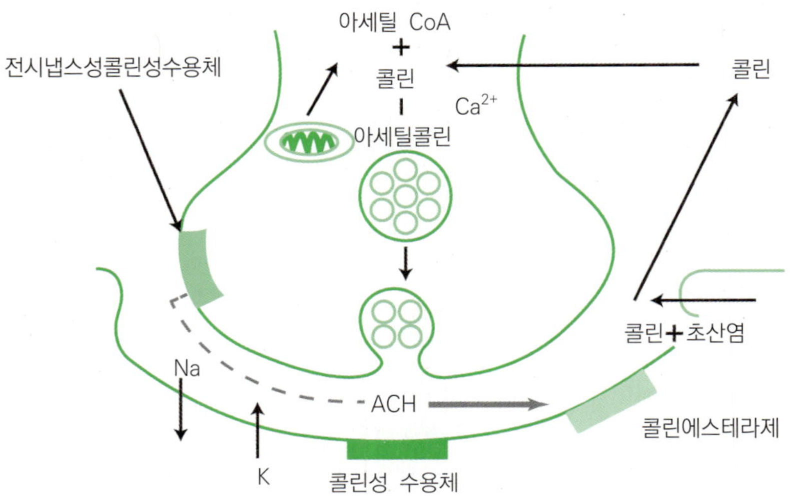

그림 9-6 콜린신경 말단에서 야기되는 전달체의 합성·저장 유리과정

④ 보통은 무스카린 효능작용이 뚜렷하여, 니코틴 효능작용은 항 choline제(부교감신경 차단제)를 주었을 때에 뚜렷해진다. Acetylcholine을 외부로부터 주입했을 경우에는 cholinesterase라는 효소에 의하여 곧 분해되기 때문에 치료목적에는 적합하지 않다.

⑤ 부교감신경 흥분제에는 아세틸콜린 수용체 흥분제와 cholinesterase 억제제의 두 부류가 있다.

가. **아세틸콜린 수용체에 직접 작용하는 약물** : 아세틸콜린 자체는 분해효소인 cholinesterase에 의해 쉽게 분해되며, 분해되기 어려운 choline ester 류인 methacholine, carbachol, bethanechol 등이 녹내장, 수술후 장폐색, 소변 저류 등의 치료에 쓰인다. 기타, 천연 알칼로이드로 pilocarpine 등의 약물이 사용된다.

나. **Cholinesterase 억제제** : 아세틸콜린을 분해하는 효소인 cholinesterase의 작용을 억제하면 결국, 아세틸콜린의 작용을 연장시키는 것과 같은 효과를 나타내게 된다.

a. 상경적 억제제 : 콜린에스테라제에 대해 아세틸콜린과 경쟁적으로 작용하는 약물이며, 따라서 그 작용은 가역적이다.
종류로는 physostigmine, neostigmine, edrophonium, pyridostigmine, demecarium 등이 녹내장, 수술후 장폐색, 소변저류, 중증 근무력증의 진단 등에 사용된다.

b. 비상경적 억제제 : 농약 또는 화학무기로 사용되었던 유기인화합물 등이며 콜린에스테라제를 비가역적으로 억제한다. DFP(disopropyl fluorophosphate), parathion 등이 있고 해독제로는 2-PAM(pralidoxime)이 사용된다.

(4) 항 choline약(부교감신경 억제제, anticholinergic agents)

부교감신경 억제제(항무스카린제)는 부교감신경 절후섬유가 지배하는 기관에서 아세틸콜린에 길항작용을 나타내는 약물을 의미한다.

① Belladonna alkaloid류 : 가지과 식물인 *Atropa belladonna* 등에는 atropine이나 scopolamine과 같은 염기가 함유되어 있다.

가. 약리작용 및 임상응용

a. Atropine은 choline 작동성 신경절후섬유에 접속된 장기, 기관의 세포 표

면의 acetylcholine 수용체에 결합하지만, 그 자체는 전달물질로서의 효과를 나타내지 않고 acetylcholine에 경쟁적으로 길항한다.

b. 그 결과, acetylcholine의 무스카린 효능작용이 차단되고 마치 교감신경이 흥분한 것 같은 효과를 얻을 수 있다. 즉, atropine에 의하여 타액선이나 한선, 소화액, 기도 등의 선의 분비가 억제되고, 소화관이나 기관지 등의 평활근의 긴장이 저하되며, 심박수는 증가되고 혈압도 상승한다. 동공은 확대되고 안압은 상승된다.

c. 임상에서 타액의 과잉 분비를 억제하거나 전신 마취 시에 마취제가 기도를 자극하여 기도점액 분비가 항진되는 것을 방지하기 위하여 마취전 투약 시에 사용된다. 유기인 제제와 같은 부교감신경 흥분제의 해독제로 이용된다.

d. Scopolamine은 atropine과 같은 자율신경계에 대한 작용, 즉 평활근 경련완화 등의 작용 외에, 중추신경계를 억제하여 진정작용을 나타낸다. 소아의 마취전 투약으로도 사용되며 소화기, 비뇨기, 생식기계의 경련성 통증의 완화 목적으로 사용된다.

② Drotaverine, oxybutynin, homatropine, cyclopentolate, oxyphencyclimine 등의 약물이 있다.

(5) 자율신경절에 작용하는 약물(자율신경절 차단제, Ganglionic blocking agents)

① 자율신경의 절전섬유와 절후섬유 사이의 신경절(ganglia)에서 신경전달물질은 acetylcholine이며, 주로 니코틴성 수용체를 경유하여 그 작용이 일어난다. 이 신경절에 흥분적으로 작용하거나 반대로 acetylcholine의 전달을 차단하고 억제적으로 작용하는 약물이 있다.

② **니코틴성 수용체**는 계속적으로 탈분극을 유발하여 신경절을 처음에는 자극했다가 다시 억제하여 신경의 흥분전달을 차단하는 약물이나 아세틸콜린에 의한 탈분극을 억제하는 약물에 의해 억제될 수 있다.

가. 계속적으로 탈분극을 유발하는 약물 : Nicotine은 담배잎에 함유된 alkaloid로서 흡연 이외에 치료제로는 이용되지 않는다.

나. 아세틸콜린에 의한 탈분극을 억제하는 약물(콜린수용체 상경적 억제제) : Trimethaphan, hexamethonium, mecamylamine 등의 약물이 있으며,

주로 순환기계에 대한 교감신경 차단작용이 주작용으로 고혈압 치료나 수술중 저혈압의 유지 등 특수한 목적에 응용된다.

치과 의료와의 연관성

1. 부교감 신경 무스카린 수용체에 대한 acetylcholine의 작용을 차단하면 침샘의 침 분비 작용이 효과적으로 억제된다. 그러므로, 아트로핀 등 부교감신경 억제성 항무스카린제는 치과 진료 과정, 특히 교합 조정이나 인상채득 중 타액의 분비를 억제하기 위해 사용될 수 있다. 그러나, 약물 투여의 결과 구강 내와 인후 부위가 건조해져서 연하 곤란(삼킴 곤란)과 발한(땀분비) 억제 등의 부작용이 동시에 유발된다.
2. 특히, 전립선 비대증이나 녹내장 환자에게 아트로핀 등 부교감신경 억제성 항무스카린제의 사용은 금기이다. 또, 맥박과 심장 부하를 증가시키므로 심혈관 질환자에게 사용해서는 안 되며, 땀분비를 억제하는 작용이 있어서 소아에서는 심각한 체온 조절 관련 문제를 일으킨다.
3. 임상적으로 치과에서 침 분비 조절을 위해 주로 사용되는 약물은, 합성 항콜린제인 propantheline과 glycopyrrolate 등이 있다. 이 약물은 아트로핀 및 스코폴라민과는 달리 중추신경계에 미치는 영향이 없으나, 잘 흡수되지 않으며 propanthelin의 경우 침분비 조절에만 선택적으로 작용하지 않는다는 단점이 있다.
4. 반대로, 치과 영역 이외 전신 질환의 치료를 위해 이 계열의 약물을 복용하고 있는 환자에서는 입마름증으로 인해 불편감과 구강 건강이 악화될 수 있으므로, 환자에게 수분 섭취를 자주 하도록 권고하는 것이 좋다. 선택적 α-1수용체 길항제를 복용하는 환자에서도 입마름증이 유발될 수 있다.
5. 자율신경계 작용 약물들은 다양한 심혈관계 질환의 치료를 위해 널리 사용되고 있다. 예를 들어 교감신경 차단제를 복용하는 환자의 치과 진료 시 기립성 저혈압 발생 위험을 고려해야 한다. 기립성 저혈압의 발생 위험이 있는 환자는 치과 진료의자에 누워 있다가 갑자기 일어날 때 저혈압에 의한 현기증으로 인해 넘어져 다칠 수 있다. 특히, α-1 수용체 차단제 , 아드레날린성 뉴런 차단제 등의약물이 기립성 저혈압 발생 가능성을 높인다.
6. 비선택적 β-수용체 차단제를 복용하는 환자에서는, β-2 아드레날린성 수용체에 의한 혈관확장 반응이 억제되므로 아드레날린에 의한 혈관수축 반응이 지나치게 발현될 수 있어서 고혈압이나 협심증 환자의 경우 매우 위험하다. 이런 환자군에서는 에피네프린을 적신 치은압배사의 사용을 금지해야 하며, 에피네프린이 첨가된 국소마취제의 사용에도 주의가 필요하다.
7. Reserpine이나 guanethidine, guanadrel을 복용할 경우, 외부에서 투여하는 카테콜아민(에피네프린 등)에 대한 반응이 강화되므로 혈관수축제가 첨가된 국소마취제를 투여할 때 주의를 기울여야하며 에피네프린을 적신 치은압배사를 사용하지 말아야

Chapter

10 심장 혈관계 및 신장 관련 질환 조절을 위해 사용되는 약물

Ⅰ. 심장 혈관계에 작용하는 약물

1. 울혈성 심부전 치료제(강심제, Cardiotonic agents)

1) 질환의 병태생리

(1) 심장이 조직에서 필요로 하는 만큼의 혈액을 공급하지 못하게 되고, 수축기와 이완기에 대한 심실의 점진적 기능 장애를 동반한 흥분과 수축의 연관(coupling)상의 결함으로 일어나는 병증, 즉 심장이 전신에 혈액을 보내는 펌프로서의 작용이 손상되어 순환이 잘 안 되는 상태를 심부전(cardiac failure)이라 부른다.

(2) 울혈성 심부전(congestive heart failure, CHF)이란 폐와 전신의 울혈(congestion)로 호흡곤란, 부종 및 청색증 등의 증상이 수반되는 심부전 상태를 지칭한다. CHF의 주원인은 고혈압이며, 여타의 순환기계 기능 이상이 원인으로 작용하는데, 압력 과부하(고혈압, 대동맥판 협착증), 용적 과부하(판막의 폐쇄부전 등), 심실 충만장애(승모판 협착증 등), 기타 심근 기능장애, 심낭질환, 부정맥 등의 원인이 있다.

(3) 병증으로 인해 발현되는 증상으로는 노작성 호흡곤란, 기좌호흡(orthopnea), 좌심부전에 의한 폐정맥 및 폐모세관 압력 상승으로 발생되는 폐의 탄력성 감소로 인한 발작성 야간 호흡곤란, 우측 심부전인 경우 간 울혈에 의한 간 비대, 말초부종, 소아에서는 손등, 발등, 눈 주위의 부종, 심박출량 감소에 따른 피로, 허약, 야뇨, 불안, 기억상실, 기타 전신 소견으로 창백, 말초 청색증, 식은 땀, 울혈성 간종대, 부종, 복수, 경부정맥 종창 등이 나타날 수 있다.

(4) 인체는 심부전증으로 발생되는 병리현상들을 다음의 외인성과 내인성의 기전을 통하여 해결하고자 하나 오히려 심부전증이 악화된다.

첫째, 외인성 신경호르몬에 의한 반사작용이 일어난다. 즉, 외인성 신경호르몬은 심부전에 의해 발생되는 저혈압에 기인하는 심박출량과 혈압의 저하를 정상으로 회복시키기 위하여 교감신경의 작용을 증가시키고, 이에 따라 심장과 혈관을 수축시키므로 결과적으로 심장의 후부하가 증가된다. 그러나, 저항(후부하)의 증가로 심장의 혈액 박출비율은 오히려 감소되어 조직에 공급되는 혈액은 결과적으로 감소하게 된다. 혈류 감소 중에서도, 신장으로 가는 혈류의 감소는 renin-angiotensin system(RAS)을 작동시켜 renin의 유리를 증가시키므로 궁극적으로 혈장의 angiotensin과 aldosterone의 농도가 증가되는 결과를 가져온다. 증가된 angiotensin II는 말초혈관의 수축을 일으키며 aldosterone은 나트륨 및 수분저류에 기인한 부종과 전부하의 증가를 초래하게 된다.

둘째는, 내인성 기전에 의한 심장의 보상작용인데, 후부하의 증가로 심실이 혈액을 완전히 뿜어내지 못하므로 혈액이 심실에 잔류하여 말기 이완기 혈압(end-diastolic pressure)이 증가하고 심근의 에너지 소모가 증대되므로 오히려 심부전증이 악화되게 된다.

(5) CHF의 치료목표는 심박출량의 향상, 즉 좌심실 충만압 및 폐정맥압의 저하, 심박출량과 산소 공급의 증가 등이다. 원인질환 및 유발원인의 제거와 아울러 심근수축력의 향상, 심장에 대한 부하 경감 및 염분이나 수분축적 경감을 시행해야 한다.

(6) 심실의 펌프기능을 증가시키기 위해 digoxin, dopamine, dobutamine 등의 약물을 투여하며, 심장에 걸리는 부하의 감소를 위해 정신적, 육체적 휴식, 비만감소, 혈관 확장제 투여 등을 행하며, 염분 및 수분조절을 위해 염분섭취 제한, 이뇨제, 기계적인 수분제거(혈액투석 등) 등의 방법을 사용한다. 요약하면, 심장의 수축력을 증가시키고, 심장의 전부하(preload), 즉 좌심실 충만압력을 줄여주며, 후부하(afterload), 즉 전신 말초혈관의 저항을 줄여주는 방법 및 심박동률과 리듬을 정상화시켜주는 방법이 이용되는 것이다.

2) 강심 배당체(Cardiac glycosides)

Digoxin (디고신, 라녹신, 디곡신), Digitoxin (디기톡신, 크리스토디긴)

- 강심배당체는 화학적으로는 steroid 핵을 가진 배당체로서 현삼과의 식물인 digitalis의 잎에서 추출되는 digoxin과 digitoxin이 대표적 물질이며, 심근에 작용하여 심근수축력을 증가(positive inotropic effect)시키며, Frank-Starling 심실 기능 곡선을 양호한 위치로 이동시켜 심부전 증상을 호전시킴.
- 심근 세포막의 Na^+/K^+-ATPase를 억제하여 심근세포 내의 나트륨 이온농도를 증가시키므로 나트륨 이온에 대한 세포막 내외의 농도차가 감소되어, 이완기 중의 Na^+/Ca^{2+} exchanger에 의한 칼슘의 유출이 억제(Na^+/Ca^{2+} 교환기전의 억제)되므로 세포 내 칼슘의 농도가 증가되어 심근의 수축력을 향상시키고 혈압을 정상으로 유지. 심부전증과 상심실성 부정맥(supraventricular arrhythmia)의 치료에 응용.

3) 안지오텐신 전환효소 억제제(Angiotensin converting enzyme(ACE) inhibitor)

Captopril (카포텐, 캡토프릴), Enalapril (에나프릴, 바소텍, 에날라프릴), Lisinopril (제스트릴, 프리니빌), Fosinopril (노모프릴)

심박출량을 증가시키고, 전신적 세동맥의 확장을 유발, 후부하를 감소시킨다. 또한 정맥 확장 및 나트륨 배설을 증가시키므로 전부하를 감소시키는 효과도 있다.

4) 교감신경 흥분제(β-Adrenoreceptor agonist)

Dobutamine (도부트렉스, 토브렉스), Dopamine (도파민)

심장의 beta-1 수용체에 작용, 심근 수축력을 강화시키는 약물로 심부전증의 응급 시에 정맥주사로 투여할 수 있다.

5) Phosphodiesterase(PDE) 억제제

Amrinone (이노코), Milinone (코로트로프)

심근세포 내 PDE를 억제하므로 결과적으로 세포 내 Ca^{2+}의 유입을 촉진, 양성변력 작용을 일으키고, 좌심실 충만압력 및 혈관 저항을 감소시켜 심박출량을 증가시키는 약물군.

6) 이뇨제

Thiazides 및 loop diuretics가 있으며, 투여 시 좌심실의 용적 및 심근벽의 긴장을 감소시킴. 즉, 신장에서 수분과 나트륨의 저류를 억제함으로써 심부전증으로 발생되는 부종을 감소시키고 정맥압(venous pressure)의 하강으로 심장의 전부하(preload)를 감소시켜 심장의 펌프 기능을 보다 원활하게 만든다.

7) 혈관 확장제

전신 말초혈관의 저항을 감소시키는 약물.

치과 의료와의 연관성

1. 심혈관 질환자의 치과 진료 시 가급적이면 스트레스를 줄이도록 시도해야 하며 만일 정서적인 스트레스나 통증이 유발될 가능성이 있는 경우 우선적으로 항불안 치료를 시행하거나 진통제를 투여해야 한다.
2. Digitalis를 투여받고 있는 환자에게 epinephrine을 함유한 치은압배사(gingival retraction cord)을 사용하는 것은 절대적으로 피해야 하는데, 상당량의 혈관수축제가 전신적으로 흡수될 수 있으며 심장 부정맥이 발생될 가능성이 매우 크기 때문이다.
3. 동방결절, 심방 및 방실결절에 대한 digitalis의 작용은 주로 미주신경에 의해 유발되는데, 아트로핀 등의 침 분비 억제제들은 digitalis의 효과를 감약시키는 경향이 있으므로 digitalis를 투여받고 있는 환자에게 투여해서는 안 된다. 반대로, Pilocarpine과 같은 무스카린 수용체 작용(효현)제는 동방결절, 심방 및 방실결절에 대한 digitalis의 작용을 강화시킨다.

2. 항부정맥제(Antiarrhythmic drugs)

1) 부정맥의 병리

심장의 박동은 동방결절에서 발생한 자극이 자극전도계를 통하여 심근에 전달되면서 매분 60~100회의 수축과 이완을 반복한다. 그러나 여러 가지 기질적 심장질환, 대사장애, 전해질 이상, 각종 감염, 약물중독, stress, 과로, 음주, 흡연 등이 원인이 되어 이 자극의 생성에 이상이 있거나 자극전도에 장애가 있을 경우, 심박수의 이상 또는 리듬이 불규칙한 상태인 **부정맥**(arrhythmia)이 야기된다.

2) 약물 치료

(1) Na^+ 또는 Ca^{2+} 채널을 차단하거나, 심근의 불응기를 연장하거나, 심장에 대한 교감신경의 영향을 차단하는 등의 방법을 이용한다. 항부정맥제(antiarrhythmic drugs)가 적용되는 것은 자극전도계의 이상흥분에 의한 부정맥에 적용된다. 이러한 부정맥은 심전도를 측정하여 진단하며 기외수축, 심방세동, 심방조동, 빈맥 등이 있다.

(2) 약물의 종류

Class I ; Na^+ channel 차단으로 Na^+의 세포내 유입을 억제

심근 세포막을 안정화시켜 이상 흥분을 억제한다. 즉, 세포막에 대한 전기생리적 안정화 작용으로 활동전위에 있어서 탈분극의 최대속도 및 이완기 탈분극 속도를 저하시켜 자극전도 속도를 저하시키고, 자동능도 감소시키는 효능을 가지고 있다.

Ia 그룹의 약물들

Quinidine(퀴니딘, 신퀸), Disopyramide(노르페이스, 나파미드), Procaineamide(프로카미드)

Ib 그룹의 약물들

Lidocaine(리도카인), Mexiletine(멕시틸, 멕실레틴), Phenytoin(다이란틴, 페니토인)

Ic 그룹의 약물들

Flecainide(탐보코), Propafenone(리드몰), Moricizine(에트모진)

Class II ; beta 수용체 차단제

Propranolol, metoprolol, atenolol 등으로, 교감신경의 이상 흥분을 억제하며, cAMP를 통해 간접적으로 Ca^{2+} channel을 차단하는 효과도 있다. 교감신경 흥분 시 부정맥 발생이 쉬우므로 심장의 베타수용체 차단으로 부정맥을 치료하고자 하는 약물이다.

Class III ; K^+ channel 차단

Amiodarone(코다론), Bretylium(브레틸롤), Sotalol(베타렉스) 등의 약물로서, 활동전위 곡선의 폭을 연장하며, 약한 교감신경 차단 효과를 나타낸다. 심장의 활동전위의 지속기간을 연장시키므로 심전도의 QT 간격(interval)이 증가되고 효과적 불응기를 연장시킨다.

Class Ⅳ ; 칼슘채널을 차단하는 약물

Verapamil(이솝틴, 베라파밀), Diltiazem(헤르벤, 카디젬, 딜티아젬), Nifedipine(아달라트) 등의 약물로서, 활동전위의 phase 2를 단축시키므로 활동전위의 지속시간을 단축시킨다. 이들 약물은 특히 칼슘의 갑작스런 유입(calcium spike)에 의하여 전도가 유도되는 결절세포에 영향을 주어 SA node의 기능과 AV node의 전도를 억제한다.

3. 항협심증약(Antianginal agents)

1) 질환의 병리

(1) **협심증**은 허혈(ischemia)성 심장질환으로 관상동맥을 통한 심장자체의 혈액공급이 원만하지 못할 때, 심근의 산소결핍에 의해 일어나는 경련성 흉부통으로, 흉골 안쪽을 바늘로 찌르는 듯한 동통이 강하게 수십분간 지속된다.

(2) 흉통은 흉골하부에서 안쪽 어깨와 팔로 확산되어 아래턱까지 통증이 확산된다. 지속시간은 1~3분이며 15분 이상 지속되면 **심근경색증**(myocardial infarction)이 되기 쉽다. 위험인자는 고혈압, 당뇨, 비만, 흡연, stress 등이다.

(3) 치과 진료 시 발작을 예방하기 위해서 협심증이 있는 환자는 diazepam 등의 진정제를 전날 밤 투여함으로써 안정된 상태를 유지하는 것이 좋다.

2) 약물 각론

(1) 질산염(Nitrates) 제제

말초세동맥 및 정맥을 확장시키고, 관상동맥을 확장시킴으로써 혈압이 강하하여 심장으로 돌아오는 혈류량이 감소되고, 이 때문에 심근 장력이 저하되고 심근의 산소 소비량이 감소되어서 발작이 가라앉는 것으로 알려져 있다. Nitroglycerin(데포니트, 니트로글리세린, 밀리스롤), Isosorbide dinitrate(이소맥, 이소비드, 이스모), Pentaerythritol tetranitrate(페리트레이트) 등의 약물이 있다.

(2) 칼슘채널 차단제(Ca^{2+} antagonist, Calcium-channel blockers)

칼슘이온의 세포 내 유입을 저해하여 말초혈관 및 관상혈관을 확장한다. Nicardipine(니카르핀), Verapamil(이솝틴, 베라파밀), Diltiazem(헤르벤, 카디젬, 딜티아젬), Nifedipine(아달라트) 등의 약물이 있다.

(3) 아드레날린성 β-수용체 길항약(β-blocker)

심근의 수축력 및 산소 요구량을 감소시켜 협심증의 발작 빈도와 증상을 감소시킨다. Propranolol, metoprolol, atenolol 등이 있다.

(4) 기타

Dipyridamole(페르산틴)은 관상동맥 확장, 혈소판 응집작용 억제를 통해서 관상동맥의 경축(spasm)에 의하여 발생되는 변형 협심증에 사용된다.

치과 의료와의 연관성

1. 치과 진료 중 발생하는 스트레스에 의해 협심증 발작이 유발될 수 있으므로, 치과의료인은 협심증의 증상이나 치료 과정에 대해 숙지하고 있어야 한다.
2. 기립 상태에서 약물을 복용하는 경우 저혈압이나 실신이 발생할 가능성이 높기 때문에 앉은 자세나 누운 자세에서 약을 복용하도록 한다.
3. 치은압배사(gingival retraction cord)에 함유된 epinephrine은 비선택적 β-차단제를 복용하고 있는 협심증 환자에서 혈관수축을 유발, 고혈압을 발생시킬 가능성이 매우 높으므로 사용을 금해야 한다. 혈관수축제를 첨가한 국소마취제의 사용에도 주의를 기울여야 한다.
4. 칼슘채널 차단제를 복용하는 협심증 환자는 치은염이나 치은 비후가 흔히 발생될 수 있다.

4. 항고혈압제(Antihypertensive drugs)

1) 질환의 병리

(1) **혈압**이란 심장에서 내뿜어진 혈액이 혈관 내를 흐를 때 혈관벽이 받는 압력을 말하며 **심박출량×말초혈관저항**의 수식으로 결정된다. 고혈압성 질환은 그 원인을 명확히 알 수 없는 **일차성(본태성) 고혈압**과 원인이 명확히 발견되는 **이차성(증후성) 고혈압**으로 분류되는데, 전체 고혈압 환자의 90~95%는 일차성 고혈압이다.

(2) 세계보건기구에서 정한 고혈압의 기준치는 140/90mmHg로서 그 이하는 정상, 141~159/91~94mmHg는 경증 고혈압, 160/95mmHg 이상은 높이에 따라 중등도, 중증 고혈압 환자로 구분한다. 그러나 연령에 따라 약간의 차이는 인정된다.

(3) **치과 진료 시**에는 고혈압 환자의 경우 반드시 의사에게 혈압을 정상 상태로 유지하기 위하여 적절한 처치를 받아야 한다. 왜냐하면 치과에서 사용되는 마취제는 약효의 지속시간을 연장하기 위해서 말초혈관의 수축을 야기시키는 부신수질호르몬인 epinephrine이 함유되어 있어서 순간적인 혈압상승을 일으킬 수 있기 때문이다.

(4) 그러므로 손상된 혈관이 있거나 혈압이 높은 환자에게 이러한 부가적인 혈압상승은 뇌졸중이나 심근경색으로 진행될 수 있어 각별히 유의해야 한다.

2) 약물 치료

2차성 고혈압의 경우, 그 원인에 대한 치료를 하면 되지만 본태성 고혈압의 경우에는 육체적·정신적 안정, 식이요법, 약물요법 등이 필요하다. 특히, 약물요법의 시행은 환자의 연령, 질병의 중증도(severity) 등 제반 조건을 고려하여 시행되어야 한다.

(1) 혈관 확장제

말초동맥과 정맥 모두를 확장시켜 혈압을 하강시킨다. Nitroprusside(니프리드, 니트로프레스), Minoxidil(미녹시딜, 로니텐, 마이녹실), Hydralazine(아프레졸린, 히드랄라진), Diazoxide(하이퍼스태트, 디아족시드), Fenoldopam 등의 약물이 있다.

(2) alpha-아드레날린 수용체 차단제

말초혈관의 alpha-1 수용체를 차단함으로써, 혈관의 수축을 억제하여 혈관의 저항을 감소시키고, 결과적으로 혈압을 하강시킨다. Prazosin(미니프레스), Doxazosin(독사조신), Terazosin(하이트린, 테라조신) 등의 약물이 있다.

(3) beta-아드레날린성 수용체 차단제

심장의 β_1 수용체가 자극되면 심근수축 및 심박수가 증가되는데, 이 약물은 수용체를 차단, 심박동수 및 수축력을 감소, 혈압을 하강시킨다. Propranolol(인데랄, 인데놀), Pindolol(비스켄), Nadolol(코가드), Timolol(블로카드렌, 티몹틱), Atenolol(테놀민, 아테놀), Metoprolol(로프레서), Acebutolol(쎅트랄, 프렌트), Esmolol(브레비블록) 등의 약물이 있다.

(4) alpha, beta 아드레날린 수용체 동시 차단제

Labetalol(트란데이트, 노모다인), Carvedilol(딜라트렌) 등의 약물이 있다.

(5) 아드레날린성 뉴론 차단제

말초의 아드레날린성 신경 말단에서 신경전달물질의 유리 방지 혹은 소실 과정에 작용, 아드레날린성 신경의 기능을 방해 또는 억제함으로써 혈압을 하강시킨다. Bretylium(브레틸롤), Guanethidine(이즈멜린), Guanadrel(하이로겔), Bethanidine, Debrisoquin, Reserpine(레세르핀, 산드릴) 등의 약물이 있다.

(6) 중추성 교감신경 억제제

중추신경에 작용, 심장 수축 및 혈관 수축을 억제, 혈압을 하강시키는 약물로 교감신경 alpha-2 수용체 작용약인데, 연접 전(presynaptic) alpha-2 수용체를 자극, noradrenaline의 유리를 억제하므로 혈관의 이완(확장)을 초래한다. Clonidine(카타프레스, 클로니딘), Methyldopa(알도멧), Guanabenz(와이텐신), Guanfacine(테넥스) 등의 약물이 있다.

(7) 이뇨제

Sodium 및 수분의 배설로 전신순환 혈액량을 감소, 혈압을 하강시킬 수 있다. Thiazides, furosemide, triamterene, spironolactone 등의 약물이 있다.

(8) 안지오텐신 전환효소 억제제 (Angiotensin converting enzyme(ACE) inhibitor(ACEI))

Angiotensin I을 angiotensin II로 전환하는 효소인 ACE를 억제함으로써, 혈압상승에 관여하는 angiotensin II의 생성을 억제하여 혈압을 하강시킨다. Captopril(카포텐, 캡토프릴), Enalapril(에나프릴, 바소텍, 에날라프릴), Lisinopril(제스트릴, 프리니빌), Fosinopril(노모프릴) 등의 약물이 있다.

(9) 안지오텐신 수용체 차단제(길항약)

Ang.II의 작용은 AT-1 및 AT-2 수용체를 매개로 하여 발현된다. 이 중 혈압상승 효과는 AT-1 수용체를 매개로 하여 일어나므로, Ang.II 수용체 길항약은 유효하고 그 항고혈압 작용이 특이적이다. Losartan(코자), valsartan(디오반), telmisartan(미카르디스) 등의 약물이 있다.

(10) 칼슘채널 차단제(칼슘 길항제, Ca^{2+} antagonist)

심근 및 관상혈관의 수축에는 칼슘이 관여하는데, 칼슘 길항제는 심근세포 및 관상혈관 평활근 세포 내로 칼슘이온의 유입을 억제함으로써 말초혈관 및 관상혈관을 확장하고, 심박동수 감소 등을 유발하여 혈압을 하강시킨다(협심증 치료제 항 참조). Nicardipine(니카르핀), Verapamil(이솝틴, 베라파밀), Diltiazem(헤르벤, 카디젬, 딜티아젬), Nifedipine(아달라트), Nimodipine(니모톱), amlodipine(노바스크) 등의 약물이 있다.

치과 의료와의 연관성

1. 고혈압 치료제는 동시 투여되는 다른 약물과 다양한 상호작용을 일으킬 수 있다. 즉, 아스피린 등 NSAIDs는 이뇨제, β-차단제, ACE 억제제의 항고혈압 효과를 감약시킬 수 있다. 이 때는 acetaminophen 또는 아편계 진통제로 대체할 수 있다.
2. 혈압이 잘 조절되고 있는 환자에게는, 일반적으로 혈관수축제가 첨가된 국소마취제의 사용이 금기사항은 아니다. 그러나, guanethidine이나 reserpine 등을 복용하거나, propranolol 등 비선택적 β-차단제를 복용하는 고혈압 환자에게는 혈관수축제가 첨가된 국소마취제의 사용이 예외적으로 금기사항에 해당된다.
3. 중추성 교감신경 억제제는 진정작용을 나타내기 때문에 치과 진료 시 항불안약물이나 중추신경계 기능 억제약물 투여의 필요가 있을 때 지나친 중추신경계 억제작용을 유발할 수 있다.
4. 고혈압 환자 등 심혈관계 질환자에게 epinephrine이 함유된 치은압배사(gingival retraction cord)의 사용은 금기이다. 상당한 양의 epinephrine이 흡수될 수 있으며 , 특히 치은이 벗겨진 경우나 여러 개의 치아가 포함된 경우 더 위험하다.

5. 고지혈증 및 죽상동맥경화증 치료제 (Agents acting on hyperlipidemia and atherosclrerosis)

1) 질환의 병태생리

(1) 체내에서 lipid를 이동시키는 단백질인 지단백(lipoprotein)은 밀도(density)에 따라 HDL, IDL, LDL, VLDL 등으로 분류되며, 이 중에서 HDL은 동맥벽에 콜레스테롤의 침착을 방지하여 죽상동맥경화증을 억제하는 기능을 나타내며, LDL은 죽상동맥경화증을 일으키는 요인으로 작용한다.

(2) 고지혈증(hyperlipidemia)이란, 지단백이 혈중에 비정상적으로 증가하는 현상이다. 고지혈증 발생 시, 혈장 중의 중성지방, 콜레스테롤 및 지단백의 농도가 매우 높으며 콜레스테롤이 여러 조직에 축적된다.

(3) 원발성 고지혈증은 유전적 원인으로 발생되며, 2차성 고지혈증은 당뇨병, 간질환, 신증후군(nephrotic syndrome), 신부전(renal failure), 알코올 중독, 흡연, 갑상선 기능저하증, 에스트로겐 투여 등과 같은 요인의 결과로 발생된다.

(4) 죽상 동맥경화증(아테롬성 동맥경화증, atherosclrerosis)이란 고지혈증의 결과, 동맥의 내막에 콜레스테롤이 침착되어 죽상반(atheromatous plaques)을 형성하고, 여기에 Ca^{2+}이 침착되어, 석회화 변성을 일으킴으로써, 동맥 내막과 중막이 탄력성을 잃고 두껍게 경화된 병변을 의미한다.

2) 약물 각론

(1) Fibrate 유도체

Lipoprotein lipase의 작용을 증가시켜, 중성지방의 혈중 농도를 감소시키고 간에서의 LDL의 흡수를 촉진하여 빨리 제거함으로써 혈장 중의 중성 지방산, LDL, VLDL의 농도를 감소시키고 HDL의 농도를 증가시킨다. Clofibrate(아트로미드-S), Gemfibrozil(로피드, 젬피브로질), Bezafibrate(베자립), Fenofibrate(리피딜), Ciprofibrate(리파놀) 등의 약물이 있다.

(2) HMG-CoA reductase 억제제(콜레스테롤 생합성 억제제)

Cholesterol 생합성 경로의 반응속도 조절효소인 3-hydroxy-3-methylglutaryl Coenzyme A(HMG-CoA) reductase의 상경적 억제제. Lovastatin(메바코), Pravastatin(프라바콜), Simvastatin(조코), Fluvastatin(레스콜) 등의 약물이 있다.

(3) 담즙산 제거 수지(resin)

위장관 내에서 콜레스테롤의 원료물질인 담즙산과 결합, 대변을 통해 체외로 담즙산을 제거함으로써 콜레스테롤의 혈중 농도를 낮춘다. Cholestyramine(퀘스트란, 콜레스티라민), Cholestipol(콜레스티드) 등의 약물이 있다.

(4) 기타 약물

Soysterol, Nicotinic acid, Probucol(로렐코)

6. 비특이적 혈관 확장제

비특이적으로 모든 평활근을 이완하는 papaverine(파파베린)이 있으며, 기타, cyclandelate(시크란도), isoxsuprine(바소딜란), nylidrin(알리딘), nicergoline, pentoxifylline(트렌탈), cinnarizine(신나리진) 등의 약물이 혈관확장 작용을 나타낸다.

7. 말초순환부전 치료제(Shock 치료제)

순환기능장애에 의하여 신체의 각 조직·기관에 필요한 만큼의 혈액이 순환되지 않는 상태를 순환기능부전이라 하며 종류로는 심부전과 말초순환부전이 있다. 급성형만 존재하는 말초순환부전은 혈액이나 혈장의 손실(출혈, 수술, 화상 등), 탈수, anaphylactic shock에 의해 혈액이 소혈관내에 저류될 때 정맥혈 환류가 급격하게 감소되어 그로 인해 심장혈량이 저하하여 일어나는 것이다. Shock은 말초순환부전에 수반하여 전신조직이 무산소증을 일으키고 중요조직이 기능파탄을 일으킨 상태로 환자는 의식혼동 및 불안정, 빠르고 얕은 호흡, 빠르고 약한 맥박(신경성 쇼크 시에는 맥박이 느려질 수 있음), 차고 축축한 창백한 피부(신경성 쇼크 시에는 따뜻하고 건조한 피부)가 나타나고 가장 마지막 징후로 혈압이 떨어진다.

이와 같은 shock의 치료법으로는 원인을 제거하고(동통의 억제, 지혈 등) shock 체위(머리를 심장보다 낮게 하고 하지를 올린다)를 취하게 한다. 즉 기도확보(airway), 인공호흡(breath), 심장 맛사지(circulation), 약물(drugs)을 투여하게 되는데 이것은 상황에 따라서 사용한다.

말초순환부전과 shock 때에 쓰이는 약물로는 다음과 같다. 즉 혈압을 상승시키는 약물(승압제)로서 우선 adrenaline 작동성 약인 phenylephrine, epinephrine과 norepinephrine이 쓰인다. 이것은 정맥내 주사가 행해지는데 경우에 따라서는 근육내 주사가 행해지는 수가 있다.

그 외에 shock 치료에는 다음과 같은 약물이 쓰인다.

① 부신피질호르몬제 : 혈관의 투과성을 억제하고 심근의 수축력을 강화하여 세동맥의 반응성을 높이며 혈압을 유지하는 등의 작용을 하므로 정맥내 주사한다.

② 강심제

③ 수액 및 수혈

Ⅱ. 신장 기능에 작용하는 약물

1. 이뇨제(Diuretics)

1) 약리작용 및 임상응용

① **약리작용**

신장에서 수분과 전해질의 배설을 증가시켜 혈장량과 심박출량을 감소시키고 소변량을 증가시키므로 부종, 고혈압 및 기타 신장질환의 치료제로 사용된다.

② **임상응용**

울혈성 심부전증, 고혈압, 간 복수증, 폐부종, 두개내압의 증가, 신증후군, 만성신부전증, 급성신부전증 등에 사용된다.

2) 약물의 종류

(1) 삼투성 이뇨제(Osmotic diuretics)

신장의 사구체에서 여과된 것이 세뇨관에서 재흡수가 안되면 이에 대응하는 삼투압에 해당하는 물이 배설된다. 물의 세뇨관 재흡수를 방해하는 대표적인 약물로 mannitol solution을 들 수 있다. 기타, urea(요소) 등이 사용된다.

(2) 수은 이뇨제(Mercurial diuretics)

독성 때문에 사용되지 않는다.

(3) 탄산탈수효소 억제제(Carbonic anhydrase inhibitors)

세뇨관 세포내에서 탄산탈수효소의 억제로 H^+의 저하를 일으켜서 H^+-Na^+의 교환을 억제하여 세뇨관 재흡수를 억제한다. 이뇨약, 녹내장, 항경련약, 혈액 산성화제 등으로 이용된다. 약물로는 acetazolamide, dorzolamide, ethoxazolamide, dichlorphanamide, metazolamide 등이 있다.

(4) Loop 이뇨제(Loop diuretics)

Henle's loop에서 Na^+/Cl^-의 재흡수를 억제하여 강력한 이뇨작용을 나타낸다.

K^+, Cl^-, Mg^{2+}, Ca^{2+}의 배설도 증가된다. 울혈성 심부전, 신부전, 폐부종, 고칼슘혈증에 사용된다. 약물로는 furosemide, bumetanide, torsemide, ethacrynic acid 등이 있다.

(5) Thiazide계 이뇨제

원위세뇨관의 시작 부분에서 Na^+/Cl^- 재흡수를 억제시켜 이뇨작용을 나타낸다. 약물로는 chlorothiazide, hydrochlorothiazide, chlorthalidone, metolazone, indapamide 등이 있다.

(6) K^+보존 이뇨제(Potassium sparing diuretics)

Spironolactone(알닥톤)은 원위세뇨관에서 aldosterone과 상경적으로 작용하여, Na^+/K^+ 교환을 억제하여 Na^+의 재흡수가 억제되어 이뇨작용이 일어난다. 기타, 원위세뇨관에서 직접 Na^+/K^+ 교환을 억제하여, Na^+의 재흡수가 억제되어 이뇨작용을 발현하는 약물로는 triamterene, amiloride 등이 있다.

(7) Xanthine유도체(Xanthine derivatives)

근위세뇨관에서 Na^+ 및 Cl^-의 재흡수를 억제하며, 대량투여시 강심작용 및 신장혈관 확장작용 등에 의해 사구체여과를 증가시켜 이뇨작용을 나타낸다. 약물로는 theophylline, theobromine, caffeine 등이 있다

치과 의료와의 연관성

1. 칼륨 보존성 이뇨제를 제외한 주요 이뇨제는 대부분 저칼륨혈증을 유발할 수 있는데, 치은압배사나 국소마취제에 첨가되어있는 epinephrine도 일시적 저칼륨혈증을 유발할 수 있어서, 이러한 경우 epinephrine에 의한 심장 부정맥의 발생 가능성을 높일 수 있다.
2. 이뇨제를 투약받고 있는 환자는 혈액량이 감소되어 있으므로, 치과 진료 중 실신할 수 있고, 특히 진정 수면제나 아편계 진통제를 동시에 사용할 경우 기립성 저혈압의 위험이 커진다.
3. 울혈성 심부전 환자가 digitalis를 복용하고 있는 경우, 저칼륨혈증은 치명적인 심장 부정맥을 유발할 수 있기에 저칼륨혈증을 유발할 가능성이 있는 약물의 사용에 매우 주의를 기울여야 한다.

2. 항통풍제(Antigout agents)

1) 통풍(gout)의 정의

통풍이란 혈액내 요산(uric acid)의 농도가 높아지는 고요산혈증(hyperuricemia)에서 기인하는 질환으로, 주로 손가락 또는 발가락의 관절 주위 조직에 요산(uric acid)의 결정이 석출되어, 조직 손상과 통증을 유발하는 질환이다.

2) 약물 각론

(1) 요산 생성 억제제

Xanthine oxidase의 작용을 억제하여 요산의 생성을 억제하므로 혈중 및 뇨중의 요산농도를 감소시킨다. 부작용으로 위장장애, 피부발진 등의 과민증상이 일어날 수 있다. 약물로는 allopurinol이 있다.

(2) 요산 배설 촉진제

신세뇨관에서 요산의 재흡수를 억제하여 요산배설을 촉진하는 약물이다. Probenecid, sulfinpyrazone 등의 약물이 있다.

(3) 급성통풍 발작을 완화시키는 약

통풍 발생시 손상된 관절부위로 이동되는 백혈구를 저지하여 염증 개선과 통증완화작용을 나타내는 약물이다. Colchicine, phenyramidol, cinchophen 등의 약물이 있다.

Chapter

11 호흡기계 및 소화기계 질환 조절을 위해 사용되는 약물

Ⅰ. 호흡기계에 작용하는 약물

1. 진해제(Antitussives), 점액 용해제, 호흡 자극제

각종 호흡기 질환 등에서 관찰되는 과도한 기침은 적절히 억제되어야 하며, 이를 위해 기침반사를 억제하는 진해제(antitussives)가 사용됨.

1) 진해제(鎭咳劑, antitussives)

(1) 말초감각 기침 수용체 활성화를 감소시키는 약물(말초성 진해제)

menthol 증기, 도포성 국소마취제인 benzocaine, 기타 carbetapentane, benzonatate(테살론) 등이 있다.

(2) 연수에 있는 기침조절 중추의 민감도를 감소시키는 약물(중추성 진해제)

Codeine(코데인, 코데날, 코데농), hydrocodone, hydromorphone, Dextromethorphan(러미라, 덱스트로메토르판), Noscapine(노스카핀), Benproperine(코프렐), Zipeprol(지놀타, 레스피렌) 등이 있다.

2) 거담제(expectorants) 및 점액 용해제(mucolytics)

(1) 거담제(expectorants)

기도점액의 분비를 오히려 증대시켜, 자연적 방어기전인 기침반사를 통해 점액(객담)을 더 용이하게 배출시킬 목적으로 사용되는 약물. Bromhexine(비졸본, 브롬헥신, 부로마), Ambroxol(뮤코펙트, 암브록솔), Guaifenesin(구아야콜) 등의 약물이 있다.

(2) 점액 용해제(mucolytic agents)

기도점액(객담)을 묽게(용해) 한 뒤, 호흡기 섬모에 의한 기도점액의 자연적 배출을 더 용이하게끔 도와주는 약물. S-Carboxymethylcysteine(리나치올, 치올, 무코치올), Letocysteine(레토졸), Acetylcysteine(뮤코미스트, 시스타인), Sobrerol(소브레롤, 소부날) 등의 약물이 있다.

3) 호흡 자극제(Respiratory stimulants)

호흡중추를 직접 또는 간접적으로 자극, 호흡의 깊이나 빈도를 증가시키는 약물로서, 연수의 호흡중추를 흥분, 호흡량을 증가시키는 약물. nikethamide, dimorpholamin, camphor 등의 약물이 있다.

2. 기관지 천식 치료제

1) 천식(asthma)의 병태생리

여러 가지 자극에 대한 기도의 과민반응으로, 기관지 평활근의 수축, 기도점액 분비증가에 따른 천식음(천명, wheezing), 호흡곤란(dyspnea) 그리고 끈끈한 객담이 수반되는 기침이 주 증상인 호흡기 질환. 천식치료의 목표 기관지 내경을 증가시키고 기도점액의 분비 혹은 정체를 줄여줌으로써 기도의 저항을 줄이는 것.

2) 약물 각론

(1) 기관지 확장성 약물(bronchodilators)

① 베타 아드레날린성 수용체 효현제

기관지 평활근에 분포하는 $\beta 2$-수용체에 작용, 기관지 평활근의 이완으로 기관지 확장을 일으키는 약물. Ephedrine(에페드린, 브로콜레이트), Epinephrine, Isoproterenol(이수프렐), Metaproterenol(아루펜트), Salbutamol(벤토린, 살부타몰), Fenoterol(베로텍, 페노텔), Terbutaline(브레친, 브리카닐, 테르부탈린, 베타

투), Bitolterol(포르날레이트), Pirbuterol(맥스에어), Formoterol(아토크, 포라딜) 등의 약물이 있다.

② Methylxanthine 유도체

기관지에서 adenosine은 수축을 일으키며 비만세포로부터 히스타민 유리를 증진시키는데, methylxanthine계 약물은 기관지에 존재하는 adenosine 수용체의 길항약으로 작용하여 기도 평활근의 이완으로 인한 기관지 확장을 유발. Aminophylline(아스콘틴, 아미노필린), Theophylline(테오필린), Acepifylline(에토필) 등의 약물이 있다.

③ Leukotriene 억제제(inhibitors)

천식 발작시에 나타나는 기관지의 수축에는 eicosanoid의 일종인 leukotriene(LT)이 관여. 이러한 내인성 LT의 인체 내 생합성을 억제하거나, LT의 그 수용체와의 결합을 억제하는 약물은 기관지 수축을 억제, 천식 치료제로 응용될 수 있음. LT 수용체 길항약으로는, Zafirlukast(에콜레이트, 자피루카스트), Montelukast(싱귤레어) 등이 있고, LT 생합성 억제제로는, Zileuton(로이트롤)이 있다.

④ 항콜린성 제제(항무스카린성 부교감신경 차단제)

무스카린성 부교감신경 수용체에서 ACh에 대한 경쟁적 길항약. ACh 매개성 기관지 수축 및 점액분비를 억제. Ipratropium(아트로벤트, 베로듀알), Tiotropium(스피리바) 등이 있다.

(2) 예방 및 항염증성 약물(prophylactic and anti-inflammatory drugs)

① 비만세포막 안정화제(mast cell stabilizer)

비만세포의 세포막을 안정화하여 히스타민 및 기타 autacoids의 유리를 방지하는 약물. Cromolyn(cromoglycate, 인탈, 크로몰린), Nedocromyl(틸레이드) 등이 있다.

② Anti-inflammatory glucocorticoids(부신피질 스테로이드)

Beclomethasone(베크로벤트), triamcinolone(아즈마코트), budesonide(리노코트), flunisolide(에어로비드) 등의 약물로서, 면역반응을 억제하고 PLA_2의 활성을 억제하여 PG와 LT의 생성을 약화시킴으로써 기도 내경을 증가.

(3) 기타 약물들

항 IgE 항체 (Anti-IgE monoclonal antibody): Omalizumab (졸에어)

천식에서 IgE 매개성 알러지 반응이 현저하기 때문에, 순환계로부터 IgE 항체를 제거하면 흡입한 알러지 항원에 대한 급성 반응 약화. 알러지를 일으키는데 관여하는 IgE 항체에 대한 항체를 제조하여 IgE가 비만세포에 결합하는 현상을 억제하고자 개발된 약물.

Cf

산소

(1) 정상적으로 존재하는 산소의 양을 보충하기 위해 흡입되는 산소는 약물로 간주되어야 한다. 이는 불치의 환자와 강력한 CO2 마취를 받고 있는 사람을 제외하고 모든 저산소증환자 즉 폐렴, 급성폐부종, 폐혈전색증, 심한 빈혈, 급성순환기부전 등에 사용되는 고농도 산소요법(high oxygen concentration)과 호흡부전과 함께 만성 기도폐색증이 악화된 환자에게 시행되는 저농도 산소요법(low oxygen concentration, 24~28%)으로 대별된다.

(2) 치과 영역에서는 구강 악안면외과 수술 시의 전신마취제 투여와 shock의 치료, 치과진료 시에 심부전이나 빈혈 등이 일어났을 때의 치료에 쓰이거나, 국소마취제 등의 약물중독, 소기(笑氣)흡입 진정법(아산화질소를 흡입시켜서 마취 제1기에서 환자의 불안 제거, 진통 효과를 얻는 방법) 등에 쓰인다. 그 외에 뇌빈혈을 일으키기 쉬운 환자의 치과치료 중이나 수술 뒤의 두통에 흡입시키면 효과적이다.

Ⅱ. 소화기계에 작용하는 약물

1. 소화제 및 건위제

1) 소화제

① 약리작용 및 임상응용

음식물의 소화를 촉진시키고 식욕을 항진시키는 약물로, 이들은 직접 소화효소를 공급하거나 간접적으로 소화액의 분비를 촉진하여 위장관 운동을 항진시켜 소화를 촉진하는 약물을 의미한다.

② 약물의 종류

종합소화효소제(α-amylase, β-amylase, biodiastase, lipase, protease, pancreatic 효소), diastase, 동물의 췌장소화효소 추출물을 이용한 pancreatin, 단백분해작용이 있는 pepsin 등의 약물이 있다.

2) 건위제(Stomachics)

위의 운동을 항진시키고 타액이나 위액의 분비를 촉진시키는 약물로, 주로 생약이며, 식욕을 항진시키고 소화기능을 활발하게 하여 소화를 촉진한다. **고미성 건위제**(bitter stomachics) 및 **방향성 건위제**(aromatic stomachics)로 세분된다.

3) 구풍제(Carminatives, 장내가스 제거제)

① 약리작용 및 임상응용

소화내용물의 거품제거 작용을 하며 흡수되지 않고 자극성도 없다. 소화작용은 없으나 장내가스를 배출시켜 복부 팽만을 완화하는 구풍제(carminatives)로서 제산제 및 소화효소 제제에 병용된다. 또한 위내시경이나 대장 방사선 촬영시 장내가스 제거를 위해 사용한다.

② 약물의 종류

Simethicone(dimethicone) 등

2. 제산제 및 위산분비 억제제(소화성 궤양 치료제)

1) 제산제(Antacids)

① 약리작용 및 임상응용

분비된 위산을 화학적으로 중화시켜 위내의 산도를 감소시키고 펩신과 담즙산을 불활성화한다.

② 약물의 종류

탄산수소나트륨(sodium bicarbonate, $NaHCO_3$), aluminum hydroxide, 그리고 magnesium hydroxide, sodium bicarbonate 등이 있다.

③ 제산제 투여시의 약물 상호작용

Tetracycline계 항생제, phenothiazine류, indomethacin, salicylate류, phenytoin, 경구용 항응고제, 경구용 철분제제, 기타 항생제의 흡수를 저해할 수 있다.

상품명(제약회사)

* Almagate - 알마트론(일동), 후루겔(건일), 알매스(제일), 알드린(일양), 알마게이트(유한) 등
* Magnesium hydroxide - 미란타(대웅), 시메코(일동), 암포젤엠(일동), 마로겔(조아), 마록스(영진) 등
* Oxethazaine - 가스트로카인(한일), 비스트카인산(근화), 옥타마산정(성남), 트리겔 현탁액(대원) 등
* Sodium bicarbonate - 탄산수소나트륨정(삼환, 광명), 타스나(녹산) 등
* Aluminum hydroxide gel - 암포젤(일동), 겔포스(보령), 다겔(조아), 다이아겔(금강) 등
* Magnesium silicate - 암포제정(일양), 알루마(동광), 노루모(일양), 트리마겔(조아) 등
* Hydrotalcite - 탈시드(바이엘코리아), 게르시딘(경인), 화니시드(성진) 등
* Dihydroxyaluminum allantoinate - 알티마정(삼일), 홀단(진로), 트렛션(동구) 등

2) 위산분비 억제제

(1) H_2-수용체 길항제(H_2 receptor antagonist)

① 약리작용 및 임상응용

히스타민 수용체에는 H_1(일반 선분비에 관여)과 H_2의 두 종류가 있다. H_2수용체는 위벽세포에 분포하여 위산분비에 관여한다. H_2수용체 길항제는 H_2수용체를 상경적으로 위산분비를 억제하므로, 위·십이지장궤양 등에 사용된다.

② 약물의 종류

Cimetidine, ranitidine, famotidine, nizatidine, roxatidine 등

(2) 프로톤 펌프 억제제(Proton pump inhibitor)

① 약리작용 및 임상응용

H^+/K^+ ATPase(프로톤 펌프)는 H+pump로서 위장의 벽세포에서 위산을 위내강으로 분비하는 효소이다.

Proton pump inhibitor는 H^+/K^+ ATPase에 비가역적으로 결합하여 H^+이 위장관으로 이동하는 것을 억제하여 위산분비를 억제한다. H_2수용체 길항약보다 약효가 강력하다.

② 약물의 종류

Omeprazole(상품명:오메드, 오엠피), lansoprazole, pantoprazole 등

상품명(제약회사)

* Cimetidine - 시그나틴(동화), 하이메틴(일동), 타가메틴(유한), 화니메드(동신), 시메티딘(극동) 등
* Ranitidine - 잔탁(한국그라소), 큐란(일동), 로시드(코오롱), 염산라니티딘(일양) 등
* Famotidine - 가스터(동아), 폰티나(국제), 판유(영진), 파모티딘(보령) 등

(3) 항콜린 약물(Anticholinergic drugs)

① 약리작용 및 임상응용

부교감신경인 미주신경의 흥분으로 무스카린성 수용체를 경유하여 위산이 분비된다. 따라서 항콜린약으로 인하여 위산분비가 저하되고 공격인자가 억제될 수 있다. 현재는 잘 사용되지 않는다.

② 약물의 종류

Hyoscyne-N-butylbromide(Buscopan), pirenzepine 등

3) 방어인자 강화제(위점막 보호제)

① 약리작용 및 임상응용

궤양부위에 보호층을 만들어 위산 또는 펩신과 같은 공격인자에 의한 자극을 완화시키고 점액 분비를 촉진시켜 궤양을 치료하는 약물이다.

② 약물의 종류

Sucralfate, cetraxate, bismuth subcitrate, carbenoxolone, teprenone, misoprostol 등이 있다.

4) 항생제

위점막의 *Helicobacter pylori*균이 궤양의 원인물질로 알려지면서, *H. pylori*균의 박멸을 위하여 페니실린계, 마크로라이드계 항생제들을 투여할 수 있다.

3. 이담제(Cholegogue)

1) 약리작용 및 임상응용

담즙은 간에서 생성되고 쓸개(담낭)에 농축·저장된다. 이담제는 담즙의 분비 및 배출을 촉진하는 약으로, 간에 직접적으로 작용하여 담즙분비를 촉진하는 **최담제**와 쓸개(담낭)에서 담즙의 배출을 촉진하는 **배담제**가 있다.

2) 약물의 종류

(1) 최담제

담즙산(bile acids), 우담즙 엑기스(ox bile extracts), ursodeoxycholic acid, dehydrocholic acid, curcuma(울금), azintamide 등

(2) 배담제

Magnesium sulfate, oleic acid 등

4. 최토제 및 진토제(Emetics and antiemetics)

1) 최토제

위내용물을 토해내기 위한 목적으로 사용되는 약물로 독극물이나 소화되지 않는 물질을 섭취했을 경우 이를 제거하기 위해 투여한다. Apomorphine, 토근(ipecac), 황산구리($CuSO_4$) 등이 있다.

2) 진토제

약물의 부작용, 수술이나 멀미, 내장 반사성, 임신으로 인한 구토를 진정시키는 약물을 말한다. Ondansetron, chlorpromazine, perphenazine, metoclopramide, domperidone, cisapride, granisetron 등의 약물이 있다.

5. 설사제 및 지사제(Laxatives and antidiarrheal agents)

1) 설사제(하제)

① 약리작용 및 임상응용

소장 또는 대장의 운동성을 항진시켜서 장 내용물의 배설을 촉진하는 약물로서 **하제**라고도 하며, 급·만성변비 또는 검사, 수술전 처치에 사용된다.

② 약물의 종류

Methylcellulose, psyllium fiber(차전자피 섬유질), bisacodyl, aloe엑기스, cascara sagrada 유동엑기스, senna, 대황, mineral oil, 염류성 설사제(saline cathartics) 등이 있다.

2) 지사제

① 약리작용 및 임상응용

설사를 억제하여 정상적인 배변을 유도하는 약물을 의미한다. 설사가 발생되면 증상만 멈추게 하는 것보다 원인을 파악하고 제거하는 것이 중요하다. 특히, 감염성 설사에는 항생제 사용이 필요하다. 또한 손실된 수분과 전해질의 보충이 필수적이다.

② 약물의 종류

비스무스 제제와 같은 수렴성 지사제와 활성탄과 같은 흡착성 지사제, 그리고 loperamide와 같은 장운동 억제제 등이 있다.

6. 위장관 운동 조절제

① 약리작용 및 임상응용

과민성 대장 증후군은 여러 요인에 의하여 복통, 복부팽만, 설사, 변비 등이교대로 나타나는 증후군이며, 이러한 **과민성 대장증후군** 및 **기능성 위장장애** 등에 응용되는 약물이다.

② 약물의 종류

가. 대장 긴장도 완화 약물

장관 평활근 이완 작용이 있으므로 과민성 대장 증후군에 사용된다. Trimebutine(포리부틴, 메브틴, 베부틴), Pinaverium(디세텔) 및 Octylonium(옥티란), Mebeverine(듀스파타린) 등의 약물이 있다.

나. 소화관 운동 촉진(조정) 약물(Prokinetic agents)

Metoclopramide(멕소롱), Clebopride(크레보릴), Domperidone(모티리움, 돔페리돈, 페스돈) 등의 약물이 있다.

7. 정장제(유산균 제제)

① 약리작용 및 임상응용

유산균은 장내에서 젖산을 생성시키고 장내 산성 조건을 유지시킴으로서 병원성 미생물의 장내 발육을 저지하고, 정상적인 장내 세균총이 자리잡을 수 있도록 하는 기능을 수행한다. 정장, 변비, 연변, 복부 팽만감, 장내 이상발효의 개선 등에 사용된다.

② 약물의 종류

Bacillus subtilis, Lactobacillus bifidus 등

8. 염증성 대장질환 치료제

① 질환의 임상적 측면

염증성 대장질환은 **궤양성 대장염**(ulcerative colitis)과 Crohn's disease로 대별된다. 궤양성 대장염은 결장에 염증으로 인하여 출혈, 설사 등의 증세를 보인다. Crohn's disease는 소장의 국한된 부위에 만성 장염이 유발되는 질환이다. 특히 결장이 포함되면 궤양성 대장염과 그 증세가 비슷하며 장의 대부분의 부위에서 염증성 점막을 볼 수 있다.

② 약물의 종류

궤양성 대장염에는 corticosteroids, sulfasalazine 등이 사용되고, Crohn's disease에는 azathioprine, methotrexate, metronidazole 등의 약물이 사용된다.

치과 의료와의 연관성

1. Omeprazole 등의 프로톤 펌프 억제제는 위산분비를 효과적으로 차단하기에 위내 pH에 민감한 약(ketokonazole, ampicillin)의 생체이용률을 변화시킨다.
2. H_2 수용체 길항제인 Cimetidine은 하루 전이나 수일 전에 복용하고 진정-수면 항불안제인 diazepam을 복용하면 혈장 내 농도가 증가하고 진정작용이 강해지며약효지속 시간도 길어진다. 이런 경우, diazepam의 투여 용량을 감소시켜야 한다. 또한, Diazepam은 제산제 중 수산화 알루미늄과 함께 복용하면 흡수 속도가 빨라지고, 수산화 마그네슘과 동시에 복용하면 흡수 속도가 느려진다.
3. Cimetidine, omeprazole을 복용하는 환자는 lorazepam, oxazepam과 같이 간에서의 대사에 영향을 받지 않는 진정-수면 항불안제를 투여하는 것이 더 낫다.

Chapter

12 신경 및 정신 질환 조절을 위해 사용되는 약물

1. 파킨슨 병(Parkinson's disease)의 약물 요법

뇌 기저핵 부위의 진행성 신경질환으로, 파킨슨증(parkinsonism)은 파킨슨병으로 유발되는 상태를 나타내며 휴식기의 떨림(진전)(resting tremor), 운동의 개시가 느림(bradykinesia), 근육경직 등의 파킨슨 징후가 특징이다. 파킨슨증의 조절 방법은 기저핵의 도파민 및 콜린성 신경계의 불균형 교정으로, 사용되는 2대 약물군으로는, (1) 흑질과 선조체 사이의 도파민 활성을 증가시키는 약물, (2) 선조체의 콜린성 활성을 억제하는 항콜린성 약물 등이 있다.

1) 도파민성 신경계 기능을 항진(도파민 활성 증가)시키는 약물

(1) L-dopa

L-dopa(레보도파) 등의 약물은, Dopa decarboxylase에 의해 L-dopa로부터의 dopamine 합성량이 증가되어 도파민 D_2 수용체를 통한 작용으로 효과를 나타내기 때문에, Parkinson 질환에 응용된다. L-dopa는 도파민의 바로 전 단계물질이며 뇌-혈관장벽 통과가 가능하여 선조체의 도파민 부족을 보충 가능.

(2) 도파민 수용체 효능약(작용약)(Dopamine agonists)

Bromocriptine(팔로델), Lisuride(도파진), Apomorphine(아포킨), Pergolide(퍼맥스), Pramipexole(미라펙스), Ropinirole(리큅), Rotigotine(뉴프로) 등의 약물이 있다.

(3) 도파민 유리(release)를 자극하는 약물

Amantadine(시메트렐)

(4) MAO_B 억제제(MAO_B inhibitors): 도파민 대사(분해) 억제

Selegiline(데프레닐, 셀레질린), Rasagiline(아질렉트)

(5) COMT 억제제: 도파민 대사(분해) 억제

Entacapone(콤탄), Tolcapone(타스마)

2) 항콜린성 약물

파킨슨 질환의 치료 시 주작용은 이 질환의 특징인 선조체에서의 과도한 콜린성 활성을 감소시키는 데 있다. Benztropine(코겐틴), Procyclidine(케마딘), Trihexyphenidyl(트레민, 아트라놀), Biperiden(아키네톤), Orphenadrine 등의 약물이 있다.

2. 뇌전증(腦電症, Epilepsy, 간질, 전간) 조절 약물(=항경련제 (Anticonvulsants)

1) 뇌전증(간질)과 항경련제

뇌전증('간질'은 대신하여 사용되는 의학용어, 공식적으로 더 이상 '간질'이라는 용어는 사용하지 않기로 규정함)은 대뇌피질의 운동 영역에서 신경신호의 비정상적인 흥분에 의해 유발되는데, 증상으로는 경련 및 의식소실, 기억상실 등을 일으키며, 임상적 특성에 따라 강직(긴장)-간대(間代)성 발작(tonic-clonic seizure(대발작)), 방심발작(absence seizure(소발작)) 등의 전신발작(generalized seizures)과, 부분발작(partial seizures)으로 대별된다. **항경련제**란 이같은 발작을 예방 및 조절하는 약물이다. 뇌전증의 60~70%는 원인 불명이나, 유전이 중요한 요소이고, 뇌종양, 외상, 감염 혹은 뇌혈관 질환에 의한 뇌손상에 의해서도 유발된다. 비정상적 뇌전도에 의한 신경화학적 원인에 대해서는 많이 알려진 바가 없으나, 중추신경계의 억제성 신경전달물질인 GABA 대사의 이상 등이 관련된 것으로 알려져 있다.

2) 항경련제의 작용기전(Mechanism of action of antiepileptics)

일반적으로 항경련제는, 발작의 특징인 '빠르고 반복적인 신경세포의 이상흥분'을 억제. 현재까지 확립된 항경련제의 3대 작용기전은 다음과 같음.

(1) 신경세포의 흥분에 관여하는 ion channel의 억제

- Phenytoin, carbamazepine 및 valproate는 'fast' Na^+ current를 억제.
- Ethosuximide는 'T-type' low threshold, fast-inactivated Ca^{2+} channel을 억제.

(2) GABA-매개성 신경 억제효과의 항진

직접적인 GABA 효능약에 의한 항진, GABAA 수용체를 통한 Cl-유입의 촉진, CNS에서의 GABA 분해 억제 등을 통한다.

(3) 흥분성 전달의 억제

흥분성 아미노산 수용체를 차단하는 약물(NMDA 길항제)에 의한 작용.

3) 약물의 종류

(1) 이온 채널에 주로 영향을 미치는 약물

Phenytoin(다이란틴, 페니토인), Fosphenytoin, Mephenytoin(메산틴), Ethotoin, Phenacemide, Carbamazepine(테그레톨, 카바마제핀), Oxcarbazepine(트리렙탈), Ethosuximide(에메사이드, 자론틸), Methsuximide(세론틴), Phensuximide(미론틴), Trimethadione(트리디온), Paramethadion(파라디온), Lamotrigine(라믹탈), Zonisamide(엑세그란, 조란, 조네그란), Lacosamide(빔팻)

(2) GABA system에 주로 영향을 미치는 약물

Clonazepam(클로노핀, 클로나제팜), Clorazepate(트랑센), Lorazepam, Nitrazepam(모가돈), Diazepam(바륨), Vigabatrin(사브릴), Tiagabine(가비트릴)

(3) 복합적인 작용기전을 거쳐 약효를 발현하는 약물

Valproic acid(데파켄, 오르필, 발프론산), Sodium valproate, Gabapentin(뉴론틴), Pregabalin(리리카), Levetiracetam(케프라), Topiramate(토파맥스), Felbamate(펠바톨), Phenobarbital(루미날), Primidone(마이솔린, 프리미돈), Rufinamide(반젤), Retigabine(트로발트)(=Ezogabine(포티가)), Stiripentol(디아코미트)

상품명(제약회사)

* Carbamazepine - 테그레톨정(노바티스, 하나), 카바민씨알정(하나) 등, 카바민정

Cf

Phenytoin(Dilantin)은 치과 영역에서 3차 신경통과 편두통 등에도 응용된다. Carbamazepine은 3차 신경통 및 설인두 신경증 시에 사용된다.

3. 진정, 수면 및 항불안제 (Sedatives, hypnotics and antianxiety drugs)

1) 수면 및 불안 관련 병태생리

(1) 불면증(insomnia)은 흔하게 나타나는 비특이적 질환으로서 어느 연령층에서도 40~50% 정도의 인구에서 보고되며, 원인으로는 알코올 또는 각종 약물들, 주기적 사지 운동장애, 수면 무호흡증 및 정신과적 질환 등. 뚜렷한 내재적 원인이 없는 경우 원발성(일차성) 또는 정신심리학적 불면증에 해당함.

(2) 수면제(최면제, hypnotics)는 이러한 원발성 불면증을 치료하는 데 사용되는 약물이다. 불안의 치료와 수면장애의 치료를 구분하는 것은 명확하지 않은데, 특히 불안이 수면장애의 주인자일 경우에 더욱 그러하다.

(3) '불안'이란 미만성의 불유쾌하며 모호한 느낌의 두려움과 같은 심리학적 증상이 주 특징인 상태로서, 두통, 심계항진, 땀 분비, 메스꺼움 및 초조감(일부 환자의 경우)과 같이 자율신경계 항진에 의한 신체적 증상이 동반되기도 한다.

(4) 불안은, 일상생활에서 정상적 반응으로 나타나는 것이기도 하나, 공포증, 공황

장애 및 강박-충동장애와 같은 각종 정신 질환에서 흔하게 나타나며 정상적 생활을 무력하게 만들 수 있는 증상이다. 이러한 각종 불안장애의 치료에 이용되는 약물을 항불안제(antianxiety drugs, anxiolytics)이라고 하며, 약리학적으로 진정, 수면(최면) 작용을 보유하고 있다.

(5) 정신 기능이나 정서 및 이와 연관된 행동에 영향을 주는 약물을 총칭하여 **향정신성 약물**(向精神性 藥物, psychotropic drugs)이라고 한다. 항불안제, 정신병 치료제, 항우울제 기타 정신기능에 영향을 주는 모든 약물은 향정신성 약물의 범주에 속한다.

2) 약리작용 및 기전

(1) 대부분 진정-수면제의 중추신경계 효과는 용량에 의존적임. 즉, 투여 용량이 증가함에따라 진정, 불안감 소실, 최면, 마취, 혼수, 사망으로 이어진다. 진정 효과는 둘 혹은 그 이상 약물이 함께 투약될 경우 상가적이다.

(2) 중추신경계의 억제성 신경전달물질인 γ(감마)-Aminobutyric acid(GABA)의 수용체 중 $GABA_A$ 수용체가 몇몇 종류의 수면제 및 항불안제의 작용과 관련되어 있으며, $GABA_A$ 수용체는 리간드 개폐성(ligand-gated) 이온통로(채널) 계열의 하나에 속한다. 신경 말단으로부터 GABA가 유리되면, 접합 후 $GABA_A$ 수용체에 결합하게 되고 수용체 활성화에 따라 신경의 Cl^- conductance가 증가한다.

(3) Benzodiazepine계 약물은 중추신경계의 1차적 억제성 신경전달물질인 GABA의 작용을 항진시킴. 즉, Benzodiazepine 계 약물이 benzodiazepine 수용체에 결합하는 경우, 신경세포막의 Cl^- 전도에 대한 GABA의 증가작용이 항진된다.

(4) Barbiturate계 약물은 GABA의 경우와 유사하게 Cl^- 전도를 증가시키나 barbiturate 고유의 조절부위에 결합함으로써 작용을 발현한다.

3) 약물 각론

(1) Benzodiazepine(Bz, BDZ로 약칭)계 약물

중증의 불안 상태나 심한 불면증을 단기간 완화시킬 목적으로 투여, 또는 수술 전 진정, 간질지속 상태(status epilepticus), 급성 알코올 금단증상 발현 시 치료목적으로 사용. 진정 수면제로서 종래의 barbiturate계 약물을 대부분 대체하고 있음.

작용 지속시간에 따라 장시간형, 중간형, 단시간형 등으로 대별될 수 있다.

Diazepam(바륨, 바류제팜, 디아제팜), Chlordiazepoxide(리브리움)

Alprazolam(자낙스, 알프람, 자나팜), Lorazepam(아티반, 마일제팜, 스리반)

Triazolam(할시온, 졸민), Nitrazepam(모가돈), Midazolam(도미컴), Temazepam(레스트릴), Clorazepate(트랑센), Flurazepam(달메인, 달마돔), Oxazepam(세락스)

상품명(제약회사)

* Diazepam – 바리움정(로슈), 메로드정(동화), 바류제팜정(환인), 스리반(명인), 마일제팜(유나이트), 아티반정(일동) 등

(2) Barbiturate계 약물

비선택적으로 중추신경계를 억제하는 약물로서 진정, 수면, 불안 감소, 항경련 작용을 가지고 있으나 대량에서는 무의식 및 호흡 또는 심혈관계 기능 상실로 인한 치사작용까지 발현.

Phenobarbital(루미날, 페노바비탈), Amobarbital(아미탈), Pentobarbital(넴부탈)

Secobarbital(세코날), Hexobarbital(헥소바비탈), Mephobarbital(메바랄)

Thiopental(펜토탈, 치오펜탈), Methohexital(브레비탈)

(3) 비 benzodiazepine계 수면제

Zolpidem(암비엔, 스틸녹스), Zopiclone, Zaleplon

(4) 5-HT 수용체와 관련된 항불안 약물

세로토닌성(5-HT1A) 수용체 효능약(partial agonist)인 Busipirone(부스파), 5-HT3 길항제인 ondansetron 등.

(5) β-아드레날린성 수용체 차단약물(propranolol)

불안의 체성 증상인 심계항진, 근육 진전, 땀 분비 및 설사 등이 교감신경 흥분도가 상당히 증가될 때 나타나는 반응이기 때문에 propranolo은 이러한 증상들을 경감시키는 데에 매우 효과적.

(6) 기타 수면제

Chloral hydrate, Chlormethiazole, Sedative antidepressants, Sedative antihistamines, Glutethimide(도리덴), Methyprylon(노루다, 메치프리론), Paraldehyde, Ramelteon(로제렘, Melatonin receptor agonist)

> Cf
>
> **Alcohol류**
>
> 알코올류는 기호성 음료로 이용되고 있으나, 이 또한 중추신경계 억제 약물로 만성 중독 시 정신적 및 신체적 의존성이 생겨 복용을 중지하면 금단증상을 나타낸다. 치료는 금주, 정신적 지도를 실시하며 필요에 따라서 disulfiram을 투여한다.

4. 항정신병 약물(Antipsychotics, neuroleptics)

1) 정신병적 장애(Psychotic disorders)의 병태생리

(1) 전신병적 장애란, 현실적 감각이 소실된 정신 상태가 특징적이며 지각, 사고 및 관념의 이상 증세가 다양하게 나타나는 상태로, 정신분열증(schizophrenia), 분열정동형 장애(schizoaffective disorder), 망상형 장애(delusional disorder), 일부 우울증 및 조증 질환 등으로 분류된다.

(2) 이 중에, 정신분열증이 가장 중요한 subtype인데 다른 유형보다 유병률이 높고 젊은 나이부터 발현되어 만성의 경과를 거치며 환자를 불구로 만드는 특징을 가지고 있기 때문이고, 항정신병약(antipsychotics, 신경이완제(neuroleptics)라고도 지칭됨)은, 이러한 정신병적 장애의 조절에 사용되는 약물을 의미한다.

(3) 정신분열증(Schizophrenia)은, 현재 조현병(調絃病)으로 바뀌어 불리고 있으며(개칭), '사고, 지각, 감정 및 의지 등이 모두 비정상을 나타내는 복합적 증상이 특징인 정신병적 장애'를 의미한다.

(4) 정신분열증의 원인으로서의 도파민 가설

정신분열증의 증상과 징후들을 뇌의 신경전달물질의 수준에서 설명하기 위해 많은 가설들이 제시되었으나, 그 중에서도 CNS 내 과도한 도파민 신경계의 활성이 원인으로 작용할 가능성이 가장 주목을 받고 있음.

2) 약리작용 및 기전

(1) 정신분열증 환자의 기분과 행동을 개선시키며, 지나친 진정작용이나 탐닉작용은 유발하지 않는다(약물로 질환이 치료되지는 않지만, 정신분열증의 제반 징후를 약화시킴). 항구토 작용(thioridazine의 경우 예외), 항소양, 진정작용 유발(H1수용체 차단작용에 기인).

(2) 정신분열증의 발병 이론 중 도파민 가설에 근거, 중추신경계 내 도파민 수용체에 대한 차단작용을 유발하며, 정신분열증 및 조울증 환자의 사고 및 행동을 개선시킨다. 부작용으로서, 추체외로계 운동 장애, 내분비계 장애, 체위성 저혈압,항콜린 효과, 신경이완성 악성 증후군(Neuroleptic malignant syndrome) 등 발생.

3) 약물 각론

(1) Phenothiazine류

Chlopromazine(클로르프로마진, 토라진, 세파민, 클로마진), Promazine(프로마진), Triflupromazine(베스프린), Perphenazine(트리민, 트릴라폰, 퍼페나진), Thioridazine(치오리다진, 멜라릴), Fluphenazine(퍼미틸, 프로릭신), Mesoridazine(세렌틸, 메소리벤)

(2) Thioxanthene류

Chlorprothixene(타락탄, 프록센, 클로르프로칙센), Thiothixene(나베인, 오나벤), Clopenthixol(크로픽솔), flupenthixol

(3) Butyrophenone류

Haloperidol(세레네이스, 할돌), Droperidol(드로페리돌)

(4) Dopamine blockers

Pimozide(피모짓), Sulpiride(달마틸)

(5) 5-HT blockers

Risperidone(리스페달), Paliperidone(인베가)

(6) Dibenzodiazepine계 및 기타 약물

Clozapine(클로자릴), Olanzapine(자이프렉사), Quetiapine(세로쿠엘), Loxapine(록시탄, 닥솔린), Asenapine(사프리스), Zotepine, Sertindole, Molindone(리돈, 모반), Ziprasidone(지오돈), Aripiprazole(아빌리파이)

5. 항우울제(Antidepressants)

1) 정동(情動)장애(Affective disorders)의 병태생리

(1) 정동장애란 인지 또는 감정적 증상에 해당하는 기분(mood)의 교란과 더불어 생물학적 증상에 해당하는 행동, 에너지, 식욕 및 수면의 변동이 동반되어 있는 상태를 의미하며, 극도의 흥분 내지는 기분 앙양(조증)에서부터 극심한 우울상태를 나타낼 수 있는데, 단극성 정동장애(Unipolar affective disorder : UPAD, 조증이나 울증 한 쪽만 나타남)와, 양극성 정동장애(Bipolar affective disorder : BPAD = 조울장애(manic-depression illness))로 분류된다.

(2) 우울증의 정확한 원인은 불명확하고 유전적, 환경적 및 신경화학적 영향이 모두 관여하는 것으로 보고 있으며, 현재 내인성 우울증의 원인으로 가장 널리 인정되고 있는 신경화학적 이론은 모노아민 가설(Monoamine theory of depression)로서, 우울증은 NE, 5-HT 및 DA 등 모노아민계 신경전달물질의 기능이 결여됨으로 인해 발생되며, 반대로 조증은 기능의 과다로 인하여 발생된다는 설이다.

2) 약물 각론

(1) Monoamine oxidase inhibitors(모노(단가)아민 산화효소 억제제)

중추신경계 내 모노아민(NE, 5-HT, DA)을 분해하여 신경전달물질의 기능을 정지(억제)시키는 효소인 MAO(monoamine oxidase)를 억제함으로써 뇌내 amine 농도를 증가시켜 항우울증 효과 발현.

Tranylcypromine(파네이트), Phenelzine(나드린), Isocarboxazid(마플란)
Moclobemide(오로릭스), Brofaromine(콘소나)

(2) 삼환계 항우울제 및 관련 약물 (Tricyclic antidepressants and related drugs, TCA)

시냅스에서 presynaptic fiber로의 5-HT와 norepinephrine(NE)의 reuptake를 억제(transporter 억제), synaptic cleft에서의 농도를 증가, 시냅스 후 수용체에서 신경전달 물질의 작용을 강화시킴으로써 우울증 치료 작용 발현.

Amitriptyline(엘라빌, 아미트릴), Nortriptyline(파멜로), Doxepin(시네콴)

Imipramine(토프라닐), Desipramine(노프라민), Clomipramine(아나프라닐, 네노마)

(3) 선택적 세로토닌 재흡수 억제제 (Selective serotonin reuptake inhibitors, SSRI)

시냅스 간격(synaptic cleft)에서 신경말단으로의 5-HT 재흡수를 선택적으로 억제. TCA와 유사한 정도의 효능 보유. 이러한 임상적 장점과 부작용이 적다는 점 때문에 많이 사용되고 있음.

Fluoxetine(푸로작), Paroxetine(팍실), Sertraline(졸로프트), Citalopram(셀렉사), Escitalopram(렉사프로), Fluvoxamine(플루복사민), Vilazodone(바이브리드)

(4) 세로토닌-노르에피네프린 재흡수 억제제 (Serotonin-norepinephrine reuptake inhibitors)

약리학적 효과는 TCA의 경우와 유사하나 콜린성 및 히스타민성 수용체, α-아드레날린성 수용체에 대한 친화도가 거의 없으므로 부작용이 적음. 우울증에 유효할 뿐 아니라 신경병증성 통증이나 섬유성 근육통(fibromyalgia)의 조절에 유효.

Venlafaxine(에펙사), Desvenlafaxine(프리스틱), Duloxetine(심발타), Milnaciprane(사벨라)

(5) 기타 약물들

Trazodone(트리티코, 데시렐), Mianserin,Bupropion(웰부트린), Mirtazapine(레메론)

(6) 조증(mania) 조절 약물

Mood stabilizer(기분 안정화제)로서, 1차 항조증약은 Lithium(탄산리튬)을 사용한다. 리튬은 신경세포 내부의 Phosphatase 억제 및 inositol 재이용 억제에 따른 IP3, DAG 등 세포 내 신호전달 과정에서의 2차 전달물질 생성을 감소시킴으로써 신경을 안정시킨다. 반감기가 길며 안전역이 좁아 부작용이 흔하므로 혈장농도를 모니터하면서 투여해야 한다.

6. 약물 오남용(Drug misuse and abuse)

1) 용어의 정의

약물 오남용이란, 개인이나 사회에 신체적, 정신적 피해를 입히는 불법적인 약물 사용 현상(잘못된(오용), 그리고 함부로(남용) 사용함).

2) 약물 각론

(1) 중추신경 흥분제(Central stimulants)

대표적으로, 암페타민류는 졸음, 피로감을 제거하고 사고력, 주의력, 그리고 정신 기능을 활발하게 하고 의식을 명료케 함. 그러나, 부작용으로서 고혈압, 장운동 감소, 비정상적 행동 및 정신병 유발(이 때 범죄가 유발될 수 있음).

Amphetamine, Methamphetamine(속칭 : 필로폰, Speed, Whizz, Billy, Uppers),

Cocaine(속칭 : Coke, Charlie, Snow, Crack), Methylenedioxymethamphetamine(MDMA)(속칭 : Ecstasy, E, Disco Biscuits, Pills), Nicotine(궐련, 여송연, 파이프, 씹는 담배), Caffeine, Theophylline, Theobromine(methylxanthine 유도체, 대뇌피질 흥분제)

Cf

Doxapram, camphor, nikethamide, ethamivan, bemegride
이 약물군은 연수 흥분제(호흡 및 혈관운동중추 흥분제)로서, 약물중독, 급성 심장쇠약 등으로 가사 상태에 빠져 있는 경우, 이러한 연수흥분제는 구급 소생약으로 사용 가능. strychnine은 척수흥분제에 속함.

(2) 중추신경 억제제(Central depressants)

Ethanol, Benzodiazepine계 약물(diazepam 등)

(3) 아편계 진통제(Opioid analgesics)

쾌감, 행복감, 도취감을 유발하고 고통에 대한 불안과 긴장을 덜어주어, 환자에게 탐닉성 및 육체적, 정신적 의존성을 유발함. Diamorphine(heroin) 및 기타 아편류(속칭 : Smack, Dragon)

(4) 정신이상 유발약물(psychotomimetics) 및 환각제

환각제 혹은 정신 교란제라고도 칭하는 약물. 인체에 투약 시 환각이나 망상을 느끼게 하고, 일시적으로 정신병적 상태(이 때 범죄가 유발될 수 있음)를 일으키는 약물을 의미함.

LSD(Lysergic acid diethylamide)(속칭, acid), Mescaline, Psilocybin(속칭, trips, magic mushroom), Cannabinoids(대마초(Cannabis), Marihuana, Hashishi)(속칭 : Puff, Weed, Pot, Dope, Gear, Ganja, Blow), Phencyclidine(PCP, 세르닐란)(속칭, 천사의 먼지, angel dust)

(5) Inhalants(흡입형 오남용 약물)

흡입 시 황홀감, 탈억제 현상 등을 유발하나, 간, 신장, 폐, 골수, 말초신경에 독성 유발. 동물에서 뇌손상 사례가 보고된 바 있음.

마취제(Nitrous oxide, chlorform, diethylether 등), 산업용 용매(Industrial solvents ; benzene, hexane, methylethylketone, toluene, trichoroethylene), Organic nitrates(Amylnitrite, isobutyl nitrate).

(6) 스테로이드계 약물

오남용 목적은 황홀감 보다는 근육량과 근력 증대에 있음.

Chapter

13 당뇨병, 갑상선 질환, 골다공증, 기타 내분비 질환 조절을 위해 사용되는 약물

Ⅰ. 시상하부 호르몬

(1) 성장 호르몬에 영향을 주는 물질들

GHRH(Growth hormone releasing hormone, 성장호르몬 방출 호르몬)

GHIH(SRIH, Somatotrophin release-inhibiting hormone, somatostatin, 성장호르몬 방출 억제 호르몬)

(2) 성선자극호르몬 방출 호르몬 (GnRH, Gonadotropin releasing hormone)과 유사 약물

Gonadorelin acetate(졸라덱스, 루트레펄스) & Gonadorelin HCl(팩트렐)
Leuprolide acetate(로이프론) and Histrelin(수프렐린)
Nafarelin acetate(신나렐)

(3) Prolactin releasing factor(PRF) and Prolactin inhibiting factor(PIF)

뇌하수체로부터의 prolactin 분비는 억제(PIF, 아마도 Dopamine)와 자극(PRF)의 두 통제 요소의 영향 하에 있다.

(4) Corticotropin releasing hormone(CRH)

(5) Thyrotropin releasing hormone(TRH, protirelin) (타이피논, 릴리팩트 TRH)

Ⅱ. 뇌하수체 호르몬

뇌하수체(pituitary gland)는 **전엽**(선하수체, adenohypophysis)과 **후엽**(신경하수체, neurohypophysis)으로 크게 구분되며, 각각 다음의 호르몬이 분비된다.

1. 뇌하수체 전엽 호르몬(Anterior pituitary hormone)

뇌하수체 전엽은 내분비계에 있어서 중추적인 역할을 맡고 있고, 말초의 내분비 기능을 지배하고 있다.

(1) 갑상선자극 호르몬(TSH, thyroid stimulating hormone)

갑상선에 작용하여 그 기능을 자극한다.

(2) 성선자극 호르몬(Gonadotropins)

① 난포자극 호르몬 (FSH, follicle stimulating hormone)

난포 성숙 촉진작용, 에스트로겐 분비를 자극한다. 남자의 경우 정세관 상피의 발육 촉진작용 발현(정자형성 촉진)

② 황체형성 호르몬 (LH, luteinzing hormone, 간질세포 자극 호르몬)

프로게스테론의 분비, 배란, 난포의 황체화 작용을 나타낸다. 남성에서는 남성 호르몬인 테스토스테론의 분비촉진 작용 발현

③ 황체자극 호르몬 (LTH, luteotropic hormone, prolactin)

황체의 분비 유지, 유즙 분비작용 발현

(3) 부신피질자극 호르몬(ACTH, adrenocorticotropic hormone)

부신피질을 자극하여 당질코티코이드(glucocorticoids)와 부신 안드로젠의 분비를 촉진한다.

(4) 성장 호르몬(GH, growth hormone)

전신의 발육성장(골격의 성장, 체중 증가)을 촉진한다. 단백질, 탄수화물, 지질의 대사에 관계한다. 어릴 때에 이 호르몬이 결핍되면 왜소증(dwarfism)이 된다.

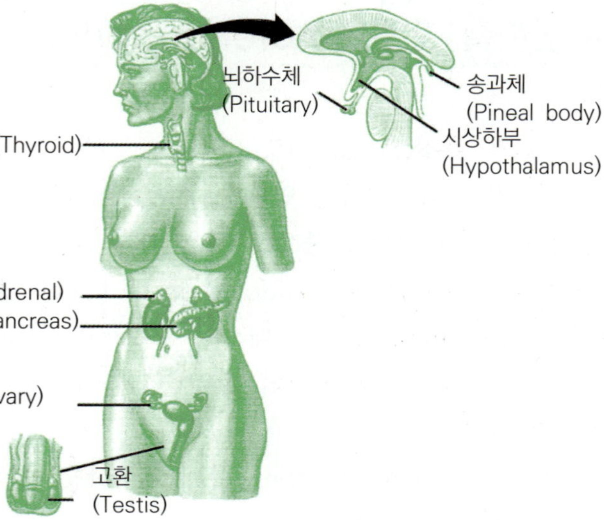

그림 13-1 **내분비계**

(5) 멜라닌세포자극 호르몬(MSH, melanocyte stimulating hormone)

중엽 호르몬으로 분류될 수도 있다. 이 호르몬은 피부의 표피에 있는 멜라닌세포에 작용하여, 그 세포로 하여금 멜라닌 생성을 촉진한다.

2. 뇌하수체 후엽 호르몬

(1) 항이뇨호르몬(Antidiuretic hormone, ADH)

신장의 집합관에서 수분흡수를 촉진시킬 뿐만 아니라 혈압을 높이는 작용도 있으므로 **바소프레신**(vasopressin)이라고도 한다. 또한, 혈관 수축작용도 있어 합성품인 vasopressin injection(pitressin)은 혈관수축 목적으로 국소마취제에 배합되어 사용된다.

(2) Oxytocin

출산 시 출산촉진제(진통촉진제)로 이용되는데 자궁을 수축하여 진통을 유발한다.

Ⅲ. 부신피질 호르몬(Adrenal cortical hormone)

부신은 **피질**(cortex)과 **수질**(medulla)로 구성된다. 부신수질에서는 adrenaline (epinephrine)이 분비되고, 피질에서는 **염류 corticoids**, **당질 corticoids** 및 **성호르몬** 등 3종이 분비된다. 생리적으로 중요한 것은 염류 및 당질 corticoids로서 전자는 전해질 및 물의 대사에 관계하며, **aldosterone**이 대표적 물질이다. 후자의 대표적인 물질은 **hydrocortisone**으로 당질 대사에 관계하고, 말초에서의 당의 이용을 억제하여 혈당량을 증가시킨다. 또 단백질의 대사에도 관여하며, 그 외 여러 가지 조직에 직·간접적으로 작용한다.

약리학적으로는 항염증, 항알레르기 작용, 항shock 작용, 항류마티스 작용 등이 중요하며, 임상용도가 넓은데 반하여 부작용도 많다.

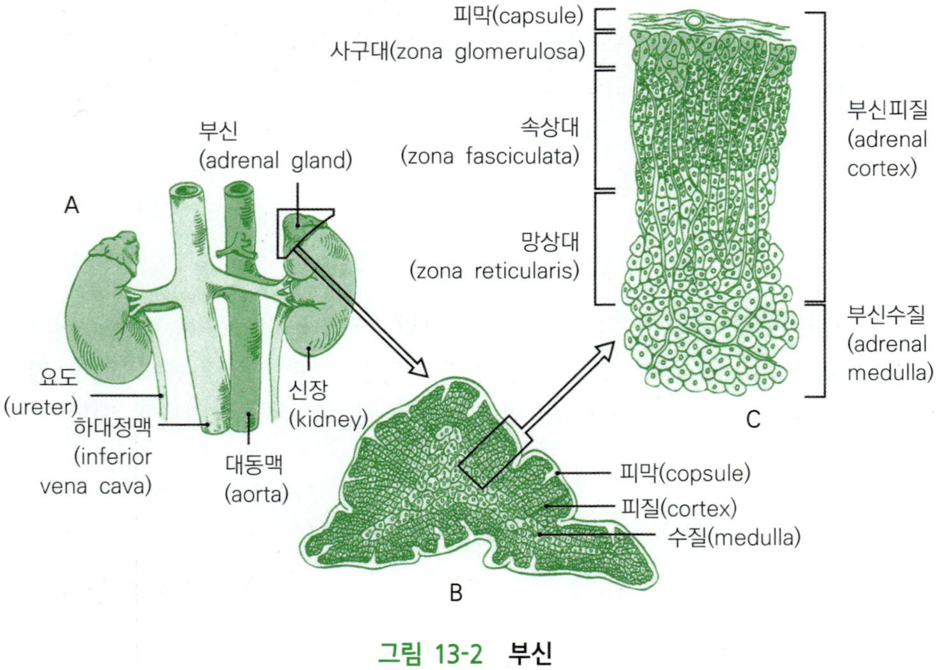

그림 13-2 **부신**

1. 부신피질 호르몬

1) Glucocorticoids(당질 코르티코이드)

(1) 약리작용

① 항염증 작용(anti-inflammatory action)

② 면역 억제작용 : 림프구, 호산구, 순환 대식세포를 감소

③ 대사 작용 : 당신생반응(gluconeogenesis)의 촉진과 말초의 포도당 이용을 억제하여 혈당치 증가로 당뇨병 상태를 유발할 수 있다. 또한 단백질 분해, 지방의 이상 침착, 골대사의 증가로 골다공증 유발 등의 작용이 있다.

④ 수분과 전해질 저류작용 : Na^+과 수분의 저류, K^+의 소실을 일으킨다.

⑤ 기타, 장기 투여 시 **음성 되먹이기 기전(negative feedback)**으로 ACTH(부신피질 자극호르몬) 분비를 억제하여 결국 부신피질의 위축을 초래하며, 중추신경계에 작용, 정신 질환을 유발할 수도 있다.

(2) 임상 응용

뇌하수체 기능 저하증, 기관지 천식, 급성 안과 질환, 류마티스성 관절염, 급성 통풍성 관절염, 아토피성 피부염, 후천성 용혈성 빈혈, 급·만성백혈병, 다발성 골수종 등의 질환에 사용된다.

(3) 부작용

① 광범위한 작용만큼이나 다양한 부작용이 있으므로 사용에 주의를 기울여야 하는 약물이다.

② 상처치유 지연, 피부쇠약, 안면홍반, 발한, 보름달 얼굴(moon face), 백내장, 녹내장, 안압상승, 안구돌출, 부신기능 억제, 두통, 어지러움, 뇌압상승, Na^+ 및 체액 저류, K^+ 소실, 울혈성 심부전증, 월경불순, Cushing's syndrome, 소아의 성장 억제, 근육쇠약, 골다공증, 근무력증, 출혈성 위궤양, 천공, 궤양성 식도염 등이 유발될 수 있다.

(4) 약물의 종류

Hydrocortisone, prednisolone(상품명:니소론), triamcinolone, dexamethasone (상품명:덱사소론, 덱사코티실, 오라덱손), betamathasone(상품명:세레스톤), beclomethasone, budesonide 등이 있다.

2) Mineralocorticoids(염류 코르티코이드)

(1) Aldosterone

Aldosterone은 원위세뇨관에서 Na^+의 재흡수를 증가시키고 K^+의 배설을 촉진하나 임상에서 치료목적으로는 사용되지 않는다. 부신 기능의 부전에 hydrocortisone과 함께 투여된다.

(2) 약물의 종류

Deoxycorticosterone, fludrocortisone 등

3) 부신피질 호르몬 합성 억제제 및 작용 억제제(Rc. antagonist)

Aminoglutethimide(아미노글루테티미드, 시타드렌), Metyrapone(메티라폰), Trilostane, Ketoconazole(니조랄, 케토코나졸), Mitotane(라이소드렌), Mifepristone

> **치과 의료와의 연관성**
>
> 1. 고용량의 당질 코르티코이드를 오랜 기간 복용 중인 환자는, 감염에 대한 저항성이 낮고, 상처 회복 기능이 원활하지 못하므로 구강 내 현존 및 잠재적 감염 원인들에 대한 신속히 처치가 필요하다.
> 2. 또한, 시상하부-뇌하수체-부신 기능의 억제로 인해 불안, 급성 감염 또는 수술 과정 등 스트레스 상황에 반응해 ACTH 분비 증가와 cortisol 생성이 정상적으로 유지되지 못한다. 그러므로, 스트레스를 유발하는 치과 관련 수술(특히 전신 마취 하에 이루어지는 수술은 극도의 스트레스를 유발) 또는 급성감염 시, 투여하는 glucocorticoid의 용량을 증가시켜 내인성 호르몬의 결핍을 보상하여야 한다.

2. 부신수질 호르몬

부신수질에서는 **adrenaline**(epinephrine)과 **noradrenaline**(norepinephrine)이 분비되어 동공확대, 심박수 증가, 심박출량 증가, 혈관 수축, 혈압 상승, 기관의 수축 억제, 땀샘의 분비항진, 소화관의 운동 억제, 소화선의 분비 억제, 간에서의 글리코겐 분해 촉진과 이로 인한 혈당치 상승, 기초대사율 상승 등에 관여한다.

Ⅳ. 갑상선 기능에 작용하는 약물

1. 갑상선의 생리 및 병리

1) 갑상선 호르몬

갑상선에서 분비되는 **thyroxine**(tetraiodothyronine : T_4)은 noradrenaline에 대한 교감신경성 수용체의 감수성을 높이고 기초대사 항진작용, 심박동 증가, 중추신경계 기능 유지, 성장발육촉진(단백동화촉진) 등의 작용이 있다. 이 밖에 iodine을 함유한 아미노산 유도체인 **thiiodothyronine**(T_3)이 분비된다.

2) 갑상선 기능항진증(Hyperthyroidism)

갑상선 기능항진증은 갑상선 호르몬의 과잉분비로 대사가 증가되는 질환이다. 증상은 신경과민과 불면증, 안구돌출증, 빈맥과 심계항진, 식욕은 증가하나 체중은 감소, 발한과 조홍, 근육의 약화, 호흡곤란, 월경상태의 변화, 남성의 여성 유방화 등이 나타날 수 있다.

3) 갑상선 기능저하증(hypothyroidism)

갑상선 기능저하증은 갑상선 호르몬의 결핍 현상으로 신체 대사율이 감소되는 질환이다. 증상은 피로, 체온의 저하 및 추위에 예민해지며 식욕부진, 체중증가, 언어구사 속도의 감소, 청력감퇴, 무표정한 얼굴, 안검하수, 갑상선의 비대, 기억과 정신기능 변화, 성욕감퇴, 월경과다, 서맥 등이 나타난다.

2. 약물 각론

1) 갑상선 기능저하증 치료제(갑상선 호르몬)

(1) Levothyroxine

화학적으로 합성한 thyroxine이다. 고용량에서 갑상선 기능항진증을 나타내므로 심혈관계 질환자, 당뇨병 환자 등에게 신중히 투여한다. 과량 투여 시 심계항진, 맥박증가, 부정맥, 불면, 불안, 신경과민, 식욕부진, 구토, 설사 등의 부작용이 있다.

(2) Liothyronine(Tetroxine, T_3)

L-triiodothyronine(T_3)의 합성품으로 신속히 작용한다. 부작용은 thyroxine과 유사하다.

2) 갑상선 기능항진증 치료제(항갑상선제, antithyroid agents)

(1) Propylthiouracil

갑상선 호르몬의 체내 합성을 억제하는 약물로 갑상선 기능항진증 치료와 갑상선 제거 수술이나 방사선 요오드 치료 전에 사용한다.

(2) Methimazole

작용기전은 propylthiouracil과 같으며 임상응용도 유사하다. 부작용으로는 식욕부진, 오심, 구토, 과립세포 감소증, 혈소판 감소증, 두통 등을 들 수 있다.

(3) 방사성 요오드

체내 투여 시, 방사성 요오드는 갑상선에 모이게 되고, 그것이 방출하는 방사선(γ 및 β선)은 갑상선을 파괴한다. 이런 원리를 이용하여 갑상선 기능항진증, 갑상선암, 갑상선 질환의 진단 등에 적용하며, 수술로 합병증이 예상되는 환자나 40세 이후의 환자에게 적용한다. 임산부에게는 사용하지 않는다.

(4) Propranolol

베타-차단제인 propranolol 등이 갑상선 기능항진증 발생 시의 교감신경 흥분효과를 감소시키기 위해 사용되며, 갑상선 제거수술 전에도 사용된다.

Ⅴ. 췌장 호르몬의 기능과 관련약물(당뇨병 치료제)

Insulin은 췌장의 Langerhans island(islet)의 β세포에서 분비되는 호르몬으로 세포막의 특이 수용체를 경유하여 근육, 간, 지방조직에 포도당의 흡수와 이용을 증가시킨다.

당뇨병(diabetes mellitus)이란 insulin의 상대적 또는 절대적 부족에 의해 생체조직의 포도당 이용의 감소를 일으키는 질환으로 다양한 증상과 합병증을 유발하는 질환이다.

1. Insulin

1) 약물의 종류와 작용기전

인슐린은 탄수화물, 지방, 단백질, 핵산 및 수분과 전해질의 대사에 걸쳐 광범위한 작용을 발현하는 호르몬이다. 시간에 따라 속효형, 중간형, 장시간형으로 나눈다.

(1) 속효성 인슐린

작용발현은 투여 후 0.5~1시간, 최대효과는 2~3시간, 지속시간은 약 6시간이다. Regular insulin, semilente insulin 등이 있다.

(2) 중간형 인슐린

일반적으로 가장 많이 사용하며, 작용발현은 투여 후 1~1.5시간, 최대효과는 8~12시간, 작용지속시간은 약 24시간이다. Isophane insulin(NPH insulin), lente insulin 등이 있다.

(3) 장시간형 인슐린

Ultralente insulin, protamine zinc insulin(PZI) 등

(4) 혼합형 인슐린

NPH insulin과 regular insulin을 7:3 등의 비율로 혼합한 제제

2. 경구용 당뇨병 치료제(Oral antidiabetic drugs)

1) Sulfonylurea유도체

췌장의 β세포에서 인슐린 분비를 촉진시키고 간에서 글리코겐(당원질)의 분해를 억제하여 혈당을 낮춘다. 제1세대 약물로, tolbutamide, acetohexamide, chlorpropamide, tolazamide, 제2세대 약물로, glyburide, glipizide, Gliclazide(디아미크론, 글리클라짓), Gliquidone(글루레노름), 제3세대 약물로, Glimepiride(아마릴) 등이 있다.

2) Biguanide유도체

2형 당뇨병 환자의 공복 시 및 식후 혈당치를 낮춤. 기전은 불명확하나, 말초 조직의 인슐린에 대한 감수성을 증가시켜 포도당 이용을 촉진(glycolysis 증가)시키며, 간에서의 포도당 생성(gluconeogenesis)을 줄이고 위장관에서의 포도당 흡수도 감소, 혈중 glucagon치 낮춤. 약물로는 Metformin(글루코파지) 이 있다.

3) alpha-glucosidase inhibitor

장관 내강에서 작용, 탄수화물의 분해, 소화를 지연, 포도당의 흡수 자체를 감소시킴으로써, 식후 혈당치 증가를 억제(공복 시 혈당에는 무효). Acarbose(글루코바이), Miglitol(글리셋) 등의 약물이 있다.

4) Meglitinides

새로운 인슐린 분비 촉진제(insulin secretagogue). 식후 혈당치 조절 목적으로 식전에 투여. Repaglinide(프란딘), Nateglinide(스타릭스) 등의 약물이 있다.

5) Thiazolidinedione

고유의 세포 내 수용체(PPAR-gamma receptor(peroxisome proliferator-activated receptor-gamma nuclear receptor)에 결합하는데, 이 핵 수용체는 탄수화물 및 지방대사에 관여하는 단백질들을 encoding하는 유전자의 전사를 조절함으로써 간 및 근육 조직의 인슐린에 대한 민감성(반응성)을 증가시킴. Rosiglitazone(아반디아), Pioglitazone(액토스) 등의 약물이 있다.

6) GLP-1(Glucagon-like peptide-1) 유사체

GLP-1은 생리적으로 존재하는 강력한 인슐린 합성과 분비 촉진제로서 혈당 상승 호르몬인 글루카곤 분비 억제, 위배출 속도 지연, 식욕저하 효과 등을 발현한다. Exenatide(바이에타)는 GLP-1의 유사체로서 주사제로 투여되고, 식후 혈중 포도당 농도 급증을 막고, 글루카곤 분비 감소, 인슐린 분비를 증가시키며 위배출 속도 지연, 식욕 감소 효과 등을 나타냄.

7) DPP-4 억제제(dipeptidyl peptidase-4 inhibitor)

DPP-4는 GLP-1을 분해하는 효소인데, 이러한 DPP-4의 효소 활성을 억제하는 sitagliptin(자누비아)과 같은 약물은 GLP-1의 분해를 막음으로써 식후 혈중 포도당 농도 급증을 막고, 글루카곤 분비 감소, 인슐린 분비를 증가시키며 위배출 속도 지연, 식욕 감소 효과 등을 나타냄.

8) 아밀린(amylin) 유사체

Amylin은 음성되먹임 기전에 의해 인슐린의 분비를 억제하는 생리적 물질로, pramlintide(시믈린)는 아밀린 유사체로서 주사제로 투여되어 식후 혈중 포도당 농도 급증을 막고, 글루카곤 분비 감소, 인슐린 분비를 증가시키며 위배출 속도 지연, 식욕 감소 효과 등을 나타냄.

치과 의료와의 연관성

1. 당뇨병 환자의 치과 진료 시, 스트레스로 인한 저혈당 발생을 예방하기 위하여 아침에 진료하는 것이 바람직하며, 갑작스런 저혈당 발생 가능성에 대비하기 위해 설탕 함유 음료 등을 준비해 두어야 한다. 그러나 alpha-glucosidase 억제제를 복용하고 있는 당뇨병 환자는 설탕의 분해가 안 되므로 단순당인 포도당을 공급해야 한다.
2. 경미한 저혈당이 있으면 배고픔, 탈력, 빈맥, 창백, 발한 등이 나타난다. 이 때 나타나는 빈맥은 beta-아드레날린 수용체 차단제에 의해 억제되므로 이러한 고혈압약을 복용하는 환자에서 저혈당 증후를 알아내는데 방해가 되며, 비선택적 beta-차단제는 저혈당을 악화시킬 수 있다. 저혈당임을 알 수 있는 신호로는 횡설수설, 비협조적 행동, 공격성, 판단력 결핍, 적응력 부족 등이 있고, 심한 저혈당 상태가 되면 실신할 수도 있다.
3. 당뇨병 환자는 감염에 민감하고 상처 회복도 느리며, 다양한 구강 영역의 합병증, 즉 입마름증, 감염, 상처, 외상회복 저하, 치아우식, 칸디다증, 치은염, 치주질환과 치근단 농양의 증가 등이 호발되는데, 감염에 더 민감하기 때문에 적극적인 항생제 요법이 필요하다.

3. 혈당치를 증가시키는 물질

Glucagon(글루카곤)

Ⅵ. 부갑상선 호르몬과 칼슘대사에 관여하는 약물

1. 칼슘대사의 생리

1) 칼슘은 인체에 가장 많은 미네랄로 대부분 뼈와 치아에 존재하며 나머지 1%는 혈액응고, 근육수축, 심장박동, 신경전달물질, 소화효소, 호르몬의 분비, 간에서 글리코겐의 대사 및 효소 활성화에 중요한 역할을 한다. 혈중 칼슘농도를 조절하는 것은 부갑상선 호르몬과 vitamin D, 그리고 갑상선에서 분비되는 calcitonin 등이다.
2) 부갑상선 호르몬은 혈중 칼슘농도가 낮을 때 뼈에서 칼슘을 동원하여 혈중 칼슘농도를 증가시키며, 신장에서 인산(phosphate)의 배설을 촉진한다. Vitamin D는 위장관에서 칼슘과 인산의 흡수를 촉진하여 혈중 칼슘농도를 증가시키나, 갑상선에서 분비되는 calcitonin은 부갑상선 호르몬과 반대로 작용하여 혈중 칼슘농도를 감소시키는 작용을 발현한다.

2. 약물 각론

1) 부갑상선 호르몬(Parathyroid hormone : PTH)

혈중 칼슘농도가 감소하면, PTH는 뼈로부터 칼슘을 동원하여 혈중으로 흡수하고 신장에서는 칼슘의 재흡수를 촉진, 결과적으로 혈중농도를 높이며 인산의 재흡수를 억제하고 배설을 촉진시킨다. 또한 vitamin D의 생성을 촉진시키는 작용도 있다. 부갑상선 기능 저하증의 진단 목적으로 이용, 약물로는 동물의 부갑상선 추출물 혹은 유전자 재조합 PTH 등이 있다.

2) Vitamin D

체내의 콜레스테롤이 7-dehydrocholesterol로 변화되어 피부에 저장되었다가, 자외선에 노출되어 vitamin D_3(cholecalciferol)가 합성된다. 이 VD_3는 간과 신장에서 화학적으로 수산화(hydroxylation)되어 활성형으로 된 후, 위장관에서 칼슘과 인산의 흡수를 촉진한다. 임상 응용되는 약물로는 alphacalcidol, 간유구, calcitriol, calciferol 등이 있다.

3) Calcitonin

이 물질의 약리작용은 PTH 및 vitamin D의 그것과 반대이다. 즉, 혈중의 칼슘농도가 높아지면 분비가 촉진되어 혈중농도를 감소시키는 것이다. 혈중 Ca^{2+} 농도를 급격히 감소시켜야 할 때 투여함. Paget's disease, 부갑상선 기능항진(과다)증, 특발성 약년형 고칼슘혈증(idiopathic juvenile hypercalcemia), 비타민 D 중독증, 골용해성 질환, 골다공증 등에 기인하는 고칼슘혈증을 치료.

4) 칼슘 제제

저칼슘혈증, 골다공증 등 칼슘 보급이 필요한 경우 Calcium gluconate, Calcium lactate, Calcium carbonate, Calcium phosphate dibasic, 굴껍질 가루(oyster shell powder), 우골분, 해조류에서 추출한 칼슘 등이 사용된다.

5) Bisphosphonates

골흡수 및 형성을 감소시키는 물질이며, 혈중 Ca^{2+} 농도를 저하시킨다. 약물은 직접 뼈에 결합하며 뼈의 용해 및 hydroxyapatite 결정의 생성을 지체시킴. 장기투여로 폐경 후 골다공증 치료에 사용시 골절 감소. 약물로 인해 식도궤양 발생 가능하므로 충분한 양의 물로 삼키고 식도역류를 일으킬 수 있는 상황을 피해야 함.

Etidronate(오스테움), Pamidronate, Alendronate(포사맥스, 아렌드, 마빌), Risedronate, Clodronate(오스탁) 등의 약물이 있다.

6) 기타 약물

Estrogen and SERM (raloxifene)

PTH의 뼈 및 신장에 대한 작용(bone resorption)을 간접적으로 억제, 따라서 골다공증 치료에 이용. (ipriflavone(데오본) ; 폐경 후 여성의 골다공증 예방 및 치료를 위해. 식물에서 유래된 flavonoid 성분, estrogen-like effects)

Ⅶ. 성 호르몬

1. 남성 호르몬(Androgens)

주된 물질은 고환의 간질세포에서 분비되는 testosterone이며, 부신피질이나 난소에도 소량 존재한다. 남성 호르몬은 남성의 2차 성징을 발달·유지시키며, 단백 동화를 촉진하여 골격근, 골격 등을 발육시킨다. 여성에서의 testosterone은 남성화를 일으켜 성대변화, 성욕증진 등을 일으킨다.

1) 테스토스테론류

Testosterone, methyltestosterone 등

2) 단백동화 스테로이드 호르몬(Anabolic steroids)

Testosterone유도체로 단백동화 작용은 강하고 androgen작용은 약하며, 일반적으로 질소축적 및 영양 결핍환자의 체중증가 목적으로 사용한다. 대표적 약물로 Oxymetholone(옥시메토론, 안드로론), Nandrolone(듀라보린), Stanozolol(윈스트론) 등이 있다.

3) 항안드로겐성 물질(Antiandrogens)

남성 호르몬의 작용 또는 내인성 남성 호르몬의 합성을 방해하는 약물군. 양성 또는 악성 전립선 질환, 성적 조숙, 탈모, 다모증(hirsutism)의 치료에 사용됨. Spironolactone(알닥톤), Flutamide(유렉신), Cyproterone, GnRH agonists, Combined oral contraceptives, Ketoconazole(니조랄, 케토코나졸) 등이 있다. 특히, Finasteride(프로스카)는 전립선의 부피를 줄여주고 소변의 유량을 증가시키는 작용이 있다. DHT(dihydrotestosterone)는 전립선 비대증의 원인물질로 알려져 있는데, finasteride는 5-alpha-reductase를 억제하여, DHT의 생성량을 줄이므로, 양성 전립선 비대증의 치료제로 사용됨. 저용량 사용으로 남성형 탈모증(대머리) 치료제로도 응용.

2. 여성 호르몬

1) 난포 호르몬(Estrogen)

(1) 약리작용 및 임상응용

난소에서 분비되는 estradiol이 대표적인 천연 estrogen류이다. 자궁내막의 증식, 난관, 유선 등의 발육 촉진작용을 나타내나 유즙의 분비는 억제된다.

(2) 약물의 종류

Conjugated estrogen, estradiol, estriol, ethinyl estradiol, diethylstilbestrol과 호르몬은 아니나 배란촉진제로 사용되는 clomiphene 등이 있다.

(3) Selective Estrogen Receptor Modulators(SERMs)

생리적으로 항에스트로겐 작용을 갖는 프로제스틴이나 남성 호르몬과는 구별되는 물질로서, 작용기전은 "내인성 에스트로겐의 수용체 결합에 대한 상경적 억제". 또한, 에스트로겐 수용체의 형태(conformation)를 변경시켜 그 표적 유전자를 활성화시키지 못하도록 하는 작용도 있음. 유방암 치료, 폐경 후 여성에서 골다공증 예방, 배란 조절, 자궁내막증 치료 및 유방의 섬유성 낭종 치료 등의 목적으로 사용됨. Tamoxifen(놀바덱스), Toremifene, Raloxifene, Clomiphene(클로미드, 구연산 크로미펜), Danazol(다나졸, 다노크린), Anastrozole, Letrozole(aromatase inhibitors) 등의 약물이 있다.

2) 황체 호르몬(Progestin)

(1) 약리작용 및 임상응용

배란 후의 황체나 임신부의 태반에서 분비되는 progesterone이 이에 속한다. 수정란의 착상을 용이하게 하고 임신의 유지와 진행을 촉진하고, 유선의 발육을 촉진하며 기초체온을 상승시킨다. 배란 후에 투여하면 월경 지연, 난자 성숙 억제를 일으킨다.

(2) 약물의 종류

Progesterone(프로게스테론), Medroxyprogesterone(프로베라), Megestrol(메게이스), Dydrogesterone(듀파스톤), Norethindrone(노루틴), Norgestrel(오부렛), Levonorgestrel(노플란트)

(3) 항프로게스테론 제제

Mifepristone은, antiprogesterone, antiglucocorticoid 작용을 나타내는 프로게스테론 및 glucocorticoid 수용체에 대한 경쟁적 길항약. 임신 초기 3개월(최종 월경 후 49일까지)에서의 치료적 유산을 유도할 목적으로 투약.

3) 경구용 피임제

프로게스테론-에스트로겐 복합제, 순차적 에스트로겐-프로게스테론 제제, 소량의 프로게스테론(minipill) 제제 등이 사용된다. 경구용 피임약의 복용 시 나타나는 부작용으로 break through bleeding, 유방비대, 유방통, 두통, 대뇌 및 시각장애, 오심, 구토, 혈압상승 등을 들 수 있다.

Chapter

14 악성종양(암) 및 면역 관련 질환 조절을 위해 사용되는 약물

Ⅰ. 항암 화학요법제 (Antineoplastic chemotherapeutic agents)

1. 항암제 약리 총론

대부분의 항암 화학요법제(항암제)는 유전자의 본체인 핵산의 합성을 억제하거나, 핵산의 기능을 저해함으로써, 세포분열이 왕성한 악성종양 세포에 강하게 작용하여 항암효과를 발현하지만, 동시에 건강한 세포에도 부작용을 나타내어, 조혈기(골수) 기능의 억제, 피부 및 점막의 장애, 생식기능 장애 등 유발한다.

(1) 세포주기 특이성 약물(cell cycle-specific drug, CCS drug)

세포의 주기에 따라 작용하는, 즉 특정 주기에 있는 세포에만 주로 작용하는 항암제로 다수의 암세포가 증식하고 있을 때 특히 효과적으로 항암작용 발현.

(2) 세포주기 비특이성 약물(cell cycle-nonspecific drug, CCNS drug)

세포들이 분열주기 중에 있든, resting phase에 있든 가리지 않고 작용 발현.

(3) Growth fraction ; 전체 암세포 중 활발히 분열하고 있는 세포군.

(4) Log-kill hypothesis

항암제는 '고정된 수효의 암세포를 죽이는 것이 아니라 전체 암세포 중 일정비율의 암세포를 죽인다'는 개념.

ex

10^{12}개의 암세포에 3-log-kill dose의 항암제를 투여하면 10^9개의 암세포는 생존해 있음. 전체 암세포의 99.9% 살멸.

즉, $10^{12} - 10^9 = 999 \times 10^9$ cells killed, totally. 1-log-kill dose ;
전체 암세포의 90% 살멸. 2-log-kill dose ; 전체 암세포의 99% 살멸.

(5) 항암제의 병용 요법(combination therapy)

항암제의 부작용을 감소시키고 암세포들이 항암제에 대해 나타내는 내성을 감소시키기 위해 서로 다른 작용기전을 가진 항암제를 병용함.

(6) 항암제에 대한 암세포의 내성(resistance) 발현 및 그 기전 ;

항암제의 1차 내성이란 암세포들이 상용 항암제를 이용한 1차 치료에 반응하지 않는 현상. 2차 내성이란, 획득내성이라고도 하며 치료 도중에 발생하는 내성을 의미. 아래의 기전 중 하나 이상을 경유하는 것으로 알려져 있음.

가. 손상된 암세포에서의 DNA repair의 증가

나. glutathione 등, 항암제 trapping agent의 형성

glutathione 등은 반응성이 좋은 electrophilic compound로 작용, 항암제가 암세포와 결합하기 전에 항암제와 결합(결합반응은 glutathione-S-transferase에 의해 가속됨)함.

다. 항암제 표적효소의 변화

항암제에 의해 영향을 받는 효소의 항암제에 대한 민감도(반응) 변화 또는 효소 자체의 생성 증가.

라. 항암제가 prodrug인 경우, 체내 활성화율의 감소

대사를 일으키는 효소의 활성을 감소시킴.

마. 항암제의 불활성화

불활성화 효소의 생성 증가.

바. 암세포 내 항암제 축적의 감소

다제 내성현상(MDR)의 한 유형임. 항암제를 암세포 외부로 퍼내는(efflux)작용을 가속시키는 수송분자로서의 p-glycoprotein의 유전자(MDR1 유전자) 발현을 증폭시킴.

2. 항암제 각론

1) 알킬화제(Alkylating agents)

DNA와 쉽게 공유결합을 형성, alkyl화하여 DNA의 정상적 합성 및 복제 방해, 세포분열이 억제되므로 항암작용 유발.

부작용은 골수억제(myelosuppresion)이며, 활발히 분열하는 점막에 분포된 세포에 독성이 강하며 위장관 궤양을 유발. 대부분의 알킬화제는 피부에 물집(수포)을 형성케 하며 투여 시 불임, 탈모 등 유발.

Mechlorethamine hydrochloride(Nitrogen mustard, 머스타겐), Cyclophosphamide(사이톡산, 알킬옥산), Dacarbazine(DTIC, 다카르바진), Busulfan(밀러란, 부설판), Carmustine(BCNU, BICNU), Lomustine(CCNU CeeNU), Semustine(Methyl CCNU), Cisplatin(시스플라틴, 플라티놀, 칸사틴, 씨스푸란), Carboplatin(카플란, 네오플라틴, 파라플라틴), Procarbazine(마튤란, 프로카바진), Ifosfamide(홀록산, 나미드), Streptozocin(스트렙토조신, 자노사르), Hexamethylmelamine(헥살렌, 알트레타민), Amsacrine(암시딜), Melphalan(알케란), Chlorambucil(류세란, 클로람부실), Thiotepa(티오테파, 티오플렉스) 등의 약물이 있다.

2) 대사 길항제(Antimetabolites)

항암성 대사 길항제는 화학적으로 정상 대사물과 구조가 유사, 정상 대사과정에 들어가 경쟁적으로 작용, 대사 경로를 변화시키는데, 세포주기 중 S-phase에 특이적으로 작용한다. 핵산의 성분인 purine(adenine, guanine)과 pyrimidine(cytosine, thymine, uracil) 등의 합성에 중요한 효소반응과 경쟁적으로 길항, 정상적인 합성을 방해하거나 DNA 합성에 필요한 엽산(folate)의 합성을 억제, 세포분열을 방해.

부작용으로는, 골수기능의 억제로 백혈구 감소증과 혈소판 감소증 등.

Methotrexate(Amethopterin, 메토트렉세이트, 엠티엑스, 엠텍세이트), Mercaptopurine(6-MP, 푸리네톨, 머캅토퓨린), azathioprine(이뮤란), fludarabine(플루다라), cladribine, pentostatin, Thioguanine(6-TG, 티오구아닌), Fluorouracil(5-FU, 에푸덱스, 플루오로우라실), Doxifluridine, Carmofur, Cytarabine(Cytosine arabinoside, Ara-C, 시타라빈), Hydroxyurea(하이드레아, 드록시아) 등의 약물이 있다.

3) 항암성 항생물질

Dactinomycin(Actinomycin D, 코스메겐)은, DNA의 이중나선 사이, 특히 guanosine과 cytosine 사이에 개재(intercalation)함으로써, RNA 생성에 관여하는 효소(DNA-dependent RNA polymerase)작용을 억제, RNA합성을 저해(즉, transcription의 억제)하며 일부 DNA의 합성도 억제하며, Doxorubicin(아드리아마이신, 독소루비신), Daunorubicin, Idarubicin HCl(자베도스) 등은 DNA에 개재(intercalation)하여 α-helix 구조를 파괴, DNA 의존성 RNA 합성을 억제하며, topoisomerase II를 억제, DNA strand scission으로 DNA 합성을 억제하는 효과적인 항암제이다.

Bleomycin(블레녹산, 블레오마이신)은, DNA와 결합, DNA 사슬을 쪼개는 작용을 통하여 DNA 합성 및 세포분열을 차단하며, 기타 이 부류에 속하는 약물로는 Mitomycin(뮤타마이신), Mitoxanthrone(노반트론), Mithramycin(=Plicamycin, 미스라신) 등이 있다.

4) 호르몬 및 관련 약물

(1) 부신피질 스테로이드 호르몬(Prednisolone, dexamethasone)

임파구 체세포 분열 억제작용(antimitotic effect)과 임파구 용해 효과로, 유아의 급성백혈병 및 악성 임파종에 효과적이며, Aminoglitethimide(아미노글루테티미드, 시타드렌)는, 체내 스테로이드 호르몬의 생합성을 감소시키는 약물로, 남성 및 여성 호르몬의 합성을 억제하므로 진행된 유방암(receptor-positive tumor)에 사용됨.

(2) 성호르몬(Estrogen, progestin, androgen)

여성 또는 남성 호르몬에 영향을 받고 있는 장기에 발생한 암에, 반대작용을 하는 호르몬을 투여하여 암세포의 성장을 억제. 남성호르몬(androgen)의 영향을 받는 전립선이나 고환에 생긴 암종에 여성호르몬(estrogen)을, 여성의 유방암에는 남성호르몬인 androgen(testosterone propionate, fluoxymesterone 등) 투여. Progesterone은 자궁내막암에 사용됨. Estrogen은 내인성 남성 호르몬의 작용을 억제하므로 남성 호르몬 의존성 전이성 전립선암에 사용(diethylstilbestrol)된다. 에스트로겐 사용 시 심장 및 뇌혈관 장애, 남성 유방암 등의 부작용이 발생함.

(3) 항 estrogen 제제(Tamoxifen(놀바덱스), toremifene(파레스톤))

Estrogen 수용체가 많이 존재하는 암종에 유효. estrogen 수용체와 복합체를 이루므로 유리 estrogen 수용체를 소멸(수용체 차단)시키는 효과가 있어서 estrogen의 작용을 차단. 주로 폐경기 이후에 진행된 전이성 유방암에 사용.

Cf

anastrozole(아리미덱스), letrozole ; aromatase 억제제.
Flutamide ; 남성호르몬 길항.

(4) Gonadotropin-releasing hormone 유도체 (leuprolide(루프론), goserelin(졸라덱스))

장기적으로 투여 시(steady dosing) 뇌하수체로부터의 LH 및 FSH의 분비를 억제, 테스토스테론의 순환량 감소. 따라서 남성에게 투여 시 테스토스테론의, 여성에게 투여 시 에스트로겐의 체내 함량을 극적으로 감소. 남성의 전립선암 치료에 사용.

5) 식물 유래 항암물질

Vinblastine sulfate (벨반, 빈블라스틴), Vindesine sulfate (엘디신, 빈데신), Vincristine (온코빈, 빈크리스틴)

세포주기 중 metaphase에 가장 강하게 작용, 염색체의 이동과 세포분열을 억제. 세포 내부의 tubulin dimer와 결합, microtubule의 생성 및 유사분열 방추체(mitotic spindle)의 형성을 방해.

Etoposide (VP-16, 에토포시드), Teniposide (VM-26, 뷰몬, 테니포시드)

Topoisomerase II 및 DNA와 복합체를 이루어 DNA 이중결합을 파괴하고 기타 mitochondria에서의 전자전달을 방해함으로써 항암작용 발현.

Paclitaxel (탁솔, 파클리탁셀), Docetaxel (탁소테어, 도세탁셀)

세포 내 microtubule을 안정화(빈카 제제와의 차이점으로, microtubule이 tubulin monomer로 disassemble되는 과정을 차단)시켜 유사분열 과정, 즉 세포분열을 억제하며, 핵산 합성 및 단백질 합성에는 영향을 주지 않음.

Polysaccharide-K (코포랑)

식물에서 추출된 항암성 다당류로 작용기전은 불명확.

6) 기타의 항암제

Mitotane(o, p'-DDD, 라이소드렌), L-Asparaginase(엘스파), Interferon

7) Topoisomerase 억제제 ; Irinotecan, Topotecan

암세포 DNA 가닥의 절단을 유발하여 증식을 억제함.

8) 암세포의 생존 및 증식에 필수적인 세포 내 신호전달 과정을 억제하는 약믈

Gefitinib, Erlotinib, Cetuximab, Trastuzumab, Imatinib, Sorafenib, rapamycin, bortezomib, bevacizumab, sunitinib, rituximab, tositumomab

치과 의료와의 연관성

1. 구강영역의 악성종양은 암종, 육종, 악성 흑색종 및 악성 타액선 선종 등이다. 그 대부분은 편평상피암이며 치은, 혀, 구강저, 협점막, 상악 등에 발생하는데 주로 50~60대에 많이 볼 수 있다. 육종은 암종보다도 발생률이 낮고 각 연령층에서 볼 수 있으며 일반적으로 젊은 사람들에게 많고 상악동에서 발생하는 것이 많다. 악성종양 환자에 대한 치료는 주로 외과적 수술을 통해 가급적 신속히 제거하지만 수술이 어려울 경우 방사선요법과 약물요법의 병용이 시행되고 있다.
2. 구강점막의 높은 세포교체율, 잦은 외상, 구강 상주 미생물에 의한 감염 가능성 등의 특성으로 항암 화학요법 치료 중에 구강 점막염, 미각 이상, 침샘기능 이상과 같은 구강 합볍증이 유발될 수 있다. 구강 합병증은 약물이 침샘을 포함한 구강 조직에 직접적으로 세포독성을 나타낸 결과이거나 또는 멀리 떨어진 조직에 대한 작용의 간접적 결과로 나타날 수 있다.
3. 항암제 투여에 의한 직접적인 구강 독성효과로는, 구강 점막염, 침샘 기능장애, 미각 이상 등 신경독성, 소아암 환자의 경우 치아와 악안면 골격의 성장 발육 변화 등이 있으며, 간접적인 구강 독성효과로는, 골수 억제와 면역기능 저하로 인한 진균, 바이러스, 세균 감염 발생 증가와 저혈소판증, 빈혈, 위장관 독성 등이 있다.

Ⅱ. 면역 관련 질환 조절을 위해 사용되는 약물

1. 면역계의 생리

1) 면역약리학(Immunopharmacology)이란 면역반응(immune responses)의 조절 수단으로서의 약물작용을 연구하는 분야로, 여기에 관련된 약물로는 면역억제제(immunosuppressive agents)와 면역증강제(immunostimulants = 면역조절제, immunomodulating agents)가 있다. 능동면역 및 수동면역 현상을 이용, 질병의 예방 및 진단, 치료에 사용되는 백신, 혈청 제제, 톡신 등 각종 생물학적 제제도 면역계에 작용하는 약물에 속한다.
2) 감염에 대한 우리 몸의 일차적 방어기작은 침입자의 종류를 구별하지 않고 반응하는 비특이적 방어이다. 비특이적 방어기작으로 직접 미생물에 작용하거나 또는 미생물의 번식을 억제하는 항균성 단백질인 인터페론과 보체단백질이 있고 간단한 찰과상이나 곤충에 물린 것 같은 물리적인 상처에 의해 유도되는 염증반응 역시 중요한 예가 될 수 있다. 특히, 인터페론은 바이러스에 감염된 세포에 의해 생성되며 다른 세포를 바이러스 감염으로부터 보호해 준다.
3) 우리 몸의 비특이적 방어기작이 감염원을 물리치지 못할 경우, 면역계는 2차적인 방어인 항원-항체반응을 제공한다. 항원은 면역반응을 유도하는 물질로 바이러스 표면의 물질, 박테리아, 곰팡이, 포자, 암세포, 꽃가루 등을 포함한다. 항체는 특이한 항원과 작용하는 단백질로 혈장에 존재한다.
4) 이러한 후천성 면역계를 좀 더 자세히 살펴보면, 이 물질에 대항하는 순환항체를 생산하여 면역기능을 나타내는 체액성면역(homoral immune system)과 병원체를 직접 죽이거나 과민반응, 암세포나 이식조직에 대한 거부반응 등에 관여하는 세포성면역(cellular immune system)이 있다. 이 두 가지 면역계는 완전히 독립되어 기능이 수행되지 않고, 상호협력하여 그 기능이 수행되고 있다.

2. 면역 증강제(Immunostimulants, immunomodulating agents)

(1) 약리작용 및 기전

면역결핍 환자의 면역기능을 증강시킬 목적으로 투약되는 약물. Biological response modifier(BRM), 즉 생물학적 반응 조절인자로 통칭되는 면역조절 약물을 이러한 목적으로 사용하며, 세포성 및 체액성 면역 양쪽 모두를 증강시킨다. 적응증으로는 후천성 면역결핍증(AIDS), 만성감염, 임파계와 관련된 종양 등.

(2) 약물의 종류

Thymosin(흉선에서 유래하는 단백질 호르몬), Thymic factor, BCG, Aldesleukin(recombinant interleukin-2(IL-2)), Immunoglobulins, Levamisole(에르가미솔, 레바미솔), Isoprinosine(이노시플렉스, 푸리노신) 등이 있고, 특히 Interferon은 cytokine의 일종으로 바이러스의 DNA, RNA의 복제를 억제하며, 대식세포, T 임파구, NK cell의 활성을 증가시키므로, hairy cell leukemia, 만성 골수성 백혈병, 악성 흑색종, 카포시 육종, B, C형 간염 치료에 사용됨.

3. 면역 억제제(immunosuppressive agents)

(1) 약리작용 및 기전

1차 및 2차 면역반응을 억제. 임상적 적용으로는 장기 이식 후 조직거부 반응의 예방, 신생아 용혈성 Rh 질환(태아적아구증)과 같은 선택성 면역억제, 자가면역질환의 치료 등.

(2) 약물의 종류

Cyclosporine A(산디문, 산디문 네오랄), Tacrolimus(프로그랍, FK-506), Sirolimus, Corticosteroids, Cyclophosphamide(사이톡산, 알킬옥산), Azathioprine(이뮤란), 6-mercaptopurine(6-MP), Methotrexate(엠티엑스, 메토트렉세이트), cytarabine, dactinomycin, vincristine, Mycophenolate mofetil, Ethanercept, Leflunomide 등의 약물이 있다.

〈항체 약물 (Antibodies as immunosuppressants)〉

면역 억제제로서의 항체는, 면역세포인 임파구에 대한 항체로써 임파구의 기능을 억제하고자 하는 아이디어에 근거를 두고 있다. 약물로는, Antithymocyte globulin(항흉선세포 글로부린, 아트감), Muromonab CD3(OKT-3, 올소클론), Infliximab, Daclizumab, Rho(D) 면역 글로부린(로감, 가뮬린) 등이 있다.

부록

비타민과 미네랄의 생리 및 약리작용

Ⅰ. 비타민(Vitamin)

1. 분류와 용도

(1) 비타민의 정의

비타민은 인체 내에서 일어나는 여러 화학 반응에 관여하는 효소작용을 촉진하는 보조효소로의 기능을 하며, 보조효소는 비타민이 주로 효소가 기질과 결합하여 매개체 역할을 한다. 대부분 단일물질이 아닌 다양한 화학조성을 가진 물질의 그룹으로 포유동물의 정상적 성장 및 대사과정에서 필수적으로 요구되는 3대 영양소(탄수화물, 단백질, 지질) 이외의 미량 영양소를 말한다.

(2) 비타민의 종류

① 지용성 비타민(vitamin A, D, E, F, K 등)
② 수용성 비타민(vitamin B complex, C, biotin 등)

(3) Recommended Dietary Allowance(RDA)

비타민의 효능과 독성 작용을 고려하여 주요 비타민에 대해 성별, 연령에 따라 정한 일일 권장량

(4) 비타민의 특성

일반적으로 음식물의 섭취만으로도 충분량의 비타민 공급이 가능하다. 그러나,

① 균형적인 식사를 하기 어렵고, 가공식품의 경우 비타민의 파괴, 손실 등의 문제가 있다.
② 비타민 요구량은 개인차가 있으므로 정하기 어려우나 결핍으로 인해 발생될 수 있는 질병을 예방하기 위해 하루 최소 필요량을 정할 수 있다.
③ 스트레스, 질병, 활동정도 및 연령에 따라 증가될 수 있다.
④ 몇 종류의 비타민이 인체에 어떤 기능을 촉진할 경우 한가지만 부족해도 그 기능의 장애를 초래한다.

(5) 비타민 과량복용이 추천될 수 있는 경우

① 암 등 특수질환 투병시

② 결핍증의 발생시

부족한 섭취, 흡수불량, 조직내 필요량 증가, 선천적 비타민 대사 이상 등이 결핍증의 발생원인으로 작용한다.

(6) 비타민 흡수장애가 생길 수 있는 상황

① 과량의 알코올 복용, 간/담도의 이상, 지속적 설사, 갑상선 기능항진, 악성빈혈, 소화기 장애, 소장에 외과적 bypass를 시술하는 경우 등에서 발생한다.

② 비타민 K, biotin의 상당량은 소화기계에 있는 세균에 의해 합성되므로, 장내 세균총에 영향을 줄 수 있는 항생제의 복용시 비타민 이용능력이 감소된다.

③ 경구 피임약 사용시나 항비타민성 물질 복용시에는 비타민 B_6 복용량을 증량해야 한다.

2. 비타민 각론

1) 수용성 비타민

이들의 거의 대부분은 보조효소로서의 기능이 알려져 있다.

(1) Vitamin B_1(Thiamine)

완전 곡류, 콩류, 육류, 생선류 등에 함유되어 있으며, 식용하는 거의 모든 동식물 조직에 존재한다. 베이킹 파우더와 같은 알칼리를 넣고 요리하면 티아민의 대부분이 파괴된다.

① 생리작용

티아민은 체내에서 thiamine pyrophosphate(TPP)로 전환되어 당 대사에 관여하는 주요효소의 coenzyme으로 역할을 수행한다.

Pyruvate decarboxylase, alpha-ketoglutarate decarboxylase, transketolase 등의 보효소로서 활성 aldehyde 단위를 transfer하는 역할을 수행한다.

② **결핍증**

각기(脚氣, beriberi), 당질 대사의 장해로 인한 질환으로서 식욕부진, 전신쇠약, 불면증, 순환기 장해, 다발성 신경염, 부종, 감각 및 운동장해 등이 주증상이다. 구강에는 협점막, 구내, 혀 밑에 수포가 형성되며 맛에 이상이 온다.

(2) Vitamin B_2(Riboflavin)

우유, 치즈, 계란, 간장, 육류 등에서 발견된다. 자외선에 의해 파괴되므로 우유 등을 햇볕에 노출시키지 않는 것이 좋다.

① **생리작용**

Dehydrogenase, oxygenase 등의 coenzyme으로서, FMN(flavin mononucleotide), FAD(flavin adenine dinucleotide)는 flavin 효소의 보효소로서 생체내 전자전달계에 있어 중요한 역할을 수행하며, 에너지 생산과 세포내 호흡에 있어 필요하다.

② **결핍증**

성장정지, 구각염, 구내염, 설염, 지루성 피부염, 안구에의 증상 등

(3) Vitamin B_3(Niacin), Nicotinamide(Niacinamide)

항펠라그라 인자로 사람을 포함한 포유동물에서 예외적으로 tryptophan에서 생합성되며 소맥(배아), 두류, 효모, 식육, 어육 등에 널리 존재한다.

각종 탈수소효소의 보효소인 NAD(nicotinamide adenine dinucleotide) 및 NADP(nicotinamide adenine dinucleotide phosphate)의 활성기로 구조 중에 함유되어 있다.

① **생리작용**

체내에서 탈수소효소의 보효소인 NAD 및 NADP로 되어 기능을 발휘한다.

② **결핍증**

펠라그라 피부염, 설사, 식욕부진, 토기, 구순염, 구내염, 설염, 두통, 불면. 치주조직에 나타나는 주증상으로는, 급성결핍시 혀가 빨갛게 되고 혀유듀 팽창, 위축성 변화가 오며 혀표면이 매끄러워진다. 만성일 때는 혀가 얇아지고, 열구가 형성된다.

(4) Vitamin B_5(Pantothenic acid)

완전곡류, 두류, 효모, 난황, 동물조직 등에 광범위하게 분포한다. Royal jelly에 다량 함유되어 있으며 동물조직에서는 주로 coenzyme A(Co 혹은 CoA-SH)의 성분으로 존재한다.

① 생리작용

CoA는 각종 carbon acid에 결합하여, 이를 활성화하며(예 : acetyl CoA) 탄수화물, 지질, 단백질 대사에 중요한 역할을 수행한다. 기타 지방산 생합성에서의 acylcarrier protein의 활성기에 함유되어 있으며, 모유아의 장내 Bifidus증식을 돕는다.

② 결핍증

성장정지, 체중감소, 신경계 장해 등

(5) Vitamin B_6(Pyridoxine)

항펠라그라 인자로 효모, 곡류, 두류, 어육, 간 등에 존재한다.

① 생리작용

Pyridoxal phosphate는 아미노산의 중요 대사반응에서 보효소로 작용한다. 아미노산으로부터 에너지를 만드는데 있어 중요한 역할, 특히 아미노기 전달반응(transamination) 과정에서 아미노기 전이효소(aminotransferase)의 보효소로 작용한다.

② 결핍증

지루성 피부염, 펠라그라양 피부염, 식욕부진, 토기, 구순염, 구내염, 설염, 신경염, 경련, tryptophan대사의 장해 등

(6) Vitamin B_{12}

① 항악성빈혈인자로 발견되었다. 악성빈혈의 치료에는 간에 존재하는 extrinsic factor와 생체 내에서 만들어지는 intrinsic factor가 모두 요구되는데, 비타민 B_{12}가 extrinsic factor임이 알려지게 되었다.

② 동물조직과 미생물에 함유되어 있으며 식물조직에는 없는 것으로 알려져 있다. 어패류, 계란, 우유 및 유제품에도 함유되어 있다.

③ 일반적으로 분리된 비타민 B_{12}는 CN기가 cobalt와 결합되어 있으므로 생성된 cyanocobalamine을 관용명으로 사용하고 있다. 보효소는 adenosylcobalamine과 methylcobalamine의 두 형태로 존재한다.

① 생리작용

식품 중에도 역시 adenosylcobalamine과 methylcobalamine의 두 형태로 존재하며, 식품 중 단백질과 결합되어 있다. 체내에서 흡수·이용되기 위해서는 정상적인 위, 췌장, 소장이 필요한 데, 위산과 소화효소는 식품 중 단백과 강하게 결합된 VB_{12}를 유리시키는 작용을 한다.

VB_{12}는 위의 벽세포에서 만들어지는 특이 당단백질인 intrinsic factor와 결합하는데, 소장 중 회장에 존재하는 VB_{12} 특이수용체 부위를 통과할 때, 내인자는 유리되고, VB_{12}는 혈장 중 운반 단백인 transcobalamine에 의해 조혈조직으로 운반된다.

인체내에서 VB_{12}가 보효소로 작용하는 반응은 다음의 두 가지로 대별된다. 즉

가. Methylation : Methylcobalamine은 세포질에서 homocysteine을 methionine 으로 전환시키는 methyltransferase의 보효소로 작용한다.

나. 이성질화 반응(isomerization) : Adenocylcobalmine은 methylmalonyl CoA를 succinyl CoA로 이성질화시키는 methylmalonyl CoA mutase(수소의 분자내 이동을 유발하는 효소)의 보효소로 작용한다. 이 반응은 미토콘드리아내에서 일어난다.

② 결핍증

일반적으로 잘 발생하지 않으나, 엄격한 채식주의자의 경우에 발생이 가능하다. 거대적아구성 빈혈, 혀에 특유한 발적, 구강점막세포 거대화, 신경장해, 감각이상, 변비, 식욕부진, 두통, 심계항진 등의 증상을 나타낸다.

(7) Vitamin H(Biotin)

난황에서 발견된 발육인자로 두류, 난황, 간, 신장, 효모 등에 존재한다.

① 생리작용

비오틴을 보효소로 하는 효소는 효소단백중의 lysine잔기의 ε-amino기가 비오틴의 carboxyl기와 amide 결합을 형성한다.

이런 효소들은 ATP를 필요로 하는 많은 carboxylase 반응에서 carboxyl기의 일시적 운반체가 된다. 대표적 예로 pyruvate를 carboxyl화하여 oxaloacetate로 만드는 pyruvate carboxylase가 있다.

② 결핍증

피부염, 성장정지, 이상자세, 경련보행, 눈 주위의 탈모, 권태감, 피로감 등이 발생되며 날계란의 흰자를 대량 투여시 아비딘(avidin)이라는 단백질이 비오틴과 결합하여 이 비타민이 장관내에서 흡수되지 못하기 때문에 발생된다.

(8) 엽산(Folic acid)

시금치 잎에서 추출되어 명명된 것이나, 신선한 녹황색 채소, 과일 등에 풍부하고 간, 생선에도 함유되어 있다.

① 생리작용

엽산은 3대 주요 구성요소, 즉 glutamic acid, para-aminobenzoic acid, 헤테로고리의 축합된 프테리딘유도체 등으로 구성되어 있다. 기본구조는 monopteroyl-glutamate이나 일반적으로 2~7개의 글루탐산과 결합한 polyglutamate유도체로 존재한다. 엽산은 생체내에서 환원되어 tetrahydrofolic acid(THF)로 되고, THF가 1-탄소기(one carbon group)의 운반체가 되어 핵산, 아미노산 등의 대사계에서 보효소로 중요 역할을 수행한다. 즉, 메틸(-CH_3), 메틸렌(-CH_2-), 포르밀(-CHO), 포름아미노(-CH=NH)기 등이 어떤 분자에서 다른 분자로 전이하게 되는데 관여한다. 설파제의 항균작용은 대개의 경우 세균의 엽산 구성성분인 PABA와의 결합에 의한 엽산 생성 저해에 의해 일어난다.

② 결핍증

섭취부족으로 야기되는 경우는 드물며, 장관에서의 흡수불량, 임신시 혹은 비타민 B_{12}결핍, 혹은 항암제중 엽산 길항제인 methotrexate 등의 투여시 결핍증상을 야기한다. 거대적아구성 빈혈, 구강궤양, 설사 등이 대표적이다.

(9) Vitamin C(Ascorbic acid)

항괴혈병 인자로 신선한 과일이나 녹색 야채에 다량 함유되어 있다. 사람, 원숭이, guinea pig 등의 일부 동물은 체내 합성이 불가능하므로 매일 정량을 섭취해야 한다. 기타 동물은 체내 합성이 가능하다.

① 생리작용

보효소로서의 기능은 미상이다. 생리작용 중 잘 알려져 있는 것은 collagen의 생성과 유지이다. collagen은 피부, 결합조직의 주요성분, 뼈와 치아의 유기성분, 세포와 세포간의 기저물질로 작용한다.

VC는 콜라겐 합성시 lysine이나 proline의 hydroxylation 에서의 환원 물질로 작용한다. 부신과 뇌하수체에 다량 존재하며, 환원물질로서 중요한 특성을 보유하고 있다.

② 결핍증

결합조직의 퇴화로로 괴혈병이 유발되며 모세혈관벽의 약화, 피하 점상출혈 등이 일어난다.

2) 지용성 비타민

(1) Vitamin A

지용성 비타민인 비타민 A, D, E, K 등은 모두 isoprenoid화합물이며 수용성 비타민과는 달리 지방질과 같이 소화, 흡수되고 chylomicron 또는 lipoprotein과 결합하여 지질과 함께 운반되어 간, 지방조직에 저장된다.

VA는 단일 화합물을 지칭하는 것이 아니고, retinol과 같은 생물활성을 나타내는 화합물을 총칭하는 일반적 용어이며, 최근에는 retinoid란 명칭이 레티놀의 동족체를 지칭하는 의미로 사용되고 있다.

VA자체는 동물의 간 등에 다량 함유되어 있으나 VA 그 자체는 식물에 존재하지 않는다. 그러나 각종 녹황색 채소에 함유된 carotene이나, 기타의 carotenoid류를 섭취시 인체내에서 효소적으로 VA가 생성된다.

① 흡수/대사

동물성 식품과 함께 섭취된 retinal ester(VA aldehyde)는 장관내에서 가수분해되어 장점막에서 직접 흡수된다. 흡수된 retinol은 long chain fatty acid 에 의해 다시 ester화되고 chylomicron으로 가서 림프관을 통해 혈액중으로 들어간다. 혈중 레티날 에스테르는 간으로 유입되며, 간에 저장된 레티놀은 혈중으로 나오면 단백과 결합하여 표적 조직으로 운반된다.

② 생리작용

가. 시각에서의 작용

눈의 망막에는 빛을 감지하는 간상세포(rod cell, 명암)와 색을 감지하는 원추세포(cone cell, 색깔)가 있다. 간체에는 rhodopsin이라는 색소가 있고, 이

로돕신은 11-cis-retinal과 단백질인 opsin으로 구성된다. 망막에 빛이 도달시 로돕신은 옵신과 전체-트란스-레티날(all trans form)로 이성질화되고 이때 시신경을 자극하여, 빛을 감지한다.

망막색소인 로돕신의 재생을 위해서는 11-cis-retinal이 필요하며 trans-retinal은 11-cis-retinal로 이성질체화해야 된다.

이 같은 과정에서 VA의 손실이 있으므로 VA 부족시 로돕신 생성량 저하로 어두운 곳에서의 암순응이 정상적으로 되지 않는 소위 야맹증이 생긴다.

나. 피부, 점막의 보호작용

상피조직의 건강성 유지, 표피 각질화 방지 작용 등이 있다.

다. 성장과 분화에 관여

VA는 세포질에 존재하는 특이적 수용체 단백과 결합하여 핵내로 이동, 핵내의 chromatin과 결합, 세포의 성장과 분화의 조절에 관여하는 특이적인 단백질의 합성에 영향을 미친다.

라. 감염 및 암의 예방효과

③ 결핍증

장기간의 섭취부족시 발생하며 결핍증상으로 식욕감퇴, 성장정지, 감염 저항성 저하, 모낭 각화증, 결막 및 안구건조증, 생식장해, 야맹증, 구강점막질환(재발성 아프타, 편평태선, 백반증)등이 일어난다.

(2) Vitamin D

항구루(ricket)병 효력을 보유하는 화합물의 통칭이다.

VD자체로는 자연계에 존재하지 않고 provitamin의 형태로 존재한다. 식물조직 중의 ergosterol(provitamin D_2), 사람과 동물조직 중의 7-dehydrocholesterol(provitamin D_3) 등이 존재하며, 현재 D_7까지 알려져 있다.

① 생리작용

자외선 조사(照射)에 의해 provitamin D_2, D_3가 vitamin D_2, D_3로 변환된다. 소장에서 Ca 및 phosphate의 흡수를 촉진하며, parathyroid hormone과의 협동작용으로 뼈로부터 그들의 동원을 촉진하여, 혈중 Ca 및 P의 값을 높인다.

VD를 투여 후 이런 효과가 발현되기까지는 상당한 시간이 요구되는데, 이는 체내에서 활성대사산물을 생성하기 때문일 것으로 추정된다.

VD_3는 cholecalciferol로도 불리우며, 간에서 25번 위치의 탄소에 hydroxylation이 일어나고, 이어서 신장에서 1번 위치의 탄소에 hydroxylation이 일어나서 1, 25-dihydroxycholecalciferol을 생성하여 몸의 다른 부분 특히, 소장이나 뼈로 운반되어 그곳에서 Ca이나 인산의 대사를 조절하게 되므로 일종의 호르몬이라 볼 수 있다.

VD의 작용기전은 steroid hormone의 작용기전과 유사하다. 즉, VD는 장에서 세포내로 들어가 특이적인 세포질 수용체와 결합하여 핵으로 운반된다. 핵내의 작용기전은 분명치는 않지만, Ca의 장관 흡수에 필요한 calcium- binding protein의 합성을 증가시키는 것으로 추정된다.

② 결핍증

소아의 경우 구루병(佝僂病, rickets)이고, 성인의 경우 골연화증(osteomalacia)이다. 구루병에서는 골양조직(osteoid)의 기질과 연골은 계속 만들어지나, 뼈의 석회화가 충분히 일어나지 않기 때문에 뼈가 연해지고, 변형되기 쉬워 골단비대가 생기고, 대천문이 닫히지 않아(생후 18개월 이상에서도), 체중을 지탱하지 못하고 휘어져서 소위 '안짱다리'가 된다.

또한 늑골에서 골연골의 접합점(osteochondral junction)이 굵어져서 염주와 같이 줄지어 나온 돌기를 볼 수 있으며 심하면 흉곽의 모양이 변해서 소위 새가슴, 비둘기 가슴이 된다. 구강에서는 치와와 치조골 형성에 장애가 나타나며 백악질 흡수로 일어난다.

성인에게는 이미 형성된 뼈의 탈회(demineralization)가 일어나서 뼈가 연해지며 골절되기 쉬운 골연화증이 발생된다. 골연화증은 osteoid의 기질에는 변화가 없다는 점에서 골다공증(osteoporosis)과는 구별된다.

(3) Vitamin E

Tocopherol과 같은 생물활성을 갖는 화합물의 총칭으로 α, β, γ가 있으며 α-tocopheraol이 가장 우수하다. 식물의 씨앗 및 견과류, 식물성 유지 등으로부터 공급된다. Polyunsaturated fatty acid의 섭취량이 증가할수록 VE섭취량도 증가해야 한다.

① **생리작용**

항산화물질(antioxidant)로서 작용한다. 산소나 free radical에 의한 세포막 지질의 과산화를 방지함으로서 세포막을 보호한다.

또한 세포내 호흡 단계의 전자전달계에서 coenzyme Q를 안정화시키고 Co-Q로 전자를 운반하며, hemoglobin 중의 heme합성을 촉진한다.

② **결핍증**

VE가 결핍되면 빈혈이 발생할 가능성이 있으며, 기타 selenium의 대사에도 관여하는 것으로 알려졌다. 그 외에도 불임증, 습관성 유산, 근위축, 중추신경 장해 등의 증상이 나타난다.

(4) Vitamin K

Coagulation vitamin(덴마크어로는 koagulation)이라고도 한다. 식품중에 널리 분포하며, 장내 세균에 의해 합성되므로 사람에서의 결핍증은 희소하다.

① **생리작용**

가. Side chain의 종류에 따라 녹색야채, 대두유, 근채 등에 함유된 phylloquinone(K_1군)과 세균에 함유된 menaquinone(K_2군)으로 분류한다.

나. Menadione(2-methyl-1,4-naphthoquinone)은 인공합성품이며 VK_3로 명명한다. 혈액응고에 관여하며 몇 가지의 혈액응고인자를 활성형으로 전환하는데 필요하다.

다. Prothrombin을 포함한 proconvertin, christmas factor, stuart-prower factor 등이 대표적이다. 이들 단백질은 각각 불활성의 전구체형으로 간에서 합성되고, VK에 의해 활성형 응고인자로 전환된다. 이때 glutamic acid가 r-carboxyglutamate로 전환되어야 하는데, VK는 carboxylation과정에서 essential cofactor로 작용한다. 즉, 정상적인 프로트롬빈은 특이적인 아미노산인 r-카르복시글루탐산 잔기가 몇 있으며, 이들이 Ca^{2+}결합에 작용하고 있지만 비타민 K가 결핍된 동물에 있어서는 이 정상적이 r-카르복시글루탐산 대신에 글루탐산이 있다.

라. Warfarin sodium이나 dicoumarol 등의 혈액응고 저해제는 VK의 길항제로서, 수술후 혈전형성, 심근경색증의 예방 및 치료에 사용된다.

② 결핍증

일반적으로 결핍증이 일어나기 어려우나 신생아나 장기간의 항생제 복용으로 인한 장내 세균총의 부분적 파괴 등으로 VK 결핍이 올 수 있으며, 지방 흡수부전증후군에서도 VK의 결핍이 올 수 있다.

3) Ubiquinone

Coenzyme Q로 알려진 이 물질은 vitamin이라고 할 수는 없으나, 전자전달계의 중요 구성요소이며, 지질 등에 대한 항산화작용, 생체막 안정화 작용 등이 보고되어 있다.

지용성비타민과 수용성비타민의 일반적 성질

성질	지용성비타민	수용성비타민
용해도	지방과 지방용매에 용해되고, 물에는 불용이다.	물에는 용해되고, 지방에는 불용이다.
흡수와 이동	지방과 함께 흡수되며 임파계를 통하여 이송된다.	당질과 아미노산 등과 함께 소화되고 흡수된다. 간문맥 순환으로 들어간다.
방출	담즙을 통하여 매우 느리게 방출된다 (좀처럼 방출되지 않는다.).	특히 요(尿)를 통하여 빠르게 배설된다.
저장	간 또는 지방조직에 저장된다.	일정한 양을 흡수하고 초과량을 배설한다.
공급	필요량을 매일, 절대적으로 공급할 필요가 없다.	필요량을 매일, 절대적으로 공급하여야 한다.
전구체	존재한다.	존재하지 않는다

Ⅱ. 미네랄(Minerals)

인체에는 약 19종의 미네랄(광물질, 무기염류)이 존재하며, 이들 물질은 양전하 또는 음전하를 띠고 있어 화학적으로 염(salt)을 형성한다. 미네랄은 인체 생리기능의 유지에 있어서 중요한 역할을 담당하며, 건강한 사람은 정상적 식사를 통해 미네랄을 적절히 얻을 수 있으나, 다양한 이유로 인해 식사를 제대로 할 수 없는 환자들의 경우, 정맥주사를 통해 필요한 미네랄들을 주입(infusion)해야 한다.

1) 칼슘(Ca)

(1) 역할

체내에 가장 다량 존재하는 미네랄(골격과 치아에 다량 존재)로 골 이외에 함유된 미량의 Ca은 세포내 대사에 매우 중요한 역할을 수행한다. 즉, 호르몬의 작용, 혈액 응고, 심근 등의 근육 수축과 이완작용 등에 매우 중요하다.

(2) 혈중 농도의 조절

비타민 D, parathyroid hormone, calcitonin에 의해 조절된다. 즉, 비타민 D는 뼈에서 Ca을 reabsorption하여 혈중 Ca치를 상승시키고, calcitonin은 뼈중으로 Ca을 침착시켜 혈중 Ca치를 저하시킨다.

(3) 흡수

소장에서 흡수되며 Ca과 인의 비가 1:1 정도일 때 흡수도가 가장 높다. 혈중 Ca 농도가 저하되면, 뼈로부터 Ca 동원이 이루어져 혈중 Ca농도가 상승되며, 결과적으로 새로운 골생성이 저해되어 소아에게는 구루병, 성인에서는 골연화증이 발생한다. 뼈로부터 Ca이 빠져나가는 원인은 섭취 음식물 중 Ca과 인의 비율과 관계가 깊다. 즉 인의 섭취가 많으면 뼈로부터 Ca의 손실이 증가한다.

(4) 결핍증상

비타민 D 결핍, 부갑상선 기능 저하, 신기능 부전 등이 원인이며, tetany 및 이와 관련된 근육 및 신경증상이 주증상이다.

(5) 과잉증상

비타민 D 과잉, 부갑상선 기능 항진, 뼈로의 암전이, 다발성 골수종 등이 원인이다. 환각, 부정맥, 식욕부진, 변비, 신장 연부조직에의 석회 침착, 요로결석 등이 주 증상이다.

2) 인(P)

인체 세포의 구조와 기능에 있어 대단히 중요한 원소로 85%가 뼈에 존재한다. 흡수는 소장에서 이루어지며, 배설은 신장에서 이루어진다. 비타민 D, 부갑상선 호르몬 등이 농도를 조절한다.

3) 마그네슘(Mg)

인체 내에 Ca 다음으로 많은 양이온이다. ATP와 착염을 형성하고 있으며, 많은 효소의 활성발현, 단백질, 핵산, 지방질 및 탄수화물의 합성 혹은 근육수축에 관여한다. 엽록소의 성분이며, 식품 중에 광범위하게 분포하므로 결핍은 잘 일어나지 않지만, 만성설사에 의한 흡수부전, 저단백 및 저에너지 영양불량, 알코올 중독 등에 의해 결핍될 수 있다. 결핍시 tetany, 불수의 운동, 지각과민, 흥분, 섬망 등이 나타난다.

4) 나트륨(Na)

세포외액의 중요한 양이온이다. 염소이온과 결합하여 체액의 삼투압 유지, 중탄산이온과 함께 산염기 평형을 조절, 근육 수축과 신경의 자극 감수성에도 관여한다. Na의 대사는 mineralocorticoid인 aldosterone에 의해 조절된다. Aldosterone은 신장에 작용하여, Na을 저류시키고 그 결과, 체내 수분 보유량을 증가시켜 혈압을 상승시킨다.

과잉증(hypernatremia)은 흥분, 경련, 갈증, 체온상승, 의식장해 등을 일으키며, 결핍증(hyponatremia)은 구토, 설사, 화상, ADH 과잉분비, 수분과잉 투여 등에 의해 발생하여, 그 결과 졸음, 환각, 무기력, 급성 위확장, 식욕부진, 근육통, 경련 등의 증상들이 나타날 수 있다.

5) 칼륨(K)

세포내액의 주요 양이온이다. 특히 근육세포에 많고 산염기 평형 유지, 삼투압 유지, 신경자극의 발생 및 전달 등에 주요한 역할을 수행한다.

Hypokalemia는 이뇨제, aldosteronism, 설사, 구토, 신장염, metabolic alkalosis 등이 원인이며 호흡곤란, 부정맥, 빈맥, 저혈압, 무기력, 다뇨 등의 증상이 발현한다. Hyperkalemia는 신부전 말기, 부신기능 부전, 칼륨염의 정맥주사 등이 원인이며 부정맥, 심장정지, 호흡정지, 수족마비 등이 나타난다.

6) 철(Fe)

헤모글로빈 합성에 필수적인 물질이며, 조혈기능을 촉진시킨다. 주된 용도는 철 결핍에 의한 빈혈증의 치료와 소아, 임신 및 수유부 등의 빈혈을 예방하기 위하여 쓰이며, 기타 다른 원인에서 오는 빈혈에서 회복되고 있는 환자, 위장수술 후에도 사용한다.

철 보충으로 나타나는 부작용은 변비, 경련, 설사, 상복부통 또는 복부통, 위장자극, 철제제 구성성분에 대한 알레르기반응 등이며, 과용량을 쓰면 기면(lethargy), 오심, 구토, 복통, 설사, 하혈, 호흡곤란, 혼수와 대사성 산증이 나타난다.

7) 망간(Manganese)

여러 효소를 활성화시키고, 정상 골격 및 결합조직의 발육을 도우며, 콜레스테롤과 지방산 합성에 일부분 관여한다. 호두, 밀, 옥수수, 차, 마늘 등에 함유되어 있다. 결핍증으로 체중감소, 턱 수염과 두발성장의 지연, 구토 등이 나타난다.

8) 아연(Zinc)

효소의 구성 성분이고, 정상 조직세포의 성장 및 조직손상의 회복에 필수적인 것으로 뼈의 무기질 침착, 알코올류의 산화 및 해독에 관여한다. DNA 합성, 아미노산으로부터 단백질 합성에 중요하며, 상처 치유에 중요한 역할을 하고, 간에 저장된 비타민 A를 동원하는 기능을 한다.

결핍시 미각이상, 거친 피부, 식욕부진, 성적 미성숙, 상처 치유지연, 엽산의 흡수율 감소 등이 나타난다.

Ⅲ. 전해질 용액(Electrolytes)

체액은 생체의 형태와 기능을 유지하는데 꼭 필요한 물질로, 물과 물에 용해되어 있는 소량의 미네랄, 즉 전해질 및 비해리성 유기물질로 구성되어 있다.

체액의 양(volume)과 용질의 농도, 전해질의 ion 농도 등은 서로 밀접한 관계를 가지고 생체의 항상성(homeostasis)을 유지하는데 중요한 역할을 한다. 혈액 중에는 Na^+ 이외에 K^+, Ca^{2+}, Mg^{2+} 등이 생리적으로 중요하며 이들은 삼투작용, 완충작용, 막의 투과성 및 대사기능을 조절한다. 따라서 출혈, 외상, 화상, 설사, 구토 등으로 인한 체액 손실상태에는 충분량의 혈액과 전해질(미네랄)을 보급해 주어야 하는데, 혈액 제제뿐 아니라, 탄수화물 형태의 열량원과 Na^+, K^+, Cl^-, Ca^{2+}, Mg^{2+}, PO_4^- 등의 전해질이 함유된 용액을 공급하여 체액과 전해질의 불균형을 교정해야 한다.

〈 치과 영역의 다빈도 사용 약물 목록 〉

1. 광명 염산리도카인 2% 주. (1:100,000); 광명제약.
   염산리도카인(Lidocine HCl), 에피네프린(Epinephrine).
2. 로도질정; 한국 롱프랑 로라.
   스피라마이신(Acetyl spiramycin) 750,000IU,
   메트로니다졸(Metronidazole) 125mg.
3. 제스탄정; 종근당.
   쿠르쿠마 엑스(Curcumae ext) 20mg,
   디하이드로콜린산(Dehydrocholic acid) 100mg, 판크레아틴(Pancreatin) 150mg,
   설룰라제(Cellulase) 20mg, 디메치콘(Dimethicone) 50mg.
4. 광명 염산리도카인 에피네프린주(1:80,000); 광명제약.
   염산리도카인, 에피네프린.
5. 유한 2% 염산리도카인 에피네프린주(1:80,000); 유한양행.
   염산리도카인, 에피네프린.
6. 아나프록스정; 종근당.
   나프록센(Naproxen sodium) 550mg.
7. 곰실린캅셀 500mg; 대웅제약.
   아목시실린(Amoxicillin) 500mg.
8. 페노프로펜 캅셀; 대웅제약.
   페노프로펜(Fenoprofen Calcium) 230.58mg.
9. 폰탈캅셀; 유한양행.
   메페남산(Mefenamic acid) 250mg.
10. 유한 2% 염산리도카인 에피네프린주(1:100,000); 유한양행.
    염산리도카인, 에피네프린
11. 미란타 400정; 대웅제약.
    수산화마그네슘(Magnesium hydroxide) 400mg.
    건조 수산화알루미늄 겔(Aluminium hydroxide gel dried) 400mg.
    시메치콘(Dimethyl polysiloxane) 30mg.
12. 바캄씰린정; 종근당.
    바캄피실린(Bacampicillin HCl) 400mg.
13. 푸로페니드캅셀 50MG; 한국롱프랑로라.
    케토프로펜(Ketoprofen) 50mg .
14. 크로낙정; 영일약품공업
    클로닉신(Clonixin lysinate) 125mg.
15. 바로론정; 국제약품공업.
    클로닉신(Clonixin lysinate) 125mg.
16. 아목사펜캅셀 250 MG; 종근당.
    아목시실린(Amoxicillin) 250mg.

17. 알막틴정; 영일약품공업.
    알루미늄 마그네슘 실리코폴리하이드레이트(Aluminium magnesium silicopoly hydrate) 320mg.
18. 근화아세칠스피라마이신 200MG; 근화제약.
    스피라마이신(Acetyl spiramycin) 200mg.
19. 스페졸정; 삼일제약.
    스피라마이신(Spiramycin) 234.38mg.
    메트로니다졸(Metronidazole) 125mg.
20. 키목신캅셀 250MG; 유한양행.
    아목시실린(Amoxicillin) 250mg.
21. 비오자임캅셀; 동아제약.
    비오디아스타제(Biodiastase) 50mg.
    셀룰라제(Cellulase) 10mg. 프로자임(Prozyme) 10mg. 뉴라제(Neulase) 20mg.
    췌장효소제 TA(Pancreatic digestive enzyme TA) 40mg.
22. 아낙스정; 환인제약.
    나프록센(Naproxen Sodium) 275mg.
23. 부루펜 200MG; 삼일제약.
    이부프로펜(Ibuprofen) 200mg.
24. 아푸로제캅셀; 동아제약.
    세미알카라인프로테아제(Semialkaline Protease) 10mg.
25. 아나제정; 국제약품공업.
    판크레리파제(Pancrelipase) 325mg.
26. 종근당아목시실린캅셀 500MG; 종근당.
    아목시실린(Amoxicillin) 500mg.
27. 베스타제당의정; 동아제약.
    셀룰라제 AP3(Cellulase AP3) 25mg. 리파제(Lipase) 2.8mg.
    비오디오스타제 500(Biodiastase 500) 75mg.
28. 아나프록스캅셀; 종근당.
    나프록센(Naproxen Sodium) 275mg.
29. 판크론정; 영진약품.
    판크레아틴(Pancreatin) 175mg,
    실리콘드라이파우다(Siliconedry powder) 35.9mg.
    우담즙엑스(Ox bile ext) 25mg. 헤미셀룰라제(Hemicellulase) 50mg.
30. 펜그로브정 400MG; 유한양행.
    바캄피실린(Bacampicillin HCl) 400mg.
31. 베스타제정(무당); 동아제약.
    #27과 동일.
32. 페노프론캅셀 300MG; 대웅제약.
    페노프로펜(Fenoprofen calcium) 345.83mg.

33. 솔바제정; 유한양행.
    세라티오펩티다제(Serratiopeptidase) 5mg.
34. 페나족스캅셀; 영진약품.
    암페낙(Amfenac sodium) 50mg.
35. 푸로페니드캅셀 25MG; 한국롱프랑로라.
    케토프로펜(Ketoprofen) 25mg.
36. 도시펜정 200MG; 근화제약.
    이부프로펜(Ibuprofen) 200mg.
37. 탈암핀캅셀 250MG; 동아제약.
    탈암피실린(Talampicillin HCl) 250mg.
38. 기모타부정; 제일약품.
    브로메라인(Bromelain) 40mg.
    결정트립신(Trypsin crystal1ine) 1mg.
39. 세다판에이캅셀; 동아제약.
    아세트아미노펜(Acetaminophen) 300mg.
    에덴자미드(Ethenzamide) 150mg.
    무수카페인(Caffeine anhydrous) 30mg.
40. 파스미탈정; 환인제약.
    셀룰라제(Cellulase) 50mg. 하이메크로몬(Hymecromone) 100mg.
    판크레아틴(Pancreatin) 200mg.
41. 후로벤정; 상일제약.
    플루비프로펜(Flubiprofen) 40mg.
42. 동아조사마이신정; 동아제약.
    조사마이신(Josamycin) 200mg.
43. 알티마정; 상일제약.
    디하이드록시알루미늄알란토이네이트(Dihydroxy alluminium allantoinate) 100mg.
44. 삼아탄툼액; 삼아제약.
    염산벤지다민(Benzydamine) 150mg.
45. 미란타 400산; 대웅제약.
    #11번과 동일.
46. 키목신캅셀 500mg; 유한양행 .
    아목시실린(Amoxicillin) 500mg.
47. 아조트린정; 경동제약.
    플루비프로펜(Flubiprofen) 50mg.
48. 캄피실정; 국제약품공업.
    바캄피실린(Bacampicillin HCl) 400mg.
49. 대웅글루콘산클로로헥시딘가글; 대웅제약.
    글루콘산클로로헥시딘액(Chlorhexidine gluconate solution) 1ml.

50. 판크자임정; 근화제약.
 판크레아틴(Pancreatin) 175mg. 우담즙엑스(Ox bile ext) 25mg.
 헤미셀룰라제(Hemicellulase) 50mg. 디메치콘(Dimethicone) 25mg.
51. 리보타제정; 동광제약.
 탄산수소나트륨(Sod. bicarbonate) 200mg.
 메타규산알루민산마그네슘(Aluminium magnesium metasilicate) 150mg.
 비오디아스타제(Biodiastase) 60mg. 스코폴리아 엑스(Scopolia ext) 5mg.
 호미카엑스(Nux vomica ext) 5mg. 당약말 5mg. 용담말 37.5mg.
 비오타밀라제(Biotamilase P 1500) 7.5mg.
52. 펩티라제정; 국제약품공업.
 세라티오펩티다제(Serratiopeptidase) 5mg.
53. 파목신캅셀 250MG; 동화약품.
 아목시실린(Amoxicillin) 250mg.
54. 알마겔정; 유한양행.
 알아게이트(Almaga1e) 500mg.
55. 파목신캅셀 570MG; 동화약품.
 아목시실린(Amoxicillin) 500mg.
56. 카미신정; 영진약품.
 미데카마이신(Acetyl midecamycin acetate) 200mg.
57. 인베롤정 407MG; 한화제약.
 이부프로펜(Ibuprofen) 400mg.
58. 센트라제정; 한화제약.
 판크레아틴(Pancreatin) 200mg. 셀룰라제(Cellulase) 50mg.
 하이메크로몬(Hymecromone) 100mg.
59. 동구피록시캄정 10MG; 동구약품.
 피록시캄(Piroxicam) 10mg.
60. 와이비탈캅셀 250MG; 일동제약.
 시클라실린(Ciclacillin) 250mg.
61. 국제독시사이클린 100MG; 국제약품공업.
 독시사이클린(Doxycycline HCl) 100mg.
62. 경동메술란정; 경동제약.
 니메술리드(Nimesulide) 100mg.
63. 데리머캅셀 250MG; 경동제약.
 에리스로마이신(Erythromycin) 250mg.
64. 아스트렌에프정; 경동제약.
 판크레아틴(Pancreatin) 175mg. 우담즙엑스(Ox bile ext) 25mg.
 헤미셀룰라제(Hemicellulase) 50mg. 디메치콘(Dimethicone) 25mg.
65. 올타젠정; 신풍제약.
 탄산수소나트륨(Sod. bicarbonate) 200mg.

메타규산알루민산마그네슘(Aluminum magnesium metasilicate) 150mg.
비오디아스타제(Biodiastase) 60mg. 스코폴리아엑스(Scopolia ext.) 5mg.
호미카엑스(Nux. vomica ext.) 5mg. 용담가루 37.5mg,
비오타밀라제(Biotamilase P 1500) 7.5mg 당약가루 5mg.

66. 미란타에이정; 대웅제약.
수산화마그네슘(Magnesium hydroxide) 200mg.
건초수산화알루미늄겔(Aluminium hydroxide gel. dried) 200mg.
시메치콘(Dimethyl polysiloxane) 20mg.

67. 큐자임정; 유한양행.
염산치아민(Thiamine) 5mg. 우담즙엑스(Ox. bile ext) 50mg.
디엘염산카르티닌(DL-carnitin-HCl) 100mg.
글리실리진산암모늄(Ammonium glycyrrhizinate) 25mg.
비오디아스타제(Biodiastase 700) 50mg.

68. 그랑파제삼중정; 안국약품.
탄산마그네슘 65mg.
메타규산알루민산마그네슘(Aluminium magnesium metasilioate) 125mg.
알디옥사(Aldioxa) 25mg. 스코폴리아 엑스(Scopolia ext) 5mg.
비오디아스타제(Biodiastase 1000) 15mg. 리파제(Lipase AP6) 5mg.

69. 영진엠피나제캅셀; 영진약품.
프로나제(Pronase) 70mg.

70. 폰스텔정 500MG; 신풍제약.
메페남산(Mefenamic acid) 500mg.

71. 덴티나정; 광명제약.
클로닉신(Clonixin lysinate) 125mg.

72. 에소바츄어블정; 경동제약.
규산마그네슘(Magnesium silicate) 20mg.
건조수산화알루미늄겔(Aluminium hydroxide gel dried) 80mg.

73. 베아제정; 대웅제약.
우루소데속시콜린산(Ursodesoxycho1ic acid) 10mg.
시메치콘(Dimethyl polysiloxane) 40mg. 판셀라제(Pancellase SS) 30mg.
리파제사이켄 100(Lipase) 15mg.
비오디아스타제 2000(Biodiastase 2000) 50mg. 판푸로신SS 20mg.
판크레아틴 장용과립(Pancreatin) 78.5mg.

74. 자이날정; 고려제약.
나프록센(Naproxen sodium) 275mg.

75. 에비오제분말; 삼일제약.
건조효모(Yeast deried) 1.8g.
질산치아민(Thiamine mononitrate) 3mg.
에스라제(Esrase) 0.02g.

76. 판솔정; 고려제약.
    판크레아틴(Pancreatin) 175mg. 우담즙엑스(Ox bile ext) 25mg.
    헤미셀룰라제(Hemicellulase) 50mg. 디메치콘(Dimethicone) 25mg.
77. 동광염산메타사이클린캅셀 150mg; 동광제약.
    메타사이클린(Methacycline HCl) 150mg.
78. 다이제스토판칼셀; 한림제약.
    디아스타제(Diastase) 15mg. 판크레아틴(Pancreatin) 50mg.
    셀룰라제(Cellulase) 15mg. 파파인(Papain) 50mg.
    펩신(Pepsin) 25mg. 판크레온성리파제(Pancreatic lipase) 13mg.
79. 세라자임정; 신풍제약.
    세라티오펩티다제(Serratiopeptidase) 5mg.
80. 파파제정; 안국약품.
    탄산수소나트륨(Sod. bicarbonate) 133mg.
    메타규산알루민산마그네슘(Aluminium magnesium metasilicate) 100mg.
    스코폴리아엑스(Scopolia ext.) 5mg. 에스라제(Esrase) 30mg.
81. 마그노칼벨라정; 동구약품.
    시말드레이트(Simaldrate) 317.5mg. 벨라돈나엑스(Belladonna ext) 2.5mg.
82. 에비오제RX정; 삼일제약.
    건조효모(Yeast dried) 335mg. 질산치아민(Thiamine monohydrate) 1.5mg.
    리파제사이켄 100(Lipase saiken 100) 5mg. 에스라제 1000(Esrase 1000) 12mg.
83. 동신아목시실린캅셀 250MG; 동신제약.
    아목시실린(Amoxicillin) 250mg.
84. 폴리아제정; 광명제약.
    판크레아틴(Pancreatin) 175mg. 우담즙엑스(Ox bile ext) 25mg.
    헤미셀룰라제(Hemicellulase) 50mg. 디메치콘(Dimethicone) 25mg.
85. 알겐정; 진양제약.
    규산마그네슘(Magnesium silicate) 20mg.
    건조수산화알루미늄(Aluminlum hydroxide gel dried) 80mg.
86. 아세타신캅셀; 한화.
    아세메타신(Acemetacin) 60mg.
87. 디페인정; 동광제약.
    디클로테낙(Diclofenac sodium) 25mg.
88. 치오라제정; 동화약품.
    세라티오펩티다제(Serratiopeptidase) 5mg.
89. 투록신정; 한화제약.
    오플록사신(Ofloxacin) 100mg.
90. 아나볼정; 한영제약.
    규산마그네슘(Magnesium silicate) 20mg.
    건조수산화마그네슘(Magnesium hydroxide gel dried) 80mg.

91. 아모넥스캅셀 500MG; 영진약품.
아목시실린(Amoxicillin) 500mg.
92. 알안탁정; 세종제약. (구. 경동제약 제품.)
알루미늄 디하이드록시 알란토이네이트(Aluminium dihydroxy alantonate) 100mg.
93. 속시팬정; 쉐링푸라우.(※ 현재는 생산 중단되었음.)
시메치콘. 수산화알루미늄. 탄산마그네슘. 수산화마그네슘.
94. 에이실린캅셀 250MG; 보령제약.
아목시실린(Amoxicillin) 250mg.
95. 유니독캅셀; 국제약품.
독시사이클린(Doxycycline) 100mg.
96. 크록신정; 진양제약.
클로닉신(Clonixin lysinate) 125mg.
97. 코파제정; 코오롱제약.
셀룰라제(Cellulase) 5mg. 우담즙엑스(Ox bile ext) 66mg.
판크레아제(Pancrease) 157.9mg.
98. 멀티라제정; 제일약품.
판크레아틴(Pancreatin) 175mg. 우담즙엑스(Ox bile ext) 25mg.
헤미셀룰라제(Hemicellulase) 50mg.
디메치콘(Dimethicone) 25mg.
99. 판우디정; 영일약품.
#98과 동일.
100. 단젠정; 한일약품.
세라티오펩티다제(Serratiopeptidase) 5mg.
101. 캐롤정 200MG; 일동제약.
이부프로펜(Ibuprofen) 200mg.
102. 곰실린캅셀 250MG; 대웅제약.
아목시실린(Amoxicillin) 250mg.
103. 파라젠정; 근화제약.
세라티오펩티다제(Serratiopeptidase) 5mg.
104. 쎄틴정; 환인제약.
#103과 동일.
105. 테노캄정 10MG; 동아제약.
테녹시캄(Tenoxicam) 10mg.
106. 신일겔정; 신일제약.
건조수산화알루미늄겔(Aluminum hydroxide gel dried) 200mg.
탄산마그네슘 50mg. 탄산수소나트륨(Sod. bicarbonate) 50mg.
침강탄산칼슘(Calcium carbonate P.P.T) 100mg.

107. 일진이부프로펜정 400MG; 일진소재산업.
    이부프로펜(Ibuprofen) 400mg.
108. 유캄캅셀; 유유산업.
    피록시캄(Piroxicam) 10mg.
109. 에펙살정 100mg; 신풍제약.
    노플록사신(Norfloxacin) 100mg.
110. 로시덴정 10g(확산형); 신풍제약.
    피록시캄(Piroxicam) 10mg.
111. 대웅곰실린주 500MG; 대웅제약.
    아목사실린(Amoxacillin sod.) 500mg.
112. 근화아세틸스피라마이신정 500MG; 근화제약.
    스피라마이신(Acetyl spiramycin) 200mg.
113. 판키아제정; 일동제약.
    판크레아틴(Pancreatin) 175mg. 디메치콘(Dimethicone) 25mg.
    헤미셀룰라제(Hemicellulase) 50mg. 우담즙엑스(Ox bile ext) 25mg.
114. 판티라제정; 대원제약.
    #113과 동일.
115. 동구세프라딘캅셀 250MG; 동구약품.
    세프라딘(Cephradine) 250mg.
116. 일양노루모정; 일양약품.
    염산치아민(Thiamine HCl) 5mg. 탄산수소나트륨(Sod. bicarbonate) 200mg.
    침강탄산칼슘(Calcium carbonate P.P.T) 100mg.
    노이시린(Neusilin A) 200mg. 염산피페사네이트(Pipethanate HCl) 2mg.
    스코폴리아엑스(Scopolia ext powder) 30mg.
117. 앰씰린캅셀 250MG; 종근당.
    앰피실린(Ampicillin trihydrate) 250mg.
118. 영진바캄피실린정; 영진약품.
    바캄피실린(Bacampicillin HCl) 400mg.
119. 미루겐정; 대우약품.
    탄산수소나트륨(Sod. bicarbonate) 250mg.
    메타규산 알루민산 마그네슘(Aluminium magnesium metasiliate) 90mg.
    히드로탈시드(Hydrotalcite) 60mg. 스코폴리아엑스(Scopolia ext) 5mg.
    비오디아스타제(Biodiastase) 5mg.
    메칠메치오닌 설포늄클로라이드(Methylmethioninesulfonium chloride) 25mg.
    호프건조엑스 5mg. 당약가루 4.67mg.
120. 미리콘산; 대웅제품.
    시메치콘(Dimethylpolysiloxine) 40mg.
    무수인산수소칼슘(Sod. phosphate, monobasic anhydrous) 155.17mg.

121. 노루모에이정; 일양약품.
엘 멘틀(L-menthol) 1.5mg.
메타규산알루민산마그네슘(Aluminium magnesium metasilicate) 200mg.
계피가루(Cinnamoni cortex powder) 50mg.
스코폴리아엑스산(Scopolia ext. powder) 50mg.
건강가루(Ginger powder) 17.5mg. 비오디아스타제(Biodiastase 1000) 30mg.
용담가루(Korean gentian powder) 8.5mg.
122. 국제메탐피실린캅셀 250MG; 국제약품.
메탐피실린(Metampicillin Sod.) 250mg.
123. 일동아목시실린캅셀 250MG; 일동제약.
아목시실린(Amoxicillin) 250mg.
124. 디자펜정; 엘리화학.
나프록센(Naproxen sod.) 275mg.
125. 에리진캅셀; 수도약품.
에리스로마이신(Erythromycin) 250mg.
126. 이부펜정 400MG; 태극약품공업.
이부프로펜(Ibuprofen) 400mg.
127. 아스트렌정; 경동제약.
판크레아틴(Pancreatin) 1701mg. 시메치콘(Dimethyl polysiloxane) 84.433mg.
128. 아모넥스정; 영진약품.
아목시실린(Amoxicillin) 250mg.
129. 벤투룩스아시도캅셀; 동구약품.
스트렙토코커스 페슘스트레인 세르네렉 68.(Streptococcus faecium strain cernelle 58) 190mg.
130. 크록신정 250mg; 진양제약.
클로닉신(Clonixin lysinate) 125mg.
131. 아모넥스캅셀 250MG; 영진약품.
아목시실린(Amoxicillin) 250mg.
132. 세라다제정; 보령제약.
세라티오펩티자제(Serratiopeptidase) 5mg.
133. 탈마게프정; 반도제약.
판크레아틴(Pancreatin) 175mg. 우담즙엑스(Ox bile ext) 25mg.
헤미셀룰라제(Hemicellulase) 50mg. 디메치콘(Dimethicone) 25mg.
134. 동구염산린코마이신캅셀 250mg; 동구약품.
린코마이신(Lincomycin HCl) 250mg.
135. 액스탈정; 국제약품.
비오디아스타제 5mg. 당약가루 4.67mg. 호프건조엑스 5mg.
메타규산 알루민산 마그네슘 90mg. 탄산수소나트륨 250mg.
히드로탈시드 60mg. Methyl methione sulfonium chloride; 25mg.

136. 알리펜정; 알리펜정 400MG; 대우약품.
이부프로펜(Ibuprofen) 400mg.
137. 미오겔정; 한영제약.
#119와 동일.
138. 판타제 에이정; 동광제약.
셀룰라제(Cellulase AP3) 25mg. 리파제(Lipase AP6) 2.8mg.
비오디아스타제(Biodiastase 500) 75mg.
139. 몰덴정; 동산제약.
니메수리드(Nimesulide) 100mg.
140. 에리스로캅셀 250MG; 종근당.
에리스로마이신(Erythromycin estolate) 250mg.
141. 타가메트정; 유한메디카.
시메티딘(Cimetidine) 200mg.
142. 타타날정 400MG; 안국약품.
이부프로펜(Ibuprofen) 400mg.
143. 판개스트정; 순천당제약.
판크레아틴(Pancreatin) 170mg.
시메치콘(Cimethyl polysiloxane) 84.33mg.
144. 린코신주 600MG; 파마시아앤드업죤.
린코마이신(Lincomycin HCl) 600mg.
145. 바이브라마이신엔정; 한국화이자.
독시사이클린(Doxycycline monohydrate) 100mg.
146. 콘그짐캅셀; 동구약품.
아밀로리신(Amylolisin) 4mg. 비오낫토민 60mg.
농삼프로제에프(Samprose-F conc.) 15mg.
농셀룰로신에이피(Cellulosin AP cone) 1.63mg.
147. 에디틴정; 한영제약.
판크레아틴(Pancreatin) 200mg. 셀룰라제(Cellulase) 50mg.
히메크로몬(Hymecromone) 100mg.
148. 바이엘아스피린정 100mg; 바이엘코리아.
아스피린(Aspirin) 100mg.
149. 국제시메티딘정; 국제약품.
시메티딘(Cimetidine) 200mg.
150. 가센정; 참제약.
판크레아틴(Pancreatin) 175mg. 우담즙엑스(Ox bile ext) 25mg.
헤미셀룰라제(Hemicellulase) 50mg. 디메치콘(dimethicone) 25mg.
151. 폰스텔칼셀; 신풍제약.
메페남산(Mefenamic acid) 250mg.

152. 아미타제정; 동광제약.
    세라티오펩티다제(Serratiopeptidase) 5mg.
153. 울틴벨라돈나정; 하원제약.
    시말드레이트(Simaldrate) 317.5mg. 벨라돈나엑스(Belladonna ext) 2.5mg
154. 멕크탈정; 엘지화학.
    우담즙엑스(Ox bile exe) 25mg.
    헤미셀룰라제(Hemicellulase) 50mg.
    디메치콘(Dimethicone) 25mg. 판크레아틴(Panceratin) 175mg.
155. 하이라제정; 명인제약
    비오디아스타제 5mg
    우루소데속시콜린산 10mg. 리파제 AP6 5mg.

참고문헌

- The pharmacological basis of therapeutics, Goodman and Gillman, McGraw and Hill, 2011
- Katzung's 약리학, 전국 의과대학 교수편, 고문사, 2011
- Pharmacology and therapeutics for dentistry, John A. Yagiela et al., Mosby, 2004
- Medical pharmacology at a glance, M. J. Neal, 1997
- Drug actions, Mutschler and Derendorf, Medpharm scientific publishers, 1995
- Pharmacology, Leonard S. Jacob, Williams and Wilkins, 1996
- Pharmacology, Rosenfeld and Loose-Mitchell, Williams and Wilkins, 1998
- 치과약리학, 대한치과약리학교수협의회 편저, 2010, 대한나래출판사
- 약물학, 한국약학대학 약물학분과학회 저, 도서출판 신일상사, 1998
- 약물학, 한국약학대학 약물학분과학회 저, 문성사, 1997
- 이우주의 약리학 강의, 김경환 편, 의학문화사, 1997
- 임상약리학, 서울대학교 의과대학 편, 서울대학교 출판부, 1995
- 임상약리학, 범진필 저, 청구문화사, 1997
- 위생약학, 한국약학대학 위생약학 분과학회 저, 신일상사, 1998
- 사람의 영양학, 채범석 저, 아카데미 출판사, 1996
- 치과의사를 위한 의약품 편람, 김영진 편, 도서출판 신세림, 2000

찾아보기

ㅋ

ㅌ

ㅍ

ㅎ

INDEX

저자약력

이충재 교수

서울대학교 약학대학 약학사, 약학석사, 약학박사
미국 메릴랜드대학교 약대 약리학 연구원
삼육대학교 약학대학 외래교수
삼육보건대학교 치위생과(기초의학) 조교수
충남대학교 의과대학 약리학교실 조교수, 부교수
(현) 충남대학교 의과대학 약리학교실 교수

박영민 교수

경희대학교 유전공학과 이학사, 이학석사, 이학박사
한국생명공학연구원 위촉연구원
애경산업 중앙연구소 선임연구원
수원여자대학교 치위생과 외래교수
(현) 여주대학교 치위생과 부교수

손화경 교수

서울여자대학교 환경생물학부 이학사
연세대학교 생명공학대학원 공학석사
연세대학교 치과대학원 치의학박사
식품의약품안전처 혈액제제과 연구원
연세대학교 구강종양연구소 연구원
백석대학교 치위생과 조교수
(현) 영남이공대학교 치위생과 조교수

치과약리학

2015년 3월 10일 초판인쇄
2015년 3월 20일 초판발행

지은이 / 이충재, 박영민, 손화경
펴낸이 / 이상태
펴낸곳 / 청구문화사
주 소 / (120-831) 서울특별시 서대문구 성산로 11길 15
전 화 / 02) 332-0541(代) **팩 스** / 02) 337-9577
등 록 / 1990년 11월 2일 제9-247호

정가 25,000원

ISBN 978-89-5616-653-7-93510